妇产科疾病
临床处置要点

宋小磊　　马海英　　戴　柏　主编

中国纺织出版社有限公司

图书在版编目（CIP）数据

妇产科疾病临床处置要点 / 宋小磊，马海英，戴柏主编. -- 北京：中国纺织出版社有限公司，2024.4

ISBN 978-7-5229-1718-4

Ⅰ. ①妇… Ⅱ. ①宋… ②马… ③戴… Ⅲ. ①妇产科病－诊疗 Ⅳ. ①R71

中国国家版本馆CIP数据核字（2024）第081742号

责任编辑：傅保娣　　责任校对：王蕙莹　　责任印制：王艳丽

中国纺织出版社有限公司出版发行

地址：北京市朝阳区百子湾东里A407号楼　邮政编码：100124

销售电话：010—67004422　传真：010—87155801

http://www.c-textilep.com

中国纺织出版社天猫旗舰店

官方微博 http://weibo.com/2119887771

三河市宏盛印务有限公司印刷　各地新华书店经销

2024年4月第1版第1次印刷

开本：787×1092　1/16　印张：13.25

字数：320千字　定价：88.00元

编　委　会

前　言

　　妇产科是专门研究妇女特有的生理和病理的一门学科，包括产科学和妇科学两大部分。产科学是一门关系到妇女妊娠、分娩及产褥期全过程，并对该过程所发生的一切生理、病理、心理改变进行诊断处理的医学学科。妇科学是研究妇女非妊娠期生殖系统的一切病理改变并对其进行诊断处理的医学学科。

　　《妇产科疾病临床处置要点》是编者们结合自己多年的临床经验，并参考国内外有关书籍和文献，深入总结，加以汇总而成的。本书主要介绍了妇产科常见疾病的诊疗及手术治疗方法。各章节力求从临床实用的角度，围绕常见病、多发病充实新技术和新理论，对疑难病症介绍新的诊治措施及研究进展，以期抛砖引玉，推动妇产科疾病的深入研究。

　　虽然编者们已反复校对、多次审核，但书中难免有疏漏之处，殷切希望使用本书的广大同仁提出宝贵意见，以便再版时进一步完善。

编　者
2024 年 2 月

目　录

第一章

女性生殖系统生理

女性一生各个系统、各个阶段具有不同的生理特征，其中以生殖系统的变化最为显著、最为突出，掌握女性生殖系统正常的生理变化，是诊治女性生殖内分泌相关疾病的基础。

第一节　女性一生各阶段生理特点

妇女的一生按照年龄，可以划分为新生儿期、儿童期、青春期、性成熟期、绝经过渡期和绝经后期几个阶段。每个时期都有其各自不同的特点。

一、新生儿期

出生后4周内称为新生儿期。由于在母体内受到胎盘及母体性腺所产生的女性激素影响，其外阴较丰满，乳房略隆起，可有少许泌乳。由于出生后新生儿血中女性激素水平迅速下降，可出现少量阴道流血。

二、儿童期

从出生4周到12岁左右称为儿童期，是儿童体格快速增长和发育的时期，但生殖器发育缓慢。卵巢的卵泡大量生长，但仅低度发育即萎缩、退化。子宫小，宫颈较长，约占子宫全长的2/3，子宫肌层较薄。输卵管弯曲细长。阴道狭长，上皮薄，细胞内缺乏糖原，阴道酸度低，抵抗力弱，容易发生炎症。一般8岁以后，卵巢内的卵泡受垂体促性腺激素的影响有一定发育并分泌性激素，子宫、输卵管及卵巢逐渐向骨盆腔内下降，卵巢形态逐步变为扁卵圆形，女性第二性征开始呈现，乳房开始发育，皮下脂肪增多。

三、青春期

人类青春期是开始具有生育能力的时期，生殖器官成熟、第二性征发育，生长加速、情感发生变化、女性出现月经初潮为标志。人类进入青春期由两个生理性过程驱动：性腺功能初现和肾上腺功能初现。性腺功能初现包括性腺的发育和成熟，并伴有性甾体激素分泌增加，女性开始有卵泡发育和排卵，以及乳房开始发育和月经初潮。

青春期启动的年龄和青春期发育的速度取决于多种因素。在女孩，卵巢和肾上腺性甾体激素分泌的增加导致青春期的体征表现，乳房和阴毛开始发育。通常这些变化发生在8～

13 岁。月经初潮是一次无排卵周期的月经，通常发生在乳房开始发育后 2 ~ 3 年内。初潮后第一年内月经周期常不规律，而且无排卵，周期为 21 ~ 45 天。初潮后 5 年内，多数月经周期变得规律，周期为 21 ~ 35 天。

四、性成熟期

性成熟期又称生育期。其卵巢功能成熟并分泌性激素，一般自 18 岁左右开始，约 30 年。此期生殖器各部和乳房也均有不同程度的周期性改变，出现周期性的排卵、月经，并且具有生育能力。受孕以后，身体各器官发生很大变化，生殖器官的改变尤为突出。

五、绝经过渡期

绝经过渡期指卵巢功能开始衰退至停止，从生育期过渡到老年期的一个特殊生理阶段，指 40 岁后任何时期开始出现与绝经有关的内分泌、生物及临床表现至停经后 12 个月，是妇女由成熟期进入老年期的一个过渡时期。此期间卵巢功能逐渐衰退，排卵变得不规律，直到不再排卵。月经渐趋不规律，最后完全停止。

六、绝经后期

绝经后期指妇女 60 岁以后，机体所有内分泌功能普遍低落，卵巢功能已衰竭，主要表现为雌激素水平低落，不足以维持女性第二性征。除整个机体发生衰老改变外，生殖器官进一步萎缩老化。易发生老年性阴道炎和尿道炎及骨质疏松，容易发生骨折。

（宋小磊　李淑媛）

第二节　月经及月经期的临床表现

月经是女性生殖功能成熟的重要标志，是指在卵巢激素的周期性调节下，子宫内膜周期性的脱落及出血。

一、月经血的特征

正常月经血呈不凝状暗红色，内含血液、子宫内膜碎片、宫颈黏液、脱落的阴道上皮细胞及炎症细胞。因含大量纤溶酶的子宫内膜坏死脱落时，出血中的纤维蛋白原被纤溶酶溶解，故月经血呈高纤溶状态。当出血量过多过快时，纤溶酶来不及全部溶解血液中的纤维蛋白原，会使月经血中出现血凝块。

二、正常月经的临床表现

自月经来潮的第一天算起，两次月经第一天之间的间隔称为一个月经周期。月经周期长度的中位数为 28 天，正常范围为 21 ~ 35 天。虽然在 36 ~ 40 岁月经周期的间隔会缩短，但在生育年龄的绝大多数时间内，月经周期的长度很少有变化。初潮后的短期和近绝经期，不同个体间及个体内月经周期的间隔长度变化大。不同妇女之间及同一妇女随着年龄的增长将出现月经周期长度的不确定改变，周期长度主要取决于卵泡期长度的变化。周期的黄体期长度相对固定，约 95% 在 10 ~ 16 天。在卵泡期，B 超监测最大卵泡的直径，平均每天增长约

2 mm 直至排卵。同时，雌二醇水平逐渐升高，随之子宫内膜的厚度逐渐增厚。

月经的持续时间因人而异，一般在 3～6 天，可从 1～2 天到 7～8 天不等。经血量通常以用多少纸垫及浸透程度来做粗略的估计，如果失血总量超过 80 mL 者为异常。

经期一般无特殊不适。因经期盆腔充血，有些妇女感下腹部或腰骶部不适，也有少数妇女出现胃肠道功能紊乱、头痛及轻度神经系统不稳定的表现。

（宋小磊　李淑媛）

第三节　卵巢周期及卵巢激素

卵巢是一个充满活力的器官，卵泡是其中最主要的内分泌和生殖单位，是不可再生的组织结构，其数量决定生殖潜能和生育期限。卵泡单位分泌性甾体激素，为妊娠做好准备，垂体做出程序化的反应以促进卵泡成熟，当卵泡完全成熟时产生排卵 LH 峰，并维持黄体。尽管许多卵泡启动发育，但是只有很少（＜1%）完成了到排卵的全部过程。

一、卵泡的发育

卵泡是卵巢基本功能单位。卵泡的各个级别主要是由卵泡的大小和颗粒细胞的数量所决定，它们代表着卵泡向成熟发育过程中连续的阶段。从始基卵泡到优势卵泡的成熟过程可能需要大概 1 年的时间。一般认为卵泡在这段漫长时期的大部分时间内（约 300 天）是以促性腺激素非依赖的方式生长；促性腺激素影响成熟过程中的最后 50 天。卵泡的生长过程见图 1-1。

（一）始基卵泡的形成

始基卵泡是由初级卵母细胞与其周围单层的梭形颗粒前体细胞所组成。卵巢皮质内形成的始基卵泡不断地移向卵巢的髓质，为下个周期的卵泡发育提供来源。

（二）窦前卵泡生长

当初级卵母细胞周围的颗粒细胞前体分化成单层立方状的颗粒细胞时，初级卵泡就形成了。初级卵泡的细胞数不断增加，发展为复层，由此卵泡进一步增大，形成了次级卵泡。与此同时颗粒细胞进一步增殖和分化、卵泡膜细胞变得肥大及卵母细胞的生长共同导致了正在成熟中的卵泡进一步增大。这些次级卵泡构成了窦前卵泡池，为依赖于促卵泡激素（follicle-stimulating hormone，FSH）的卵泡征集提供卵泡来源。

此阶段出现卵泡生长发育所必备的 3 种特异性受体：促卵泡激素、雌二醇（estradiol，E_2）及睾酮（testosterone，T）受体形成。卵泡基底膜附近的梭形细胞形成两层卵泡膜，即卵泡内膜与卵泡外膜，这时的卵泡称为生长卵泡。

（三）窦状卵泡

"募集"一词用于描述卵泡从静止池分离出来开始生长的这种过程。选择指这样一个过程，即成熟卵泡群被减少至合乎种属特异性排卵定额的数目。该过程需要对次要卵泡进行消极选择，以及对将要确立优势地位的卵泡进行积极的选择。超声研究提示有多个卵泡发育波发生。

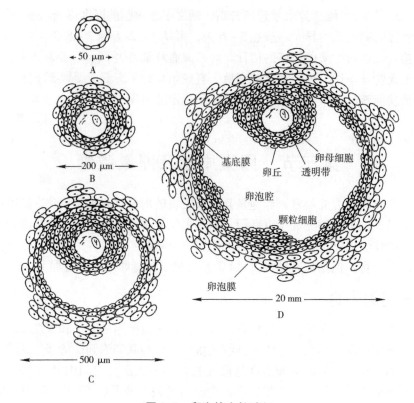

图1-1 卵泡的生长过程

注 A. 始基卵泡；B. 窦前卵泡；C. 窦状卵泡；D. 排卵前卵泡。

在早卵泡期，已选择的卵泡与卵泡群的其他健康成员没有显著的形态学差别。不过，领先卵泡可以通过其大小和其颗粒细胞的高有丝分裂指数同其他成员区分开来。只有在领先卵泡的卵泡液中可检测到FSH。领先卵泡的雌二醇水平比其他卵泡高很多，这是被选择卵泡的特点。选择并不保证一定会排卵，但是由于确定选择与排卵时间临近，因此排卵通常会发生。

优势化表示指定排卵卵泡的地位，其作用是调节排卵的数额。在上一个周期的黄体退化5~7天之后，指定排卵的卵泡完成优势化。卵泡期卵泡的发育主要依赖于促性腺激素的刺激。在早卵泡期，FSH刺激颗粒细胞芳香化酶活性，使卵泡产生雌激素明显增加，雌激素增加的同时，又增强了卵泡对FSH的摄取，由此增加卵泡对FSH的敏感性。到中卵泡期，几个卵泡中的某个可能产生更多的雌激素，便成为优势卵泡。于卵泡期的后半期，伴随雌激素分泌的进一步增加，负反馈作用结果使血中FSH水平下落，这使其他非优势卵泡产生雌激素减少，对FSH反应的敏感性也下降，停止了进一步发育。

（四）成熟卵泡

在卵泡发育的最后阶段，大多数窦状卵泡发生退化，成熟卵泡的卵泡液急骤增加，卵泡腔增大，直径可达14~20mm，卵泡移行向卵巢表面突出。其结构从外向内依次为：①卵泡外膜，由致密的卵巢间质组织形成，与卵巢间质无明显界限；②卵泡内膜，由卵巢皮质层间质细胞衍化而来的多边形细胞形成，血管丰富；③颗粒细胞，呈立方形，与卵泡内膜层间有一基底膜，无血管存在，其营养来自外围的卵泡内膜；④卵泡腔，颗粒细胞分泌的大量清亮的卵泡液将卵母细胞和周围的颗粒细胞挤到卵泡一侧，形成卵泡腔；⑤卵丘，颗粒细胞包绕卵细胞，突出于卵泡腔，形成卵丘；⑥放射冠，直接围绕卵细胞的卵丘颗粒细胞，呈放射状排列而得名；⑦透明带，在放射冠与卵细胞之间还有一层很薄的透明膜，是由颗粒细胞产生并分泌的黏多糖物质形成的，称为透明带。

（五）排卵

卵细胞及其周围的颗粒细胞一起被排出的过程称排卵。排卵前增大的卵泡接近卵巢皮质，卵泡壁和腹腔仅有一层上皮细胞。此时卵泡壁变薄、水肿、血液循环增加，但卵泡内压力并未增加，蛋白溶解酶、活化胶原酶及前列腺素消化卵泡壁的蛋白质并使周围的平滑肌收缩，上皮细胞坏死，释放水解酶、蛋白酶，排卵孔形成，卵泡破裂，卵母细胞、小部分卵丘内的颗粒细胞与放射冠一起称为卵冠丘复合体（oocyte corona cumulus complex，OCCC），同时排出。

当接近周期中期时，优势卵泡释放雌激素的升高激发 LH 峰，以及一个较小幅度的 FSH 峰。这触发了减数分裂的再启动、排卵和黄体化。排卵前 LH 峰大约出现在卵泡破裂之前 36 小时。LH 诱导卵丘细胞和颗粒细胞内透明质酸合成酶-2 表达，血清 inter-α-胰蛋白酶抑制物重链与葡萄糖胺聚糖共价耦联，以及前列腺素 E_2 诱导透明质酸结合蛋白 TSG-6 的表达。

（六）黄体形成及退化

排卵后，破裂的卵泡重新组织成黄体。这个重新组织体的一个显著特征为建立了一个富含血管的网状结构。卵泡破裂后出血，血液进入卵泡腔，伴随有来自周围基质的毛细血管和成纤维细胞的增殖和渗透。黄体发育中血管的生成使由血液运送的大分子，如 LDL（提供合成孕酮需要的胆固醇物质），到达颗粒和膜黄体细胞，而且分泌产物会被有效地转运到血液循环中去。黄体血供的发育与孕酮的产生相平行。人类黄体的甾体激素生成细胞在大小和功能方面具有异质性。黄体化的颗粒细胞和膜细胞是两种代表。颗粒—黄体细胞较为主要的功能是产生孕酮，并且由于其表达芳香化酶，因此是黄体雌激素合成的可能位点。

在非受孕周期，黄体的功能性寿命通常是 14 天加减 2 天。除非发生妊娠，否则它将转化成为无血管的瘢痕，称为白体。黄体的退化，即黄体溶解，包括功能改变（如内分泌改变，最显著的是孕酮生成降低）以及结构改变（如凋亡和组织退化）。

二、卵巢产生的性激素

卵巢主要合成及分泌两种性激素，即雌激素和孕激素，同时也会分泌少量雄激素。除卵巢外，肾上腺皮质也能分泌少量雌激素和孕激素。

卵巢能利用经血运而来的胆固醇合成孕烯醇酮，再经两种途径合成雄烯二酮，雄烯二酮经 17β-羟甾脱氢酶的催化，生成睾酮，雄烯二酮和睾酮在 P450 芳香化酶的作用下，转化为 E_1 及 E_2。

雌激素的生物合成需要颗粒细胞和它们邻近的膜细胞协同作用。这两种类型细胞以及它们各自主要的促性腺激素（FSH 和 LH），被归纳为卵巢雌激素生物合成的两细胞/两促性腺激素模型。LH 刺激膜细胞合成的雄激素为颗粒细胞 FSH 依赖性的芳香化酶提供底物。

颗粒细胞，如同膜—基质细胞，在 LH 峰之后就做好了孕激素生物合成的准备，LH 峰触发了编码 StAR、P450scc、2 型 3β-羟甾脱氢酶的基因表达，这 3 种蛋白质的组合是有效合成孕激素所需要的。

对分离的人膜细胞的研究说明，膜层是卵泡雄激素的主要来源。膜层表达的 StAR、P450scc、P450c17、2 型 3β-羟甾脱氢酶，均受 LH 调节。相反地，不管添加促性腺激素与否，由培养分离的人颗粒细胞所产生的雄激素可以忽略不计。

（一）雌、孕激素的代谢

1. 雌激素

卵巢主要合成 E_2 和 E_1 两种激素。在血液循环内尚有雌三醇，它是雌二醇和雌酮的降解产物。雌二醇生物活性最强，雌三醇活性最弱。

2. 孕激素

孕酮是卵巢分泌具有生物活性的主要孕激素，在血液中主要以和蛋白质相结合的状态存在。

甾体激素主要都在肝代谢，孕酮在肝内降解为孕二醇，从尿中排出。

（二）雌、孕激素的周期性变化

育龄妇女性周期激素的分泌随着卵巢周期而变化。

1. 雌激素

在卵泡开始发育时，雌激素分泌量很少，随着卵泡渐趋成熟，雌激素分泌也逐渐增加，于排卵前形成一高峰，排卵后分泌稍减少，在排卵后 7~8 天黄体成熟时，形成又一高峰，但第二高峰较平坦，峰的均值低于第一高峰。排卵后 9~10 天黄体开始萎缩时，雌激素水平急剧下降，在月经前降至最低水平。

2. 孕激素

在排卵前孕酮的产生较少，主要来自肾上腺；于排卵后孕激素的分泌量开始增加，在排卵后 7~8 天黄体成熟时，分泌量达最高峰，以后逐渐下降，到月经来潮时恢复到排卵前水平。

（三）雌、孕激素的生理作用

1. 雌激素的生理作用

（1）子宫肌层：促使子宫发育，肌层变厚，增加子宫血液循环，使子宫收缩力增强，提高平滑肌对催产素的敏感性。

（2）子宫内膜：使子宫内膜增生或（增殖期）变化。

（3）子宫颈：使宫颈口松弛，宫颈黏液分泌增加，内含的水分、盐类及糖蛋白增加，有利于精子的存活和穿透。

（4）输卵管：促进输卵管肌层的发育，加强输卵管节律性收缩的振幅，使管腔上皮细胞分泌增加及纤毛增长。

（5）阴道：使阴道黏膜增厚及成熟，上皮细胞增生和角化，细胞内糖原储存；阴唇发育、丰满。

（6）乳腺：使乳腺管增生，乳头、乳晕着色。促进其他第二性征的发育。

（7）卵巢：雌激素对卵巢的卵泡发育是必需的，从原始卵泡发育到成熟卵泡，均起一定的作用。

（8）下丘脑、垂体：雌激素通过对下丘脑的正、负反馈调节，控制脑垂体促性腺激素的分泌。

（9）代谢：促进水钠潴留；降低总胆固醇，降低胆固醇与磷脂的比例，扩张血管，维持血管张力，保持血流稳定，有利于防止冠状动脉硬化症。

（10）骨骼：促进骨中钙的沉积，儿童期雌激素能促进长骨生长，加速骨成熟，可使骨骺闭合；能直接促进成骨细胞功能，抑制破骨细胞分化，抑制骨吸收及骨转换。

2. 孕激素的生理作用

（1）子宫肌层：孕激素能抑制子宫肌层的收缩，使子宫肌松弛，活动能力降低，对外界刺激的反应能力低落；降低妊娠子宫对催产素的敏感性，有利于受精卵在子宫腔内生长发育。

（2）子宫内膜：使增生期子宫内膜转化为分泌期内膜，为受精卵着床做好准备。

（3）子宫颈：使宫颈口闭合，抑制宫颈黏液分泌，使黏液减少、变稠，拉丝度减少，不利于精子穿透。

（4）输卵管：抑制输卵管肌节律性收缩的振幅，抑制上皮纤毛生长，调节受精卵运行。

（5）阴道：使阴道上皮细胞脱落加快，角化细胞减少，中层细胞增多。

（6）乳腺：在已有雌激素影响的基础上，促进乳腺腺泡发育。大量孕激素抑制乳汁分泌。

（7）下丘脑、垂体：孕激素通过对下丘脑的负反馈作用，影响脑垂体促性腺激素的分泌。

（8）体温中枢：通过中枢神经系统起升温作用，正常妇女在排卵后基础体温可升高 $0.3 \sim 0.5$ ℃，这种基础体温的改变，可作为排卵的重要指标，即排卵前基础体温低，排卵后由于孕激素作用基础体温升高。

（9）代谢：孕激素能促进水与钠的排泄。

（四）雌激素与孕激素的协同和拮抗作用

1. 协同作用

雌激素的作用主要在于促使女性生殖器和乳房的发育，而孕激素则在雌激素作用的基础上，进一步促使它们的发育，为妊娠准备条件。

2. 拮抗作用

子宫的收缩、输卵管的蠕动、宫颈黏液的变化、阴道上皮细胞角化和脱落以及钠和水的潴留与排泄等。

（五）雄激素

雄激素是维持女性正常生殖功能的重要激素。肾上腺皮质是女性雄激素的主要来源。长期使用外源性雄激素可出现男性化的表现。

雌激素虽能使生殖器官发育完善，与孕激素协同作用可使月经周期的各种特征完整地表现出来，但这并不意味雌激素和孕激素能代表全部卵巢功能，少量雄激素为正常妇女的阴毛、腋毛、肌肉及全身发育所必需。

雄激素可减缓子宫及其内膜的生长及增殖，抑制阴道上皮的增生和角化，促使阴蒂、阴唇的发育。

雄激素对机体的代谢功能有重要的影响。其在外周血中不易测出，但作用很强，能促进蛋白质合成，使基础代谢率增加，并刺激骨髓中红细胞增生。在性成熟期前，促使长骨骨基质生长和钙的保留，性成熟后可导致骨骺的关闭。它可促进肾远曲小管对 Na^+、Cl^- 的重吸收而引起水肿。

三、卵巢产生的蛋白质激素

（一）抑制素

抑制素是 TGF-β 蛋白超家族的一个成员，相对分子质量为 32 000，是由两个亚基组成的异二聚体糖蛋白，亚基分别为 α（18 000）和 β（12 000），由二硫键连接。α 亚基是相同的，而 β 亚基不同，分别为 βA 和 βB。αβA 和 αβB 异二聚体分别称为抑制素 A 和抑制素 B。尽管不少组织产生抑制素，但是主要产生的部位是生殖腺。在卵巢内，抑制素的主要来源是颗粒细胞。抑制素的主要内分泌作用是抑制垂体 FSH 的产生，它由此被发现和命名。在体外，它增强 LH 和 IGF 刺激膜细胞产生雄激素。

尽管抑制素两种亚型的生物学性质看起来相似，但是在卵泡期和黄体期对它们合成的调节不同。抑制素 B 主要在早卵泡期分泌，在中卵泡期其水平下降，LH 峰之后则不能检测到。抑制素 A 在卵泡期的前半期浓度低，但是在卵泡期中期增加，于黄体期达到峰值。

抑制素 A 的分泌由促性腺激素调节，但是抑制素 B 的产生显然与之不同。对抑制素 A 和抑制素 B 生成的调节不同，一个例证是：在对不同大小卵泡进行的测定显示，抑制素 A 存在于小于 <6 mm 的卵泡内，其水平随着卵泡的增大而升高；相反地，抑制素 B 的水平与卵泡大小或成熟状态无关。

（二）松弛素

松弛素是一种可能有促进内膜蜕膜化和抑制子宫肌层收缩活性作用的激素，由黄体中的大黄体细胞产生。免疫组化研究揭示，从黄体早期到晚期，它有一个渐进性累积的过程，黄体晚期的黄体含有染色密度最大的细胞。松弛素循环水平在妊娠 3 个月时达到峰值，随后下降约 20%，并在整个妊娠期保持这个水平。

四、卵巢衰退

伴随着年龄增长，卵泡池和卵母细胞的质量和数量都呈下降趋势。采用直线外推法预测有规律月经妇女的卵泡消耗，到 50 岁左右，每个卵巢将会存有 2 500 ~ 4 000 个始基卵泡。因为绝经后的卵巢多半缺乏卵泡，卵泡消耗在生育期最后 10 年内明显加速。在平均年龄 45 ~ 46 岁时，达到低于几千个卵泡的临界数量，月经不规律发生。在一些研究中，切除单侧卵巢和未产与早绝经有关，产次增加与晚绝经有关。

（马海英　姜馨艳）

第四节　子宫内膜及其他生殖器的周期性变化

子宫内膜及其他女性生殖器随卵巢的周期性变化而发生改变，其中，子宫内膜的周期性变化最为显著。

一、子宫内膜的周期性变化

子宫内膜分为基底层和功能层，基底层与子宫肌层相连，不受卵巢激素周期性变化的影响，月经期不发生脱落。功能层靠近子宫腔，受卵巢周期性变化的调节，在月经期脱落坏死。子宫内膜的周期性变化一般分为3期，即增殖期、分泌期、月经期。

（一）增殖早期

在增殖早期，子宫内膜的厚度通常不超过2 mm。基底层细胞和上皮的增殖在子宫下部及子宫角处持续进行，使腔上皮在月经周期第5天时修复。此时，子宫腺上皮和基质细胞的有丝分裂活动非常活跃。显然，这种反复的"伤口愈合"过程在正常情况下不会产生瘢痕。

子宫内膜增殖早期的腺体窄、直，呈管状，由低柱状细胞排列而成，这种细胞的细胞核呈圆形，位于细胞的基底部。

（二）增殖晚期

在增殖晚期，由于腺体的增生和基质细胞外基质的增加，子宫内膜增厚。接近子宫内膜表面的腺体被宽松地隔开，而在较深层的子宫内膜腺体变得更拥挤、更弯曲。随着排卵时间的临近，子宫腺上皮细胞变高柱状，并形成假复层。

（三）分泌早期

尽管在增殖期子宫内膜腔上皮和腺上皮细胞也有分泌活性，但是仍然以排卵作为子宫内膜周期性分泌期开始的标志。上皮细胞和基质细胞的有丝分裂活动仅限于排卵后前3天内，之后很少能再观察到。在分泌早期，腺上皮细胞和基质细胞核出现异染色质。腺上皮细胞开始在细胞的基底部聚集富含糖原的空泡，将细胞核推移到柱状细胞的中央。基质水肿使子宫内膜变得越来越厚。

（四）分泌中期

此期的特征性表现为螺旋动脉的发育。因为这些血管的增长速度比子宫内膜增厚快，所以变得越来越卷曲。子宫腺体在分泌中晚期变得弯曲。它们的分泌活性在排卵后6天达到最大，表现为细胞质中的空泡散失。

（五）月经前期

月经前期的主要组织学特征包括由基质金属蛋白酶催化的基质网的降解、基质内多形核白细胞和单核白细胞的浸润、子宫内膜腺体"分泌耗竭"，此时上皮细胞的核位于基底部。颗粒淋巴细胞核的形态学变化被认为是月经期来临的前兆之一，这种形态学变化包括提示细胞凋亡的核溶解和核碎裂。这些变化发生在细胞外基质降解和白细胞浸润之前。在腺上皮细胞中，分泌早期和中期形成的核仁管道系统和巨大线粒体均消失。月经形成之前，内膜萎缩，部分是由于分泌活性消失和细胞外基质降解。

（六）月经期

雌激素和孕激素的撤退导致月经到来，标志着为获得妊娠的一次失败，需要脱落掉子宫腔面被覆的自发蜕膜化的子宫内膜。

二、子宫颈的周期性变化

子宫颈作为一个生物瓣膜，控制着精子和微生物进入子宫腔。在妊娠期，它还有助于保留胎儿、胎儿附属物以及宫腔内的液体直至分娩。宫颈内被覆高柱状纤毛细胞和无纤毛的分泌细胞。颈管内上皮下是丰富的细胞外基质，由胶原纤维、弹性纤维、成纤维细胞和部分平滑肌细胞（约占10%）组成。在颈管内没有真正的腺体，但有一些隐窝或小沟组成的复杂系统。这些宫颈管细胞与宫颈阴道部有一条非常明显的分界线，宫颈的阴道部被覆复层扁平上皮。

育龄期妇女的宫颈管内分泌细胞平均一天能产生 20~60 mg 黏液。在月经期中期，这个产量会增加 10~20 倍。宫颈黏液是水、电解质和黏蛋白的混合物，卵巢排卵时水的含量会增加到98%。无机盐约占黏液重量的1%。在围排卵期黏蛋白形成水化胶——一种有大筛孔的网状结构，它有利于运动的精子穿过。排卵前期，宫颈黏液量多、稀薄、透明无细胞，pH 大于7.0。通过评价宫颈黏液的量，包括拉丝能力和蕨样变能力的流变学特点的半定量评分表和宫颈、宫颈口的外观表现，来判断女性雌激素水平的状态。

三、输卵管的周期性变化

输卵管的形态和功能在雌孕激素的周期性调节下发生变化。排卵时输卵管伞部变得充血和肿胀，出现脉冲性波浪式运动。雌激素主要促进纤毛产生，而孕激素主要促进上皮细胞的萎缩和去纤毛化。在雌、孕激素的协同作用下，受精卵在输卵管内正常运行达子宫腔。

（马海英　姜馨艳）

第五节　月经周期的调节

正常妇女生殖功能包括周期性卵泡发育、排卵和内膜变化，内膜变化为可能发生在本周期的妊娠着床做准备。这种规律的排卵周期是通过对下丘脑、垂体和卵巢发出的刺激和抑制信号进行功能精确和即时的整合而达到的（图1-2）。

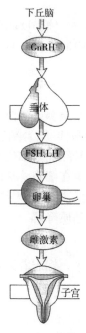

图1-2　下丘脑—垂体—卵巢轴

月经周期的调控是一个非常复杂的过程，受下丘脑—垂体—卵巢轴的支配。卵巢功能受垂体控制，而垂体的功能又受下丘脑的调节，下丘脑又接受大脑皮质的支配。但卵巢所产生的激素还可以反过来影响下丘脑与垂体的功能，即反馈作用。在中枢神经系统的影响及这些器官之间的相互协调作用下，才能发挥正常的生理功能。内、外因素的刺激均能影响这些相互协调的作用。子宫内膜之所以有周期性变化，是受卵巢激素的影响而产生周期性变化。生殖系统通过下面这种经典的内分泌模式发挥功能，由下丘脑向垂体门脉系统脉冲式地分泌促性腺激素释放激素（GnRH）所启动。GnRH调节FSH和LH在垂体前叶的合成和随后释放进入血液循环。FSH和LH刺激卵巢卵泡的发育、排卵和黄体形成。

生殖系统的神经、内分泌控制需要促性腺激素的脉冲式分泌并释放入垂体门脉系统，刺激促性腺细胞合成与分泌LH和FSH。接下来，促性腺激素刺激卵泡发育和性腺甾体激素或肽类的分泌；后者负反馈作用于下丘脑和垂体，抑制促性腺激素的分泌。在月经中期，雌二醇水平升高的正反馈作用产生排卵前促性腺激素峰值。

这个系统的一个关键部分是卵巢甾体激素和抑制素对促性腺激素分泌的调节作用，这种调节作用或是直接作用于垂体水平，或是通过改变GnRH分泌的幅度和频率来实现。FSH分泌的负反馈约束对于人类生殖周期独特的单个成熟卵细胞的发育至关重要。除了负反馈控制，月经周期在内分泌系统中的独特之处还在于依赖雌激素—正反馈产生排卵前的LH峰，后者对排卵是基本要素。

月经周期的卵泡期始于月经第一天，包括多个卵泡的募集、优势卵泡的出现和内膜的增殖，在排卵前LH高峰出现日结束。黄体期，始于LH高峰出现后，以黄体形成、分泌孕酮为特征，并协调内膜的一系列改变为着床做准备，若未发生妊娠，内膜将随着黄体的萎缩失去血供，发生脱落。

E_2对下丘脑产生两种不同的反馈作用，即负反馈和正反馈作用。随卵泡的发育，其产生的E_2反馈作用于下丘脑抑制GnRH的释放从而实现对促性腺激素脉冲分泌的抑制作用即负反馈作用。

随卵泡发育成熟，当E_2的分泌达到阈值（250～450 pg/mL），并维持达2天时，E_2就可发挥正反馈作用，刺激LH和FSH分泌出现高峰。一旦达到域值，促性腺激素分泌的高峰就不受E_2浓度是否进一步增高所影响。

在黄体期，高浓度的P对促性腺激素的脉冲分泌产生抑制作用。黄体失去促性腺激素的支持而萎缩，由其产生的两种卵巢激素也随之减少。子宫内膜因失去卵巢性激素的支持而萎缩、坏死、出血、剥脱，促成月经来潮。在卵巢性激素减少的同时，解除了对下丘脑的抑制，下丘脑得以再度分泌有关释放激素，于是又开始另一个新的周期。如此反复循环，使月经能按期来潮（图1-3）。

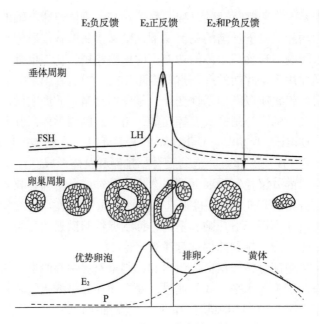

图1-3 雌、孕激素的反馈

（戴 柏 苏 瑶）

第二章

妇产科一般检查

第一节　妇科基础检查

体格检查应在采集病史后进行。检查范围包括全身检查、腹部检查和盆腔检查，除急诊外，应按上列先后顺序进行。盆腔检查为妇科所特有，又称为妇科检查。男性实习医生或男医师不宜对女患者单独进行体格检查，应在女医师、护士或患者家属陪同下进行为宜。

一、全身检查

（1）全身一般状况：意识、精神状态、面容、体态、全身发育、毛发分布、皮肤等。

（2）头部器官、颈、乳房、心、肺、脊柱、四肢以及淋巴结（特别注意左锁骨上和腹股沟淋巴结）和各部分发育以及有无包块、分泌物等。

（3）常规测量：体温、脉搏、呼吸、血压、体重和身高。

二、腹部检查

腹部检查系妇科体格检查的重要组成部分，应在盆腔检查前进行。

（一）视诊

腹部有无隆起或呈蛙腹、瘢痕、静脉曲张、妊娠纹、腹壁疝、腹直肌分离等。

（二）触诊

腹壁厚度，肝、脾、肾有无增大或触痛，腹部有无压痛、反跳痛、肌紧张，有无包块及其大小、性质、压痛形状、活动度、表面光滑度等，若为妊娠，注意子宫底高低或胎位等。

（三）叩诊

有无鼓音、浊音、移动性浊音，以及其分布范围，肝、肾区有无叩击痛。

（四）听诊

肠鸣音，若并发妊娠则听取胎心音。

三、盆腔检查

（一）检查器械

无菌手套、阴道窥器、鼠齿钳、长镊、子宫探针、宫颈刮板、玻片、棉拭子、消毒液、液体石蜡或肥皂水、生理盐水等。

（二）基本要求

（1）检查者应关心体贴检查患者，态度严肃，语言亲切，检查仔细，动作轻柔。

（2）除尿失禁患者外，检查前应排空膀胱，必要时导尿。大便充盈者应先排便或灌肠。

（3）每检查一人，应由医务人员更换置于被检查者臀部下面的垫单（纸），其他器械也均须每次更换，防止交叉感染。

（4）一般盆腔检查时均取膀胱截石位，检查者面向患者，立在患者两脚间。重危者、不宜搬动者在病床上或担架上检查。

（5）月经期不做检查，若有异常阴道出血，检查前应先消毒外阴。

（6）未婚者忌做双合诊及阴道窥器检查，仅做直肠腹部联合诊。若确实要做妇科检查应征得本人及其家属同意后方可进行。

（7）对腹壁肥厚、高度紧张或未婚患者，在盆腔检查不满意时，宜肌内注射盐酸哌替啶或骶管麻醉下进行。

（三）检查方法

1. 外阴部检查

（1）外阴发育及阴毛分布（女性为倒置三角形分布）、阴毛多少，有无畸形、水肿、皮炎、溃疡、赘生物、肿块，皮肤黏膜色泽，有无增厚、变薄、萎缩等。

（2）戴消毒手套的拇指和示指分开小阴唇，暴露阴道前庭、尿道口和阴道口。

（3）未婚者处女膜应完整未破，其阴道口勉强可容示指；已婚者阴道口能容两指；经产妇处女膜仅残余痕迹，或见会阴侧切瘢痕。

（4）检查时嘱患者用力向下屏气，观察患者有无阴道前壁或后壁膨出，有无尿失禁或漏尿等。

2. 阴道窥器检查

（1）根据阴道松弛程度选用适当大小的阴道窥器，未婚者非经本人同意，禁用阴道窥器。

（2）先将阴道窥器两叶合拢，旋紧其中部螺丝，放松侧部螺丝，用液体石蜡或肥皂液润滑两叶前端；若做宫颈刮片或阴道上1/3段涂片细胞学检查，则不用润滑剂，以免影响检查结果。

（3）置入阴道前先用左手示指和拇指分开两侧小阴唇，暴露阴道口，右手持预先准备好的阴道窥器，直接沿阴道侧后壁缓慢插入阴道内，然后向上向后推进，在推进中徐徐将两叶展平，并逐渐张开两叶，直至完全暴露宫颈为止。置入时注意防止阴道窥器顶端碰伤宫颈，以免出血。

（4）取出阴道窥器前，应旋松侧部螺丝，待两叶合拢再取出。

3. 视诊

（1）检查宫颈：暴露宫颈后，暂时旋紧阴道窥器侧部螺丝，使阴道窥器固定在阴道内。观察宫口大小、色泽、外口形状，有无糜烂、撕裂、外翻、息肉、腺囊肿、肿块，宫颈管内有无出血、分泌物。宫颈刮片或培养的标本均于此时采集。

（2）检查阴道：旋松阴道窥器侧部螺丝，转动阴道窥器。观察阴道前后、两侧壁黏膜颜色、皱襞，有无溃疡、赘生物、囊肿以及有无阴道隔等先天畸形。阴道内分泌物量、色泽、性状，有无臭味。白带异常者取分泌物做涂片或培养，找滴虫、念珠菌、淋球菌及线索细胞，以及测定阴道 pH、白带清洁度等。

4. 双合诊检查

（1）检查者一手的二指（示指和中指）或一指（示指）放入阴道，另一手在腹部配合检查，称为双合诊。

（2）目的是扪清阴道、宫颈、宫体、输卵管、卵巢、子宫韧带和宫旁结缔组织，以及盆腔内其他器官和组织是否有异常。

（3）惯用右手（或左手）戴好手套，示、中指涂润滑剂后，轻轻通过阴道口，沿后壁放入阴道，检查阴道通畅度、深度，有无畸形、瘢痕、结节、肿块，有无触痛。

（4）再扪及宫颈大小、形状、硬度、宫颈外口形态，有无接触性出血、拨动宫颈有无疼痛（称为宫颈举痛），宫颈周围穹隆情况。

（5）根据宫颈及外口朝向估计子宫位置（宫颈外口方向朝后时宫体多为前倾，朝前时宫体多为后倾，宫颈外口朝前且阴道内手指伸达后穹隆顶部即可触及宫体时，子宫为后屈）。

（6）扪清子宫情况后，将阴道内两指由宫颈后方移至侧穹隆，尽可能往上向盆腔深部扪诊，与此同时，另一手从同侧下腹壁髂嵴水平开始，由上往下按压腹壁，与阴道内手指相互对合，以触及子宫附件有无肿块、增厚、压痛。

若扪及肿块应注意其位置、大小、形状、软硬度、活动度、与子宫关系，有无压痛。输卵管正常不能扪及，卵巢偶可扪及。

5. 三合诊

（1）三合诊检查即腹部、阴道、直肠联合检查，一手示指放入阴道，中指放入直肠，另一手放在腹部联合检查。

（2）目的是弥补双合诊的不足，特别注意子宫后壁、直肠子宫凹陷、宫骶韧带、盆腔后部的病变，肿瘤与盆壁关系，阴道直肠隔，骶前或直肠内有无病变。

6. 肠腹部诊

（1）一手示指伸入直肠，另一手在腹部配合检查，称为直肠—腹部诊。

（2）可用于未婚、阴道闭锁或其他原因不宜进行双合诊的患者。

（四）记录

通过盆腔检查，应将检查结果按下列解剖部位先后顺序记录。

1. 外阴

发育情况，婚产式（未婚、已婚或经产术），有异常发现时详加描述，如阴毛分布、稀疏或炎症、畸形等。

2. 阴道

是否通畅，黏膜情况，分泌物量、色、性状，以及有无臭味。

3. 宫颈

大小、硬度，有无糜烂、撕裂、息肉、腺囊肿，有无接触性出血、宫颈举痛等。

4. 宫体

位置、大小、硬度、活动度、有无压痛等。

5. 附件

有无块物、增厚、压痛。若扪及包块，记录其位置、大小、硬度、表面光滑与否、活动度、有无压痛等，左右应分别记录。

（周倩倩　李　倩）

第二节　产科基础检查

一、早期妊娠的诊断

早期妊娠指 13 周末以前的妊娠。确诊早期妊娠主要依靠临床症状、体征和实验室检查。

（一）症状

1. 停经

健康育龄妇女月经周期正常，一旦月经过期，应首先想到妊娠。

2. 早孕反应

约于停经 6 周开始出现头晕、乏力、嗜睡、喜酸食、流涎、恶心、晨起呕吐，至停经 12 周多能自行消失。

3. 乳房胀痛

多发生在妊娠 8 周以后，初孕妇明显。

4. 尿频

妊娠 10 周起，增大的前位子宫压迫膀胱所致。妊娠 12 周以后，子宫进入腹腔，尿频症状自行消失。

（二）体征

（1）乳头及乳晕着色，乳晕周围出现深褐色的蒙氏结节。

（2）外阴色素沉着，阴道黏膜及宫颈充血，呈紫蓝色且变软。

（3）双合诊触及子宫峡部极软，宫颈与宫体似不相连，即黑加征（Hegar sign）。

（4）双合诊触及子宫体增大变软，开始前后径变宽略饱满，于妊娠 5～6 周子宫体呈球形，至妊娠 8 周时子宫体约为非妊娠时的 2 倍。

（三）实验室检查

1. 超声检查

（1）B 超：于妊娠 5 周在增大子宫轮廓中见到圆形光环（妊娠环），其中间为液性暗区（羊水），环内见有节律的胎心搏动，可确诊为早期妊娠、活胎。

（2）多普勒超声：在子宫区听到有节律、单一高调的胎心音，每分钟 150～160 次，可确诊为早期妊娠、活胎。

2. 妊娠试验

检测受检者尿液中绒毛膜促性腺激素值，采用免疫学方法，近年国内最常应用的是早孕（停经42天以内的妊娠）诊断试验法。

（1）方法：取受检者尿液置于尿杯中，将试纸标有MAX的一端浸入尿液中，注意尿液面不得超过MAX线。一天内任何时间均可测试，但以晨尿最佳。经1~5分钟即可观察结果，10分钟后的结果无效。

（2）结果判定：在白色显示区上端仅出现一条红色线，为阴性结果，未妊娠。在白色显示区上端出现两条红色线，为阳性结果，妊娠。若试纸条上端无红线，表示试纸失效或测试方法失败。上端为对照测试线，下端为诊断反应线，试纸反应线因标本中所含hCG浓度多少可呈现出颜色深浅变化。

（3）协助诊断：早期妊娠的准确率高达98%。

3. 宫颈黏液检查

早期妊娠时，宫颈黏液量少，质稠，涂片干燥后光镜下见排列成行的椭圆体。

4. 黄体酮试验

利用孕激素在体内突然消退能引起子宫出血的原理，肌内注射黄体酮注射液20 mg连续3天，停药后7天内未出现阴道流血，早期妊娠的可能性大。

5. 基础体温测定

双相型体温的妇女，停经后高温相超过18天不下降，早期妊娠的可能性很大。必须指出，若妇女就诊时停经天数尚少，症状、体征及实验室检查结果还不能确诊为早期妊娠时，应嘱1周后复查。

（四）鉴别诊断

容易和早期宫内妊娠相混淆的疾病主要有以下几种。

1. 子宫肌瘤

正常妊娠和典型子宫肌瘤不难鉴别。但受精卵着床位置偏于一侧，则该侧子宫角部明显突出，使子宫表面不平及形状不对称，双合诊有可能将早期妊娠的子宫误诊为子宫肌瘤，特别是肌瘤囊性变的病例。借助B超和尿妊娠试验易鉴别。

2. 卵巢囊肿

有些早期妊娠的妇女，早孕反应不明显，双合诊因黑加征误将子宫颈部当作整个子宫，将子宫体误诊为卵巢囊肿。有些患者出现停经且伴有盆腔肿块时，易误诊为早期妊娠子宫，若仔细行双合诊，可发现卵巢囊肿多偏向一侧，活动范围较大，甚至可在一侧下腹部触及。

3. 假孕

假孕系因盼子心切所致的幻想妊娠。在精神因素影响下，出现停经、早孕样反应，若仅依据主诉及症状描述极易误诊。双合诊检查子宫正常大，不软，尿妊娠试验阴性，可以排除妊娠。

二、中、晚期妊娠的诊断

中期妊娠指第14~27周末的妊娠。晚期妊娠是指第28周及其后的妊娠。妊娠中期以后，子宫明显增大，摸到胎体，感到胎动，听到胎心，容易确诊。

（一）诊断依据：

（1）有早期妊娠的经过，并逐渐感到腹部增大和自觉胎动。

（2）子宫增大，手测宫底高度，尺测耻上子宫长度，判断与妊娠周数是否相符（表 2-1）。

表 2-1　不同妊娠周数的宫底高度及子宫长度

妊娠周数	手测宫底高度	尺测子宫长度（cm）
12 周末	耻骨联合上 2~3 横指	—
16 周末	脐耻之间	—
20 周末	脐下 1 横指	18
24 周末	脐上 1 横指	24
28 周末	脐上 3 横指	26
32 周末	脐与剑突之间	29
36 周末	剑突下 2 横指	32
40 周末	脐与剑突之间或略高	33

（3）胎动指胎儿在子宫内的活动，是胎儿情况良好的表现。孕妇多数于妊娠 18~20 周开始自觉胎动，胎动每小时 3~5 次，妊娠周数越多，胎动越活跃，但至妊娠末期胎动逐渐减少，有时在腹部检查时能看到或触到胎动。

（4）胎心音于妊娠 18~20 周用听诊器经孕妇腹壁能够听到。胎心音呈双音，速度较快，每分钟 110~160 次，需与其他音响相鉴别：①子宫杂音、腹主动脉音、胎盘杂音均与孕妇脉搏数相一致；②脐带杂音与胎心率一致的吹风样低音响；③胎动音及肠鸣音呈杂乱无章音响。听到胎心音可确诊妊娠且为活胎。

（5）胎体在妊娠 20 周后经腹壁能够触清，胎头、胎背、胎臀和胎儿肢体在妊娠 24 周后能够区分清楚。胎头圆而硬且有浮球感；胎背宽而平坦；胎臀宽而软，形状略不规则；胎儿肢体小且有不规则活动。

（二）实验室检查

最常用的是 B 超，能对腹部检查不能确定的胎儿数目、胎位、有无胎心搏动以及胎盘位置产生作用，也能测量胎头双顶径、股骨长度等多条径线，并可观察胎儿有无体表畸形。超声多普勒法则能探出胎心音、胎动音、脐血流音及胎盘血流音。

三、产前检查

（一）定期产前检查的意义

进行定期产前检查（包括全身检查和产科检查）的意义，在于能够全面、系统地了解和掌握孕妇及胎儿在妊娠期间的动态变化，是贯彻预防为主、保障孕妇和胎儿健康、做到安全分娩的必要措施。

（1）产前检查能全面了解孕妇在妊娠期间的健康状况，及早发现妊娠并发症，如妊娠高血压综合征、妊娠并发心脏病等，并予以合理的治疗。

（2）产前检查通过多种途径，能较全面地了解胎儿在母体子宫内的安危和胎儿的成熟程度，提供正确处理的依据，对降低围生儿死亡率和早期发现遗传性疾病、先天缺陷等，均有重要作用。

（3）产前检查能系统地掌握妊娠过程，早期发现妊娠的异常变化（如异常胎位等），及时予以纠正，并能及早决定分娩方式。

（4）产前检查能对孕妇进行必要的孕期卫生指导，使孕妇对妊娠、分娩有正确的认识，消除不必要的疑虑。

（二）产前检查的时间

产前检查应从确诊为早期妊娠时开始，应在妊娠 12 周前进行一次全面检查，填写在孕产妇保健手册（卡）上，经检查未发现异常者，应于妊娠 20 周起进行产前系列检查，于妊娠 20 周、24 周、28 周、32 周、36 周、37 周、38 周、39 周、40 周共做产前检查 9 次，若为高危孕妇，应酌情增加产前检查次数。

（三）产前检查时的病史询问

1. 年龄

年龄过大，特别是 35 岁以上的初孕妇，因在妊娠期和分娩期较易发生妊娠高血压综合征、胎儿畸形、产力异常等并发症。年龄过小易发生难产。

2. 职业

接触有毒物质的孕妇，应定期检测血常规及肝功能。从事体力劳动、精神高度紧张工作（如建筑高空作业、汽车司机等）及高温作业的孕妇，应在妊娠晚期调换工作。

3. 月经史及孕产史

问清末次月经第一天，计算出预产期，问清胎产次，既往孕产情况，有无流产、早产、死胎、死产、胎儿畸形、妊娠并发症、手术产、产前出血、产后出血、胎盘滞留、产褥感染等病史。问清末次分娩或流产的日期、处理经过及新生儿情况。

4. 本次妊娠过程

妊娠期间有无病毒感染及用药史，有无阴道流血、头晕、头痛、眼花、心悸、气短、下肢水肿等症状。

5. 既往史

着重询问有无高血压、心脏病、结核病、血液病、肝肾疾病等。询问接受过何种手术。

6. 家族史及丈夫健康状况

询问家族及丈夫有无高血压、结核病、双胎妊娠、糖尿病及遗传性疾病等。

（四）产前检查时的全身检查

注意孕妇的发育、营养及精神状态，心肺情况，肝、脾、甲状腺有无肿大，双肾区有无叩击痛。化验应查血常规、血小板计数、血型、乙型肝炎病毒的两对半检查、尿常规。1 年内未做胸部 X 线检查者，在妊娠 20 周以后必要时可进行胸部 X 线检查。

1. 身高与步态

身高小于 140 cm 者注意有无骨盆狭窄。步态异常者注意脊柱、骨盆及下肢有无畸形。

2. 体重

每次产前检查时均应测体重。从妊娠 5 个月起体重增加较快，但每周体重平均增加不应超过 0.5 kg，体重增加过快者常有水肿或隐性水肿。

3. 血压

每次产前检查时均应测血压。血压不应超过 18.7/12 kPa（140/90 mmHg），或不超过基础血压 4/2 kPa（30/15 mmHg），超过者应视为病态。在妊娠中期应行妊娠高血压综合征预测方法的血压检查（如平均动脉压、翻身试验）。

4. 水肿

每次产前检查时，均应检查孕妇体表有无水肿。

5. 乳房

检查乳房发育情况，有无肿块及慢性病变。注意乳头大小，有无内陷。若有乳头内陷，应在妊娠期间予以纠正。

（五）推算预产期的方法

卵子受精是妊娠的开始。鉴于确切的受精日期无法获得，又知妊娠后不再来月经，故通常均以末次月经第一天作为妊娠开始来计算。妊娠全过程实为 266 天，应加 14 天相当于 9 个月零 7 天。为了能预先计算出分娩的可能日期，每名孕妇均应确切知道自己的预产期。

1. 一般方法

推算预产期的方法为月份减 3（末次月经第一天的月份在 4 月及以后者）或加 9（末次月经第一天的月份在 4 月以前者），若超过 12 月需增加 1 年。天数加 7，天数超过该月份的天数需进位 1 个月。

2. 其他方法

若孕妇已记不清末次月经第一天的日期，或于哺乳期无月经来潮而受孕者，可根据早孕反应出现的日期或胎动开始出现的日期估计。

（1）根据早孕反应出现的日期估计预产期：早孕反应多数出现在停经 6 周左右，预产期该在早孕反应开始出现日期再加上 34 周 [34×7=238（天）]。例如，孕妇只知早孕反应开始出现日期为 2018 年 4 月 8 日，估算，4 月余 22 天，5 月 31 天，6 月 30 天，7 月及 8 月均 31 天，9 月 30 天，10 月 31 天，11 月 30 天，12 月加 2 天共 238 天，故估计预产期为 2018 年 12 月 2 日。

（2）根据胎动开始出现的日期估计预产期：初孕妇胎动开始出现在停经 20 周（经产妇则以 18 周居多）时，预产期该在胎动开始出现日期再加上 20 周 [20×7=140（天）]。例如，孕妇只知胎动开始出现日期为 2018 年 4 月 8 日。估算，4 月余 22 天，5 月 31 天，6 月 30 天，7 月 31 天，8 月加 26 天共 140 天，故估计预产期为 2018 年 8 月 26 日。

必须指出，上述推算或估计预产期的方法均属概算，与实际分娩日期可能有 1～2 周的出入。

（六）胎儿大小的估计

正确估计胎儿大小，对判断胎儿是否成熟以及提高新生儿存活率具有重要意义。

1. 以子宫增大程度估计胎儿大小

单胎、羊水量正常的胎儿大小，与子宫增大程度通常是一致的，故可以利用子宫增大程度是否与妊娠周数相符来估计胎儿大小。

（1）手测宫底高度的方法：宫底高度是指以子宫底部与耻骨联合、脐或剑突的距离估计妊娠周数，借以判断胎儿大小，参见表 2-1。

（2）尺测耻上子宫长度的方法：以软尺测量耻骨联合上缘至子宫底的弯曲长度估计妊娠周数，借以判断胎儿大小，见表2-1。也可用公式计算，子宫长度＝妊娠周数×5/6。

2. 外测量法估计胎儿大小

此法较上法更准确，主要是测量胎儿坐高径。坐高径是指屈曲姿势的胎儿头顶至臀部尖端的距离。足月胎儿的坐高径为24～25 cm，约为胎儿身长的一半。以特殊的骨盆计一端伸入孕妇阴道内达先露部胎头顶端，另一端置于腹壁上子宫底顶点。将实测数值加倍后，再减去腹壁软组织厚度2 cm即为胎儿身长。胎儿身长除以5即为妊娠月份。其公式为：

$$胎儿身长＝胎儿坐高径（cm）×2$$
$$妊娠月份＝胎儿身长÷5$$

例如：测得胎儿坐高径值为20 cm，乘以2为40，减去2为38，再除以5为76个月，此胎儿约为妊娠30周。

3. B超测量胎头双顶径值估计胎儿大小

此法是近年最常用的方法，其优点是简便、安全、准确度高。胎头各径线的增长与胎儿体重的增加是一致的，其中以胎头双顶径更有价值。已知胎头双顶径（BPD）值大于8.5 cm，约90%的胎儿体重大于2 500 g，大于8.7 cm时约有98%的胎儿体重大于2 500 g，故通常以BPD值8.7 cm作为胎儿成熟的标准。此法还能够连续测量，于妊娠28周以后，每周BPD值约增加2 mm，若增加数值小于1.7 mm则可判断为低体重儿。B超测得BPD值后，按下列公式计算出胎儿体重的近似值。

Thompson公式：

$$BPD值（cm）×1\ 060－6\ 675（误差±480\ g）$$

Hellman公式：

$$BPD值（cm）×722.2－3\ 973（误差±382\ g）$$

Kohom公式：

$$BPD值（cm）×623－2\ 569（误差±382\ g）$$

Sabbagha公式：

$$BPD值（cm）×933.1－5\ 497.8（误差±404\ g）$$

中泽忠明公式：

$$BPD值（cm）×838.3－4\ 411（误差±654\ g）$$

简便计算公式Ⅰ：

$$BPD值（cm）×900－5\ 200$$

简便计算公式Ⅱ：

$$BPD值（cm）×370$$

值得注意的是，上述各法均有误差。随着孕周的增加，绘制出BPD值增长曲线，若能和子宫长度曲线、母体体重曲线相对照，更能较准确地推测出胎儿大小。

（七）四步触诊法

产科检查通过四步触诊法，能够检查子宫大小、胎产式、胎先露、胎方位，以及先露部是否衔接。在做前3步手法时，检查者应面向孕妇头侧；在做第4步手法时，检查者应面向孕妇足端。

第1步手法：检查者双手置于子宫底部，向下稍加按压，了解子宫外形并摸清子宫底高度，估计胎儿大小与妊娠周数是否相符。然后用双手指腹触摸，判断子宫底部的胎儿部分是胎头还是胎臀。若为胎头，则圆而硬，容易推动且有浮球感（用手指经腹壁或经阴道轻轻触动胎儿某部分，得到胎儿漂动又回弹的感觉），仔细触摸有时能触到胎头与胎背之间有一沟状区域，推动胎头时胎背不动。若为胎臀则较宽且软，形状略不规则，活动度不大，推动胎臀时胎身也随之而动。若为肩先露，子宫底高度较妊娠月份低，宫底处空虚，摸不到胎头或胎臀。

第2步手法：检查者两手分别放于腹部两侧。一手固定，另一手轻轻向对侧深按。两手交替操作，仔细分辨胎背和胎儿肢体的位置。若触及平坦饱满部分为胎背，并需确定胎背方向——向前、侧方或向后；若触及高低不平、可变形部分则为胎儿肢体，有时可以感觉到胎儿肢体在活动。

第3步手法：检查者右手拇指与其余四指分开，放在耻骨联合上方握住先露部，再次复核是胎头或胎臀，并左右推动判断是否衔接。根据胎头与胎臀形态不同加以区别。若胎先露部未入盆可被推动，若已衔接则不能被推动。

第4步手法：检查者的两手分别放在先露部的两侧，沿着骨盆入口方向向下深插，核对先露部入盆程度。完全入盆时，若胎先露为胎头，在两手下插过程中，一手可顺利进入骨盆入口，另一手被胎头隆起部阻挡不能继续深插，该部位称为胎头隆突。若与胎儿肢体同侧有阻挡，为胎头处于俯屈位置的枕先露，胎头隆突为额骨。若与胎背同侧有阻挡，为胎头处于仰伸位置的面先露，胎头隆突为枕骨。

通过产科检查四步触诊法对胎先露部是胎头还是胎臀难以确定时，可以行直肠指检、B超协助诊断。

（八）骨盆外测量

骨盆大小及形状是决定胎儿能否经阴道分娩的重要因素之一，故骨盆测量是产前检查不可缺少的项目。骨盆外测量虽不能直接测量出骨盆内径，但可以从骨盆外测量各径线的比例中，间接判断骨盆大小及形态，由于操作简便，临床至今仍广泛利用，使用骨盆测量器测量以下6个径线和耻骨弓角度。

1. 髂棘间径

测量两髂前上棘外缘的距离，正常值为 23～26 cm。

2. 髂嵴间径

测量两髂嵴最宽外缘的距离，正常值为 25～28 cm。以上两径线能间接推测骨盆入口横径长度。

3. 粗隆间径

测量两股骨粗隆外缘的距离，正常值为 28～31 cm。此径线能间接推测中骨盆横径长度。测量上述3条径线时，孕妇均取伸腿仰卧位。

4. 骶耻外径

孕妇取左侧卧位，右腿伸直，左腿屈曲。测量第5腰椎棘突下至耻骨联合上缘中点的距离，正常值为 18～20 cm。第5腰椎棘突下相当于米氏菱形窝的上角，此径线能间接推测骨盆入口前后径长度，是骨盆外测量中最重要的径线。骶耻外径值与骨质厚薄相关，此值减去1/2尺桡周径（围绕右侧尺骨茎突及桡骨茎突测得的前臂下端周径）值，即相当于骨盆入口前后径值。

5. 坐骨结节间径

取仰卧位，两腿弯曲，双手抱双膝。测量两坐骨结节内侧缘的距离，正常值为 8.5 ~ 9.5 cm。也可用检查者拳头测量，若其间能容纳成人手拳，则大于 8.5 cm 即属正常。此径线直接测得骨盆出口横径长度。若此径值小于 8.5 cm，应测量出口后矢状径。

6. 出口后矢状径

检查者将戴指套的右手示指伸入孕妇肛门后，指腹向骶骨方向，拇指置于孕妇体表骶尾部，两指共同找到骶骨尖端，尺放于坐骨结节径线上，汤姆斯出口测量器一端放于坐骨结节间径的中点，一端放在骶骨尖端处，看测量器刻度数字即是出口后矢状径长度，正常值为 8 ~ 9 cm。出口后矢状径不小，能弥补坐骨结节间径稍小。只要出口后矢状径与坐骨结节间径之和大于 15 cm 时，表示骨盆出口无明显狭窄。

7. 耻骨弓角度

用两手拇指指尖斜着对拢，放于耻骨联合下缘，左右两拇指平放在耻骨降支上。测量两拇指间的角度即耻骨弓角度，正常值为 90°，小于 80° 为不正常。此角度能反映骨盆出口横径宽度。

（九）骨盆内测量

骨盆内测量能较准确地经阴道测知骨盆大小，对估计骨盆类型较骨盆外测量更有价值，适用于骨盆外测量有狭窄者或临床怀疑有头盆不称者。测量时孕妇取截石仰卧位，外阴部消毒，检查者戴消毒手套，涂润滑油，动作要轻柔，主要测量的径线如下。

1. 对角径

对角径是骶岬上缘中点至耻骨联合下缘中点的距离，正常值为 12.5 ~ 13.0 cm。此值减去 1.5 ~ 2.0 cm 即为骨盆入口前后径长度（又称真结合径）。测量方法：检查者一手示、中指伸入阴道，用中指尖触骶岬上缘中点，示指上缘紧贴耻骨联合下缘，另手示指正确标记此接触点，抽出阴道内的手指，测量中指尖至此接触点的距离即为对角径。若测量时阴道内的中指尖触不到骶岬上缘，表明对角径大于 12.5 cm。

2. 坐骨棘间径

坐骨棘间径是两坐骨棘间的距离，正常值为 10 cm 左右。测量方法：以一手示、中指放入阴道内，分别触及两侧坐骨棘，估计其间的距离。准确的方法是用中骨盆测量器。伸入阴道内的左手示、中指稍压阴道后壁，右手将测量器合拢放入，在阴道内手指的引导下张开测量器，将两端分别固定在坐骨棘上，读出的厘米数即坐骨棘间径长度。

3. 坐骨切迹宽度

坐骨切迹宽度是坐骨棘与骶骨下部间的距离，即骶棘韧带长度，代表中骨盆后矢状径。将阴道内示、中指并排放于骶棘韧带上，若能容纳 3 横指（5.0 ~ 5.5 cm）为正常，若小于 2 横指提示中骨盆狭窄。

（周倩倩　李　倩）

第三章

妇科炎症

女性生殖系统炎症包括下生殖道的外阴、阴道、宫颈及盆腔内的子宫、输卵管、卵巢、盆腔腹膜、子宫旁结缔组织所发生的炎症。根据炎症所在部位的不同而表现出不同的症状，其主要临床表现为外阴瘙痒、疼痛，甚至溃烂，以及阴道分泌物增多、宫颈充血、下腹部及腰骶部疼痛等症状。急性盆腔炎还可引起弥漫性腹膜炎、败血症、感染性休克，严重者可危及生命。

第一节　外阴及阴道炎症

外阴及阴道炎症是妇科最常见疾病，女性一生中各时期均可发病。外阴阴道毗邻于尿道、肛门，局部潮湿，易受尿液、粪便污染；生育年龄妇女性生活较频繁，同时外阴阴道为分娩、宫颈及宫腔操作的必经之路，易受损伤及外界致病菌感染；幼女及绝经后妇女雌激素水平低下，阴道上皮菲薄，局部抵抗力低，易受感染。

健康女性生殖道的解剖特点、生理生化特点以及局部免疫系统，使阴道对病原体的入侵有自然防御功能。研究认为，阴道微生态体系与女性生殖系统正常生理功能的维持、和各种炎症的发生、发展，以及治疗转归均直接相关。生理情况下，阴道微生态系统处于生态平衡状态，当阴道的自然防御功能遭到破坏或机体免疫力下降时，阴道微生态平衡破坏，则病原体易于侵入，导致阴道炎症。

外阴及阴道炎临床上以白带的性状发生改变以及外阴瘙痒为主要临床特点，性交痛也较常见，感染累及尿道时，可有尿痛、尿急、尿频等症状。临床上分为单纯性外阴炎、毛囊炎、外阴脓疱病、外阴疖病、蜂窝织炎及汗腺炎等。

一、单纯性外阴炎

（一）病因

单纯性外阴炎也称非特异性外阴炎。一般指物理、化学等刺激因素引起。当宫颈或阴道炎症时，阴道分泌物流出刺激外阴可致外阴炎；经常受到经血、阴道分泌物、尿液、粪便刺激，如不注意保持外阴皮肤清洁容易引起外阴炎，其次糖尿病患者尿糖刺激、粪瘘患者粪便刺激，以及尿瘘患者尿液长期浸渍，也易导致外阴炎。此外，不透气的尼龙内裤、经期使用卫生巾导致局部透气性差，局部潮湿，均可引起。

（二）临床表现

炎症多发生在小阴唇内、外侧或大阴唇甚至整个外阴部。急性期主要表现外阴皮肤黏膜瘙痒、疼痛、烧灼感，在活动、性交、排尿、排便时加重。妇科检查可见外阴充血、肿胀、糜烂，常见抓痕，严重者可形成溃疡或湿疹。慢性炎症可使皮肤增厚、粗糙、皲裂，甚至苔藓样变。

（三）治疗

治疗原则：保持外阴局部清洁、干燥；局部可使用抗生素；重视消除病因。

（1）急性期避免性交，停用引起外阴皮肤刺激的药物，保持外阴清洁、干燥。

（2）局部治疗：可应用0.1%聚维酮碘液或1∶5 000高锰酸钾溶液坐浴，每天2次，每次15~30分钟。坐浴后局部涂抗生素软膏或紫草油。也可选用中药水煎熏洗外阴部，每天1~2次。

（3）病因治疗：积极治疗宫颈炎、阴道炎；如发现糖尿病、尿瘘、粪瘘，应及时治疗。

二、外阴毛囊炎

（一）病因

外阴毛囊炎为细菌侵犯毛囊及其所属皮脂腺引起的急性化脓性感染。常见致病菌为金黄色葡萄球菌、表皮葡萄球菌及白色葡萄球菌。搔抓、摩擦、高温、潮湿多汗为本病发生的诱因，手术前备皮损伤也可并发毛囊炎。

（二）临床表现

外阴皮肤毛囊口周围红肿、疼痛，毛囊口可见白色脓头，中央有毛发通过。脓头逐渐增大呈锥状脓疱，相邻的多个小脓疱融合成大脓疱，严重者伴外阴充血、水肿及明显疼痛。数天后结节中央组织坏死变软，出现黄色小脓栓，再过数天脓栓脱落，脓液排出，炎症逐渐消退，但常反复发作，可变成疖病。

（三）治疗

（1）保持外阴清洁、干燥，勤换内裤，勤洗外阴。

（2）局部治疗：病变早期可做局部热敷，也可用0.1%聚维酮碘液或1∶5 000高锰酸钾溶液坐浴。已有脓包形成者，可消毒后针刺挑破，脓液流出，局部涂上金霉素等抗生素软膏。

（3）全身治疗：病变较广泛时，可口服头孢类或大环内酯类抗生素。

三、外阴疖病

外阴疖病系外阴皮肤毛囊及皮脂腺周围的急性多发性脓肿，可反复发作。

（一）病因

主要由金黄色葡萄球菌，其次由白色葡萄球菌感染引起。潮湿多汗、外阴皮肤摩擦受损后容易发生。此外，贫血、糖尿病、慢性肾炎、长期应用糖皮质激素及免疫抑制剂、营养不良等患者易患本病。

（二）临床表现

多发生在大阴唇的外侧面。开始时毛囊口周围皮肤轻度充血肿痛、红点，逐渐形成增高于周围皮肤的紫红色硬结，皮肤表面紧张，有压痛，硬结边缘不清楚，常伴腹股沟淋巴结肿大，以后疖肿中央变软，表面皮肤变薄，并有波动感，继而中央顶端出现黄白色点，不久溃破，脓液排出后疼痛减轻，红肿消失，逐渐愈合。多发性外阴疖病可引起患处疼痛剧烈而影响日常生活。

（三）治疗

（1）保持外阴清洁、干燥，勤换内裤，勤洗外阴。

（2）局部治疗：早期可用 0.1% 聚维酮碘液或 1 : 5 000 高锰酸钾溶液坐浴后局部涂上抗生素软膏，以促使炎症消散或局限化；也可红外线照射、50% 酒精湿敷减轻疼痛，促进炎症消散，促使疖肿软化。

（3）全身治疗：病变严重或有全身症状者应口服或肌内注射抗生素，必要时根据脓液培养及药敏选择药物。

（4）手术治疗：当疖肿变软，有波动感，已形成脓肿时应立即切开引流并局部换药，切口适当大以便于脓液及坏死组织能流出，切忌挤压以免引起血行扩散。

四、外阴急性蜂窝织炎

（一）病因

外阴急性蜂窝织炎为外阴皮下、筋膜下、肌间隙或深部蜂窝组织的一种急性弥漫性炎症。致病菌以 A 族 B 型溶血性链球菌为主，其次为金黄色葡萄球菌及厌氧菌。炎症多由于皮肤或软组织损伤，细菌入侵引起。少数也可由血行感染引起。

（二）临床表现

发病较急剧，常有畏寒、发热、头痛等前驱症状。急性外阴蜂窝织炎特点是病变不易局限化，迅速扩散，与正常组织无明显界限。浅表的急性蜂窝织炎局部明显红肿、剧痛，并向四周扩大形成红斑，病变有时可出现水疱甚至坏疽。深部的蜂窝织炎局部红肿不明显，只有局部水肿和深部压痛，疼痛较轻，但病情较严重，有高热、寒战、头痛、全身乏力、白细胞计数升高、双侧腹股沟淋巴结肿大、压痛。

（三）治疗

1. 全身治疗

早期采用头孢类或青霉素类抗生素口服或静脉滴注，体温降至正常后仍需持续用药 2 周左右。如有过敏史者可使用红霉素类抗生素。

2. 局部治疗

可采用热敷或中药外敷，如不能控制应做广泛多处切开引流，切除坏死组织，伤口用 3% 过氧化氢溶液冲洗和湿敷。

五、前庭大腺炎

前庭大腺炎又称巴氏腺炎，是由多种细菌感染所致的前庭大腺炎症，生育年龄妇女多见。前庭大腺位于两侧大阴唇下 1/3 深部，其直径多为 0.5～1.0 cm，它们的腺管长为 1.5～2.0 cm，腺体开口位于小阴唇内侧近处女膜处。由于解剖位置的特殊性，在性交、分娩等情况下，病原体易侵入引起前庭大腺炎。

（一）病因

主要致病菌有葡萄球菌、大肠埃希菌、链球菌、肠球菌、淋球菌及厌氧菌等，近年来，随着性传播疾病发病率增加，淋球菌、沙眼衣原体所致前庭大腺炎有明显增高趋势。常为混合感染。

（二）临床表现

前庭大腺炎可分为 3 种类型：前庭大腺导管炎、前庭大腺脓肿和前庭大腺囊肿。炎症多为一侧。

1. 前庭大腺导管炎

初期感染阶段多为导管炎，表现为局部红肿、疼痛及性交痛、行走不便，检查可见患侧前庭大腺开口处呈白色小点，有明显触痛。

2. 前庭大腺脓肿

导管开口闭塞，脓性分泌物不能排出，细菌在腺体内大量繁殖，积聚于导管及腺体中，逐渐扩大形成前庭大腺脓肿。患侧外阴部肿胀，疼痛剧烈，偶伴有尿痛，行走困难。妇科检查患侧外阴红肿热痛，可扪及肿块；当形成脓肿，肿块有波动感，触痛明显，多为单侧，直径为 3～6 cm，表面皮肤变薄，脓肿继续增大，可自行破溃，症状随之减轻；若破口小，脓液引流不畅，症状可反复发作。部分患者伴随发热等全身症状，白细胞计数增高，患侧腹股沟淋巴结肿大等。

3. 前庭大腺囊肿

炎症急性期后，脓液被吸收，腺内液体被黏液代替，成为前庭大腺囊肿，治疗不彻底，可反复多次发作。分娩过程中，会阴侧切将前庭大腺腺管切断，腺内液体无法排出，长期积累也可引起前庭大腺囊肿。初始囊性肿物小，多无症状，肿物增大导致外阴患侧肿大。妇检外阴患侧肿大，可扪及囊性肿物，与皮肤粘连，患侧小阴唇展平，阴道口挤向健侧，囊肿较大时有局部肿胀感及性交不适，合并细菌感染时易引起前庭大腺脓肿。

（三）诊断

大阴唇下 1/3 部位发生红、肿、硬结，触痛明显，行走不便，应考虑前庭大腺炎。一般为单侧，与外阴皮肤有粘连或无粘连，可自其开口部挤压出的分泌物作病原微生物检查及抗生素的敏感试验。根据肿块的部位、外形、有无急性炎症等特点，一般都可确诊。必要时可以穿刺进行诊断，脓肿抽出来的是脓液，而囊肿抽出来的是浆液。

（四）治疗

（1）前庭大腺炎早期，可以使用全身性抗生素治疗。因为近年淋球菌所致的前庭大腺炎有增加的趋势，所以在用药前最好挤压尿道口，或者取宫颈管分泌物做细菌培养及药敏试验。在获得培养结果之前，可选择广谱抗生素。此外，使用局部热敷或理疗，促使炎症消退。同时应保持外阴局部清洁卫生。

一旦形成脓肿，应切开引流。手术时机以波动感明显为宜。一般在大阴唇内侧下方切开，切口不要过小，以便脓液全部排出，脓液排出后，可以采用 0.1% 聚维酮碘液或

1 ：5 000 高锰酸钾溶液坐浴。

（2）前庭大腺囊肿的治疗，行囊肿造口术方法简单、损伤小，切口选择在囊肿下方，使囊液全部流出，放置引流条以防造口粘连，同时予 0.1% 聚维酮碘液或 1 ：5 000 高锰酸钾溶液坐浴。

六、外阴溃疡

（一）病因

外阴溃疡常见于中、青年妇女，按其病程可分为急性外阴溃疡与慢性外阴溃疡两种。溃疡可单独存在，也可以使多个溃疡融合而成一大溃疡。外阴溃疡多为外阴炎症引起，如非特异性外阴炎、单纯疱疹病毒感染、白塞病、外阴结核、梅毒性淋巴肉芽肿，约有 1/3 外阴癌在早期表现为溃疡。

（二）临床表现

外阴溃疡可见于外阴各个部位，以小阴唇和大阴唇内侧为多，其次为前庭黏膜及阴道口周围。

1. 急性外阴溃疡

（1）非特异性外阴炎：溃疡多发生于搔抓后，可伴有低热及乏力等症状，局部疼痛严重。溃疡表浅，数目较少，周围有明显炎症。

（2）疱疹病毒感染：起病急，接触单纯疱疹性病毒传染源后一般有 2~7 天的潜伏期后出现发热等不适，伴有腹股沟淋巴结肿大和疱疹。溃疡大小不等，底部灰黄，周围边际稍隆起，并高度充血及水肿。初起为多个疱疹，疱疹破溃后呈浅表的多发性溃疡，有剧痛，溃疡多累及小阴唇，尤其在其内侧面。溃疡常在 1~2 周内自然愈合，但易复发。

（3）白塞病：急性外阴溃疡常见于白塞病，因口腔、外阴及虹膜睫状体同时发生溃疡，故又称眼—口—生殖器综合征。其病因不明确，病变主要为小动静脉炎。溃疡可广泛发生于外阴各部位，而以小阴唇内外侧及阴道前庭为多。起病急，常反复发作。临床上分为 3 型，可单独存在或混合发生，以坏疽型最严重。

1）坏疽型：多先有全身症状，如发热、乏力等。病变部位红肿明显，溃疡边缘不整齐，局部疼痛重。溃疡表面附有多量脓液，或污黄至灰黑色的坏死伪膜，除去后可见基底不平。病变发展迅速，可形成巨大蚕食性溃疡，造成小阴唇缺损，外表类似外阴癌，但边缘及基底柔软，无浸润。

2）下疳型：较常见。一般症状轻，病程缓慢。溃疡数目较多、较浅。溃疡周围红肿，边缘不整齐。常在数周内愈合，但常在旧病灶痊愈阶段，其附近又有新溃疡出现。

3）粟粒型：溃疡如针头至米粒大小，数目多，痊愈快。自觉症状轻微。

4）性病：如梅毒、软下疳及性病性淋巴肉芽肿均可引起外阴溃疡。

2. 慢性外阴溃疡

（1）外阴结核：罕见，偶继发于严重的肺、胃肠道、内生殖器官、腹膜或骨结核。好发于阴唇或前庭黏膜。病变发展缓慢。初起常为一局限性小结节，不久即溃破为边缘软薄而穿掘的浅溃疡。溃疡形状不规则，基底凹凸不平，覆以干酪样结构。病变无痛，但受尿液刺激或摩擦后可有剧痛。溃疡经久不愈，并可向周围扩展。

（2）外阴癌：外阴恶性肿瘤在早期可表现为丘疹、结节或小溃疡。病灶多位于大小阴唇、阴蒂和后联合等处，伴或不伴有外阴白色病变。癌性溃疡与结核性溃疡肉眼难以鉴别，需做活组织检查确诊。

对急性外阴溃疡的患者应注意检查全身皮肤、眼、口腔黏膜等处有无病变。诊断时要明确溃疡的大小、数目、形状、基底情况，有时溃疡表面覆以一些分泌物容易漏诊。故应细心认真查体，分泌物涂片培养，血清学检查或组织学病理有助于诊断。

（三）治疗

因病因往往不是很明确，故治疗上主要以对症治疗为主。

1. 全身治疗

注意休息及营养，补充大量维生素 B、维生素 C；也可口服中药治疗。有继发感染时应考虑应用抗生素。

2. 局部治疗

应用 0.1% 聚维酮碘液或 1∶5 000 高锰酸钾溶液坐浴。局部抗生素软膏涂抹。急性期可给以类固醇皮质激素局部应用缓解症状。注意保持外阴清洁干燥，减少摩擦。

3. 病因治疗

尽早明确病因，针对不同病因进行治疗。

七、外阴前庭炎综合征

外阴前庭炎综合征（VVS）好发于性生活活跃的妇女，多数既往有反复细菌或尖锐湿疣感染史。1987 年，Friedrich 将该综合征定义为：①触摸外阴前庭部，或将阴茎插入阴道，或将栓剂送入阴道时，患者即感严重疼痛；②压迫外阴前庭部时，局部有压痛；③前庭部呈现出不同程度的红斑。

其特征是患者主诉当阴道撑开时，发生插入疼痛、不适，触诊时局部有红斑，用棉签轻轻压迫处女膜环上的腺体开口或阴道后系带时有点状疼痛。性交时疼痛异常，甚至在性交后24 小时内都感到外阴部灼热疼痛，严重者根本不能有正常的性生活。一般病变 3 个月之内者属于急性，超过 3 个月者属于慢性。

（一）病因

VVS 的病因尚不清楚，可能为多因素的发病机制。

1. 继发于炎症的神经病变

普遍的理论是，VVS 是一种涉及异常疼痛感知的神经性紊乱，可能与阴道前庭神经纤维致敏作用和维持疼痛回路的建立相关。

2. 感染

生殖道感染史是 VVS 的一个危险因素。早期病因假设集中在流行病学对外阴阴道假丝酵母菌病和生殖器 HPV 感染。一项研究报道在 VVS 中，80% 有复发性念珠菌病史。有研究发现，VVS 风险与细菌性阴道病、念珠菌病史、盆腔炎、滴虫、和外阴发育不良相关。

3. 物理因素

盆底肌功能障碍可能是 VVS 一个因素。

4. 饮食

基于尿中草酸盐排泄引起的烧灼感和尿道口瘙痒，饮食可作为一个辅助因素。

5. 性心理功能障碍

多项研究已检测性心理因素有潜在致病作用。文献研究表明，VVS 妇女比健康妇女经历更大的心理困扰，性生活不满意。

（二）临床表现

严重性交疼痛，持续 1～24 小时，导致性交畏惧感。妇检外阴前庭部发红，压痛明显，疼痛可局限在前庭大腺或尿道旁腺开口处，多数累及整个前庭，甚至尿道口与阴蒂间也有压痛。

（三）治疗

干预措施包括缓解症状，生物反馈，公认的感染原因药物治疗，心理和支持疗法，手术切除受累的前庭组织。

1. 缓解症状

建议性交前 10～15 分钟，局部麻醉以缓解性交疼痛。

2. 生物反馈

生物反馈是一种很好的保守首选治疗方法。治疗包括借助家庭程序生物反馈辅助，使用便携式设备，盆底肌肉康复锻炼。

3. 抗真菌及抗感染

主要针对原发性疾病进行抗感染治疗或抗真菌治疗，特异性外阴炎如白念珠菌，应给予抗真菌药物治疗。

4. 支持和多模式治疗

VVS 综合治疗应该包括某些形式的支持治疗。最佳治疗必须解决性心理和生理方面的疾病。综合治疗包括物理治疗方案（生物反馈），疼痛管理以及心理支持，作为干预的主要形式。

5. 前庭切除术

依据前庭组织切除术后疗效的文献综述表明，手术是一种有效的治疗形式，60%～90% 患者症状得以缓解。当其他治疗方式失败时，受累及前庭部分切除可缓解症状，但慢性顽固性病例仍存在。对这种复杂性疾病，需要更多的研究来阐明病因机制和制定循证基础的有效治疗方式。

八、外阴接触性皮炎

（一）病因

外阴接触性皮炎为外阴皮肤或黏膜直接接触刺激物或致敏物引起的炎性反应，分为刺激性接触性皮炎和过敏性接触性皮炎。例如，接触了较强的酸碱类物消毒剂，阴道冲洗剂，以及一些染色衣物、劣质卫生巾或过敏性药物等，均可引发外阴部的炎症。

（二）临床表现

阴部接触一些刺激性物质后在接触部位感觉灼热感、疼痛、瘙痒，检查见局部出现皮肤潮红、皮疹、水疱，重者可发生坏死及溃疡，过敏性皮炎发生在接触过敏物质的部位。

（三）治疗

根据病史及临床表现诊断不难，须尽快除去病因，避免用劣质卫生巾及刺激性物质如肥皂，避免搔抓等。对过敏性皮炎症状严重者可口服开瑞坦、阿司咪唑或类固醇皮质激素，局部用生理盐水洗涤或用3%硼酸湿敷，其后擦炉甘石洗剂。如有继发感染可涂擦抗生素软膏如金霉素软膏或1%新霉素软膏等。

九、外阴结核

（一）病因

外阴结核病在临床上非常少见，占1%～2%的生殖器结核，多数经血行传播而得，极少由性接触感染而致。

（二）临床表现

外阴结核好发于阴唇或前庭黏膜。分为溃疡及增生两型。病变发展较为缓慢，初期常为局限性小结节，不久溃破成浅表溃疡，形状不规则，溃疡基底部被干酪样物质覆盖。病变可扩散至会阴、尿道及肛门，并使阴唇变形。外阴及阴道结核均不引起疼痛，但遭受摩擦或尿液刺激则可发生剧痛。增生型外阴结核者外阴肥厚、肿大，似外阴象皮病，患者常主诉性交疼痛、小便困难。

（三）诊断

在身体其他部位有结核者，外阴部又发现经久不愈的慢性溃疡，应怀疑外阴结核。除根据病史及溃疡的特征外，主要靠分泌物涂片找结核杆菌，动物接种或进行活组织检查。另外，PCR检测是皮肤结核诊断的有力工具，因为它快速、可靠、敏感性高。少数结核性外阴溃疡病例，身体其他部位并无结核病灶，则须与一般性外阴溃疡、梅毒性溃疡、软性下疳、疱疹、坏疽性脓皮病、结节病、性病性淋巴肉芽肿、黑热病、深部真菌、外阴癌等相鉴别。

（四）治疗

确诊后，应立即进行全身及局部抗结核治疗及支持疗法，以增强抵抗力。局部应保持干燥、清洁，并注意防止混合感染。

十、外阴阴道假丝酵母菌病

因假丝酵母菌性阴道炎症多合并外阴炎，现称为外阴阴道假丝酵母菌病（VVC）。据统计，约75%妇女一生中曾患过此病，其中40%～50%的妇女经历第2次，有一小部分女性（6%～9%）遭受反复发作。

（一）病因

假丝酵母菌有许多种，外阴阴道假丝酵母菌病中80%～90%病原体为白假丝酵母菌，10%～20%为光滑假丝酵母菌、近平滑假丝酵母菌、热带假丝酵母菌等，白假丝酵母菌为条件致病菌。白假丝酵母菌呈卵圆形，由芽生孢子及细胞发芽伸长形成假菌丝，假菌丝与孢子相连形成分支或链状。白假丝酵母菌由酵母相转为菌丝相，从而具有致病性。假丝酵母菌通常是一种腐败物寄生菌，可生活在正常人体的皮肤、黏膜、消化道或其他脏器中，经常在阴道中存在而无症状。白带增多的非妊娠妇女中，约有 30% 在阴道内有此菌寄生，当阴道糖原增加、酸度升高时，或在机体抵抗力降低的情况下，便可成为致病的原因，长期应用广谱抗生素和肾上腺皮质激素，可使假丝酵母菌感染率大为增加。因为上述两种药物可导致机体内菌群失调，改变了阴道内微生物之间的相互制约关系，抗感染的能力下降。此外，维生素缺乏（复合维生素 B）、严重的传染性疾病，和其他消耗性疾病均可成为假丝酵母菌繁殖的有利条件。妊娠期阴道上皮细胞糖原含量增加，阴道酸性增强，加之孕妇的肾糖阈降低，常有营养性糖尿，小便中糖含量升高而促进假丝酵母菌的生长繁殖。

（二）传染途径

10% ~ 20% 的健康妇女阴道中就携带有假丝酵母菌，并且生活中有些特殊情况下可以诱发阴道假丝酵母菌感染，所以假丝酵母菌是一种条件致病菌。但很多时候也能够从外界感染而来。

（三）临床分类

VVC 分为单纯性 VVC 和复杂性 VVC。单纯性 VVC 是指发生于正常非孕宿主、散发的、由白假丝酵母菌引起的轻度 VVC。复杂性 VVC 包括复发性 VVC（RVVC）、重度 VVC 和妊娠 VVC、非白假丝酵母菌所致的 VVC 或宿主为未控制的糖尿病、免疫功能低下者。RVVC 是指妇女患 VVC 经过治疗后临床症状和体征消失，真菌检查阴性后又出现症状，且经真菌学证实的 VVC 发作一年内有症状 4 次或以上。复发原因不明，可能与宿主具有不良因素如妊娠、糖尿病、大剂量抗生素应用、免疫抑制剂应用，治疗不彻底，性伴侣未治疗或直肠假丝酵母菌感染等有关。VVC 的临床表现按 VVC 评分标准划分为轻、中、重度。评分 ≥7 分为重度 VVC，<7 分为轻、中度 VVC，2012 年中华医学会妇产科分会感染协作组修订 VVC 评分标准见表。

（四）临床表现

最常见的症状是白带增多，外阴及阴道内有烧灼感，伴有严重的瘙痒，甚至影响工作和睡眠。部分患者可伴有尿频、尿急、尿痛及性交痛等症状。典型患者妇科检查时可见白带呈豆腐渣样或凝乳状，白色稠厚，略带异味，或白带夹有血丝，阴道黏膜充血、红肿，甚至溃疡形成。部分患者外阴因瘙痒或接触刺激出现抓痕、外阴呈地图样红斑。约 10% 患者携带有假丝酵母菌，而无自觉症状。

（五）诊断

典型病例诊断不困难，根据病史、诱发因素、症状、体征和实验室检查诊断较易。实验室取阴道分泌物涂片检查即可诊断。

1. 悬滴法

取阴道分泌物置于玻璃片上，加 1 滴生理盐水或 10% 氢氧化钾，显微镜下检查找到芽胞及真菌菌丝，阳性检出率 30% ~ 60%。如阴道分泌物 pH >4.5，见大量白细胞，多为混合感染。

2. 染色法

取阴道分泌物用革兰染色，阳性检出率达 80%。

3. 培养法

取分泌物接种于培养基上，查出真菌可确诊，阳性率更高，但不常规应用。部分患者有典型的临床表现，而显微镜检查阴性或反复复发，如阴道分泌物 pH < 4.5，未见大量白细胞、滴虫及线索细胞者，临床怀疑耐药菌株或非白假丝酵母菌感染时，采用培养法 + 药敏试验，可明显提高诊断准确性同时指导进一步敏感药物治疗。

（六）治疗

1. 去除诱因

仔细询问病史了解存在的诱因并及时消除，如停用广谱抗生素、雌激素、口服避孕药等。合并糖尿病者则同时积极予以治疗。禁穿紧身化纤内裤，使用棉质内裤，确诊患者的毛巾、内裤等衣物要隔离洗涤，使用开水热烫，以避免传播。真菌培养阳性但无症状者无须治疗。

2. 改变阴道酸碱度

真菌在 pH 5.5 ~ 6.5 环境下最适宜生长繁殖，因此可以改变阴道酸碱度形成不适宜其生长的环境。使用碱性溶液擦洗阴道或坐浴，不推荐阴道内冲洗。

3. 药物治疗

（1）咪唑类药物：常用药物如下。

1）克霉唑：又称三苯甲咪唑，抗菌作用对白念珠菌最敏感。普遍采用 500 mg 克霉唑的乳酸配方单剂量阴道给药，使用方便、疗效好，且孕妇也可使用。单纯性 VVC 患者首选阴道用药，推荐使用单剂量 500 mg 给药。另有克霉唑阴道栓 150 mg/d，7 天为 1 个疗程；200 mg/d，3 天为 1 个疗程。

2）咪康唑：又称双氯苯咪唑。阴道栓剂 200 mg/d，7 天为 1 个疗程；或 400 mg/d，3 天 1 个疗程治疗单纯性 VVC。1.2 g 阴道栓剂单次给药疗效与上述方案相近。还有霜剂可用于外阴、尿道口、男性生殖器涂抹，以减轻瘙痒症状及小便疼痛。

3）布康唑：阴道栓 5 g/d，3 天为 1 个疗程。体外抑菌试验表明对非白假丝酵母菌如光滑假丝酵母菌等，其抑菌作用比其他咪唑类强。

4）益康唑：抗菌谱广，对深部、浅部真菌均有效。阴道栓每天 50 mg，连续 15 天；或 150 mg/d，3 天为 1 个疗程。其治疗时患者阴道烧灼感较明显。

5）酮康唑：口服的广谱抗真菌药，200 mg 每天 1 次口服，5 天为 1 个疗程。疗效与克霉唑等阴道给药相近。

6）噻康唑：2% 阴道软膏单次给药，使用方便、不良反应小、疗效显著。

（2）三唑类药物：常用药物如下。

1）伊曲康唑：抗真菌谱广，餐后口服生物利用度最高，吸收快，口服后 3 ~ 4 小时血药浓度达峰值。单纯性 VVC 患者可 200 mg 每天 2 次治疗 1 天；或 200 mg 每天 1 次口服治疗 3 天，药物治疗浓度可持续 3 天。对于复发性外阴阴道假丝酵母菌病患者，主张伊曲康唑胶囊口服治疗。

2）氟康唑：是唯一获得 FDA 许可的治疗假丝酵母菌感染的口服药物。药物口服胶囊生物利用度高，在阴道组织、阴道分泌物中浓度可维持 3 天。对于单纯性 VVC，氟康唑 150 mg 单剂量口服可获得满意治疗效果。无明显肝毒性，但需注意肾功能。

3）特康唑：只限于局部应用治疗，0.4% 霜剂，5 g/d，阴道内给药 7 天；0.8% 霜剂，5 g/d，阴道内给药 3 天；栓剂 80 mg/d，阴道内给药 3 天。

（3）多烯类：制霉菌素 10 万 U/枚，每天阴道用药 1 枚，连续 14 天治疗单纯性 VVC。

药物疗程长、使用频繁，患者往往顺应性差。

4. 单纯性及重度 VVC

（1）单纯性 VVC：首选阴道用药，短期局部用药（单次用药和 1~3 天的治疗方案）可有效治疗单纯性 VVC。局部用药唑类药物比制霉菌素更有效，完成唑类药物治疗方案的患者中，80%~90% 的患者症状缓解且阴道分泌物真菌培养结果阴性。不推荐性伴侣接受治疗。

（2）重度 VVC：首选口服药物，症状严重者，局部应用低浓度糖皮质激素软膏或唑类霜剂。口服用药，伊曲康唑，200 mg，每天 2 次，共 2 天；氟康唑胶囊，150 mg，顿服，3 天后重复 1 次；阴道用药，在治疗单纯性 VVC 方案基础上，延长疗程（局部使用唑类药物 7~14 天）。

（七）随访

对 VVC 在治疗结束后 7~14 天和下次月经后进行随访，两次阴道分泌物真菌学检查阴性为治愈。对 RVVC 在治疗结束后 7~14 天、1 个月、3 个月、6 个月各随访 1 次。

（八）预防

对初次发生外阴阴道假丝酵母菌病者应彻底治疗；检查有无全身疾病如糖尿病等，及时发现并治疗；改善生活习惯如穿宽松、透气内裤，保持局部干燥及清洁；合理使用抗生素和激素类药物。可试使用含乳杆菌活菌的阴道栓调节阴道内菌群平衡。

（九）临床特殊情况的思考和建议

1. 复发性外阴阴道假丝酵母菌病（RVVC）治疗

治疗前需尽量消除所有的诱因或易发因素，患者性伴侣也应做生殖器真菌培养和做适当抗真菌治疗。RVVC 患者尽量做抗真菌培养和药物敏感试验，明确诊断并鉴别不常见菌属，尤其光滑假丝酵母菌。根据分泌物培养和药物敏感试验选择药物。

最佳治疗方案尚未确定。治疗原则包括强化治疗和巩固治疗。强化治疗可在口服或局部用药方案中任选一种，具体方案如下。

（1）口服用药：伊曲康唑，200 mg，每天 2 次，共 2~3 天；氟康唑胶囊，150 mg，顿服，3 天后重复 1 次。

（2）阴道用药：咪康唑栓 400 mg，每晚 1 次，共 6 天；咪康唑栓 200 mg，每晚 1 次，共 7~14 天；克霉唑栓 500 mg，3 天后重复 1 次；克霉唑栓 100 mg，每晚 1 次，共 7~14 天。

（3）巩固治疗：在强化治疗达到真菌学治愈后，给予巩固治疗半年。目前国内、外没有成熟的方案，可选择。

1）口服用药：氟康唑胶囊 150 mg，每周 1 次，共 6 个月（首选治疗方案）；伊曲康唑 100 mg，每天 2 次，共 1 周，每月 1 次，共 6 个月；酮康唑 100 mg/d，共 6 个月。

2）阴道用药：咪康唑栓 400 mg，每天 1 次，每月 3~6 天，共 6 个月；克霉唑栓 500 mg，每月 1 次，共 6 个月。

（4）唑类耐药的念珠菌属用药。

1）硼酸阴道栓剂/胶囊：每天 600 mg，每天 1 次，连用 14 天。

2）制霉菌素栓剂：10 万 U，每晚 1 次，塞入阴道，连用 14 天。

3）两性霉素 B 阴道膏或栓剂（5%～10%）：每晚 1 次，塞入阴道，连用 14 天。

4）氟胞嘧啶霜（17%）：阴道用药，每晚 1 次，连用 14 天。

5）联合两性霉素 B、氟胞嘧啶。

抗真菌巩固治疗可有效降低 RVVC 发生，但仍有 30%～50% 女性患者终止治疗后又复发。

2. 妊娠合并外阴阴道假丝酵母菌病治疗

妊娠是外阴阴道假丝酵母菌病的易发因素，妊娠时其雌激素升高，阴道上皮细胞糖原增加，阴道微环境改变，有利于假丝酵母菌生长，故妊娠期易发生 VVC，且临床表现重，治疗效果差，易复发。

目前临床治疗孕妇 VVC 的药物有克霉唑和制霉菌素霜或栓（B 类药物）、咪康唑栓和伊曲康唑及氟康唑（C 类药物）。早孕期以阴道用药为宜，应忌用口服抗真菌药物，禁用口服唑类药物，首选克霉唑 500 mg，单次阴道用药，治愈率在 80% 左右，也可每周用药 1 次，连续 2～3 次，延长治疗时间可提高临床疗效及治愈率。妊娠 4 个月后可使用咪康唑栓，但仍需医师指导下进行。性伴侣无须治疗。

（十）复发性外阴阴道假丝酵母菌病未来的研究领域

未来研究领域：RVVC 患者阴道和胃肠道的微生物；利用已知定植阴道的乳酸菌进行阴道益生菌科学探索；研究遗传多态性，鉴别 RVVC 遗传因素易感性和探索如何影响感染易感性；了解阴道的炎症反应，探索阴道上皮细胞炎症小体的获取；RWC 发病机制中生物膜的作用；开发更有效的抗真菌药物，尤其在药代动力学方面有更多优势，包括延长药物半衰期；白念珠菌获取唑类的耐药机制；进一步开发念珠菌疫苗。

十一、滴虫性阴道炎

滴虫性阴道炎是由阴道毛滴虫引起的性传播疾病之一，常与其他性传播疾病同时存在，女性发病率为 10%～25%。除了性交传播，经过公共卫生用具、浴室、衣物等可间接传染。

（一）病因

滴虫性阴道炎是由阴道毛滴虫引起的常见阴道炎。阴道毛滴虫适宜在温度 25～40 ℃、pH 5.2～6.6 的潮湿环境中生长，在 pH 5 以下或 pH 7.5 以上的环境中生长受抑制。滴虫生活史简单，只有滋养体而无包囊期，滋养体生命力较强，能在 3～5 ℃生活 21 天，在 46 ℃生存 20～60 分钟，在半干燥环境生存约 10 小时，在普通肥皂水中也能生存 45～120 分钟。月经前后阴道内 pH 发生变化，月经后接近中性，隐藏在腺体和阴道皱襞中的滴虫常得以繁殖而引起炎症发作。

（二）临床表现

25%～50% 患者感染初期无症状，称为带虫者。潜伏期为 4～28 天。当滴虫消耗阴道细胞内糖原、改变阴道酸碱度、破坏其防御机制，在月经前后易引起阴道炎症。

主要症状为阴道分泌物增多，多为稀薄、泡沫状，滴虫可无氧酵解碳水化合物，产生腐臭气味，故白带多有臭味，分泌物可为脓性或草绿色；可同时合并外阴瘙痒或疼痛、性交痛等。如合并尿路感染可有尿急、尿频、尿痛及血尿等症状。阴道检查可见阴道黏膜、宫颈阴道部明显充血，甚至宫颈有出血斑点，形成"草莓样"宫颈。阴道毛滴虫能吞噬精子，并阻碍乳酸生成，影响精子在阴道内存活而导致不孕。

（三）诊断

根据病史、临床表现及分泌物观察可作出临床诊断。取阴道分泌物检查可确诊。取分泌物前 24～48 小时避免性交、阴道灌洗或局部用药；阴道窥器不涂抹润滑剂；分泌物取出后应及时送检，冬天需注意保暖，以避免滴虫活动性下降后影响检查结果。

1. 悬滴法

取温生理盐水一滴于玻璃片上，在阴道后穹隆处取分泌物少许混于生理盐水玻片上，立即在低倍显微镜下观察寻找滴虫。镜下可见波状运动的滴虫和增多的白细胞。敏感性为 60%～70%。

2. 涂片染色法

将分泌物涂在玻璃片上，待自然干燥后用不同染液染色，不仅能看见滴虫，还能看到并存的假丝酵母菌甚至癌细胞等。

3. 培养法

对可疑患者，多次阴道分泌物镜下检查未检出滴虫者，可采用培养法。

（四）治疗

因滴虫阴道炎可同时合并尿道、尿道旁腺、前庭大腺滴虫感染，单纯局部用药不易彻底治愈，故需同时全身用药。

1. 全身用药

甲硝唑 2 g 单次口服或替硝唑 2 g 单次口服；或甲硝唑 400 mg，每天 2 次，连服 7 天。口服药物的治愈率为 90%～95%。单次服药方便，但因剂量大，可出现不良反应如胃肠道反应、头痛、皮疹等。甲硝唑用药期间及停药 24 小时内、替硝唑用药期间及停药 72 小时内禁止饮酒，哺乳期用药不宜哺乳。治疗失败者可采用甲硝唑 2 g/d 口服，连服 3～5 天。

2. 阴道局部用药

阴道局部药物治疗可较快缓解症状，但不易彻底消灭滴虫，停药后易复发。因滴虫适宜环境为 pH 5.2～6.6，阴道用药前先使用 1% 乳酸或 0.5% 醋酸等酸性洗液清洗阴道改变阴道内酸碱度，同时可减少阴道内恶臭分泌物，再使用甲硝唑栓（阴道泡腾片）或替硝唑栓（阴道泡腾片）200 mg，每天 1 次，7 天为 1 个疗程。

3. 性伴侣的治疗

滴虫性阴道炎主要通过性交传播，故患者性伴侣多有滴虫感染，但可无症状，为避免双方重复感染，故性伴侣应同时治疗。

4. 滴虫性阴道炎

常在月经期后复发，可考虑下次月经干净后再巩固治疗 1 个疗程。治疗后应在每次月经干净后复查分泌物，经连续检查 3 次阴性后方为治愈。

5. 顽固性滴虫性阴道炎

治疗后多次复查分泌物仍提示滴虫感染的顽固病例，可加大甲硝唑剂量及应用时间，1 g 口服，每天 2 次，同时阴道内放置 500 mg，每天 2 次，连续 7～14 天。部分滴虫对甲硝唑有耐药者，可选择康妇栓，每天 1 枚塞阴道，7～10 天为 1 个疗程；严重者，每天早、晚各 1 次阴道塞康妇栓，7 天为 1 个疗程。

6. 妊娠合并滴虫性阴道炎

曾认为甲硝唑在妊娠 3 个月内禁用，因动物实验甲硝唑可能有致畸作用。但有研究显示，人类妊娠期应用甲硝唑并未增加胎儿畸形率，妊娠期可应用。美国疾病控制中心推荐妊娠合并滴虫性阴道炎治疗为甲硝唑 2 g 顿服。国内有学者提出治疗方案首选甲硝唑 200 mg，每天 3 次，共 5 ~ 7 天；甲硝唑 400 mg，每天 2 次，共 5 ~ 7 天。治疗失败者，给予甲硝唑 400 mg，每天 3 次，7 天。性伴侣需同时治疗，甲硝唑或替硝唑 2 g 顿服。应用甲硝唑时需与孕妇及其家属详细说明，知情同意后再使用。

（五）预防

滴虫可通过性生活传播，且性伴侣多无症状。故应双方同时治疗，治疗期间禁止性生活。内衣裤、毛巾等应高温消毒或用消毒剂浸泡，避免重复感染。注意保持外阴清洁、干燥。注意消毒公共浴池、马桶、衣物等传播中介。

（六）展望

20 世纪 60 年代人类开始致力于阴道毛滴虫疫苗的开发，目前研制的疫苗接种在阴道毛滴虫感染的小鼠模型，导致抗体产生和细胞因子生成，并增强免疫应答。模型将有助于阐明引起持续和保护性免疫应答具体的因素。

未来阴道毛滴虫疫苗可以提供长期的保护，而不是短期的治疗，可降低医疗费用，防止妊娠和不孕有关的后遗症。人类面临的挑战将促进疫苗开发的投资，尤其适用于针对资源贫乏地区的人口。

十二、细菌性阴道病

细菌性阴道病（BV）是育龄期妇女异常阴道分泌物最常见原因，它是一种混合感染。对病原体认识的差异，不同年代有不同的命名。1984 年在瑞典召开的专题会上命名细菌性阴道病。

（一）病因

细菌性阴道病是阴道内正常菌群失调所致。正常阴道内以产生过氧化氢的乳杆菌占优势，通过产生乳酸从而保持阴道内较低的酸碱度，维持正常菌群平衡。当细菌性阴道病时，乳杆菌减少，而阴道加德纳菌与厌氧菌及人型支原体大量繁殖。阴道加德纳菌生活最适 pH 6.0 ~ 6.5，温度 35 ~ 37 ℃。该菌可引起 BV，但多与其他厌氧菌共同致病。临床及病理特征无炎症改变及白细胞浸润。其发病可能与妇科手术、多次妊娠、频繁性生活及阴道灌洗使阴道内 pH 值偏高有关。口服避孕药有支持乳酸杆菌占优势的阴道环境的作用，对 BV 有一定防护作用。

（二）临床表现

多见于生育期妇女（15 ~ 44 岁），10% ~ 40% 患者无临床症状，有症状者主要表现为阴道分泌物增多，有鱼腥味，尤其性交后加重，少数患者伴有轻度外阴瘙痒。分泌物呈鱼腥臭味，是由于厌氧菌大量繁殖的同时可产生胺类物质所致。检查见阴道黏膜无充血、红肿的炎症表现，分泌物特点为有恶臭味，灰白色、灰黄色，均匀一致，稀薄，易从阴道壁拭去。

BV 常与滴虫性阴道炎、宫颈炎、盆腔炎同时发生。BV 可引起盆腔炎、异位妊娠和不孕。妊娠期合并 BV 可引起胎膜早破、早产、绒毛膜羊膜炎、产褥感染及新生儿感染。

（三）诊断

下列 4 项中有 3 项阳性即可临床诊断为细菌性阴道病。

（1）均质、稀薄、白色阴道分泌物，常黏附于阴道壁上。

（2）线索细胞阳性：取少许阴道分泌物于玻片上，加一滴生理盐水混合，高倍显微镜下观察见线索细胞，白细胞极少。线索细胞即阴道脱落的表层细胞于细胞边缘贴附颗粒状物，即各种厌氧菌，尤其是加德纳菌，细胞边缘不清。

（3）阴道分泌物 pH ＞4.5。

（4）胺臭味试验阳性：取少许阴道分泌物于玻片上，加一滴 10% 氢氧化钾溶液，产生烂鱼肉样腥臭气味，系因胺遇碱释放氨所致。

阴道分泌物性状取决于临床医师的分辨能力，因而特异性、敏感性不高。阴道 pH 是一个较敏感的指标，但正常妇女在性交后、月经期也可有阴道 pH 的升高，其特异性不高。氨试验的假阳性可发生在近期有性生活的妇女。线索细胞阳性是临床诊断标准中最具有敏感性和特异性。BV 为正常菌群失调，细菌定性培养在诊断中意义不大。

（四）治疗

治疗原则：①无症状患者无须治疗；②性伴侣不必治疗；③妊娠期合并 BV 应积极治疗；④子宫内膜活检、宫腔镜、取放 IUD 术、子宫输卵管碘油造影、刮宫术等须行宫腔操作手术者术前发现 BV 应积极治疗。

1. 硝基咪唑类抗生素

甲硝唑为首选药物。甲硝唑抑制厌氧菌生长，不影响乳杆菌生长，是较理想的治疗药物。甲硝唑 500 mg，每天 2 次，口服连续 7 天；或 400 mg，每天 3 次，口服连续 7 天。甲硝唑 2 g 顿服的治疗效果差，目前不再推荐应用。甲硝唑栓 200 mg，每晚 1 次，连续 7～10 天。替硝唑 1 g，每天 1 次口服，连续 5 天；也可 2 g 每天 1 次，连续 2 天。

2. 克林霉素

300 mg，每天 2 次，口服连续 7 天。治愈率约 97%，适用于妊娠期（尤其是妊娠早期）患者和对甲硝唑无法耐受、过敏或治疗失败者。另有含 2% 克林霉素软膏阴道涂抹，每次 5 g，连续 7 天。

3. 乳酸杆菌栓剂

阴道内用药补充乳酸杆菌，通过产生乳酸从而升高阴道内酸度，抑制加德纳菌及厌氧菌生长，使用后 BV 复发率较单纯适用甲硝唑治疗低。

4. 其他药物

氨苄西林具有较好杀灭加德纳菌等，但也有杀灭乳酸杆菌作用，治疗效果较甲硝唑差。

（五）临床特殊情况的思考和建议

1. 妊娠期细菌性阴道病的治疗

妊娠期合并 BV 可引起胎膜早破、早产、绒毛膜羊膜炎、产褥感染及新生儿感染，故有症状的孕妇及无症状的高危孕妇（胎膜早破史、早产史）建议治疗，在早产高危人群中进行孕期筛查和治疗可降低早产发生率。

推荐治疗方法：甲硝唑 200 mg，每天 3 次，口服连续 7 天；或克林霉素 300 mg，每天 2 次，口服连续 7 天。不主张阴道给药，性伴侣无须治疗。Iams 学者建议，妊娠 20 周前细菌性阴道病孕妇的治疗应尽量使用克林霉素。

2. 细菌性阴道病复发的有关问题

复发性 BV 的病因仍然是不明的。一种理论认为，治疗后 BV 相关微生物的持续，可能存在耐药生物膜。另外，再感染，可以通过性接触或内源性因素，可能导致复发。BV 治疗后 3 个月内其复发率可高达 30%，其原因与病原菌持续感染、通过性生活再次传染、阴道内环境重建失败可能有关。重复使用克林霉素或甲硝唑能获得治疗效果，但最佳的治疗时间及剂量无统一标准，需进一步大样本研究指导临床用药。

十三、萎缩性阴道炎

萎缩性阴道炎是因体内雌激素水平下降，阴道黏膜萎缩、变薄，上皮细胞内糖原减少，阴道内 pH 增高，乳杆菌不再为优势菌，局部抵抗力减低，当受到刺激或被损伤时，其他致病菌入侵、繁殖引起炎症。

（一）病因

常见于绝经前后、药物或手术卵巢去势后妇女。常见病原体为需氧菌、厌氧菌二者的混合感染。

（二）临床表现

主要为外阴瘙痒、灼热不适伴阴道分泌物增多，阴道分泌物多稀薄呈水样，感染病原菌不同，也可呈泡沫样、脓性或血性。部分患者有下腹坠胀感，伴有尿急尿频尿痛等泌尿系统症状。部分患者仅有泌尿系统症状，曾以尿路感染治疗而效果不佳。

阴道检查可见阴道皱襞减少、消失，黏膜萎缩、变薄并有充血或点状出血，有时可见浅表溃疡。分泌物多呈水样，部分呈脓性有异味，如治疗不及时，阴道内溃疡面相互粘连，甚至阴道闭锁，分泌物引流不畅者可继发阴道或宫腔积脓。

（三）诊断

根据绝经、卵巢手术、药物性闭经或盆腔反射治疗病史及临床表现诊断不难，应取阴道分泌物检查以排除滴虫、假丝酵母菌阴道炎。妇科检查见阴道黏膜红肿、溃疡形成或血性分泌物，但必须排除子宫恶性肿瘤、阴道癌等，常规进行宫颈细胞学检查，必要时进行活检或分段诊刮术。

（四）治疗

原则上为抑制细菌生长，补充雌激素，增强阴道抵抗力。

1. 保持外阴清洁、干燥

分泌物多时可用 1% 乳酸冲洗阴道。

2. 雌激素制剂全身给药

戊酸雌二醇片每天 0.5~1 mg 口服，每 1~2 个月用地屈孕酮 10 mg 持续 10 天；克龄蒙（含戊酸雌二醇 2 mg，醋酸环丙孕酮 1 mg）每天 1 片；诺更宁（含雌二醇 2 mg，醋酸炔诺酮 1 mg）每天 1 片。如有乳腺癌及子宫内膜癌者应慎用雌激素制剂。

3. 雌激素制剂阴道局部给药

0.5% 己烯雌酚软膏或倍美力阴道软膏局部涂抹，0.5 g，每天 1~2 次，连用 7 天。

4. 抑制细菌生长

阴道局部给予抗生素如甲硝唑 200 mg 或诺氟沙星 100 mg，每天 1 次，连续 7~10 天。

5. 注意营养

给予高蛋白食物，增加维生素 B 及维生素 A 量，有助于阴道炎的消退。

（五）临床特殊情况的思考和建议

激素替代治疗可治疗萎缩性阴道炎，且可改善一系列更年期症状，但长时间激素应用可导致子宫内膜增生、增加药物的不良反应，如何减少相关并发症及不良反应是学者们研究的方向。2007 年 Simon 等学者尝试以每天 0.3 mg 雌激素口服剂量持续 3 个月治疗萎缩性阴道炎，明显改善患者的临床症状。2008 年 Gloria 等学者完成一项随机对照研究，共收纳 230 名患有萎缩性阴道炎的绝经后妇女，分别给予 10 μg、25 μg 雌二醇及安慰剂，每天 1 次阴道给药，持续 3 个月。给予雌激素替代治疗的两组患者在 2 周后其主观症状均得到明显改善，但两组间无统计学差异。3 个月后共 52 名患者（其中 9 名为安慰组，18 名为 10 μg 雌二醇组，25 名为 25 μg 雌二醇组）均给予 25 μg 雌二醇每天 1 次阴道给药，持续 52 周，疗程完成后行子宫内膜活检，均未提示子宫内膜异常增生或恶变。

十四、婴幼儿外阴阴道炎

婴幼儿阴道炎多见于 1~5 岁幼女，多合并外阴炎。

（一）病因

因婴幼儿卵巢未发育，外阴发育差，阴道细长，阴道上皮内糖原少，阴道内 pH 6.0~7.5，抵抗力差，阴道自然防御功能尚未形成，容易受到其他细菌感染。卫生习惯差，年龄较大者可因阴道内误放异物而继发感染。病原菌常见大肠埃希菌、葡萄球菌、链球菌等。

（二）临床表现

主要症状为阴道内分泌物增多，呈脓性，有异味。临床上多为母亲发现婴幼儿内裤有脓性分泌物而就诊。分泌物刺激可致外阴瘙痒，患儿多有哭闹、烦躁不安、用手搔抓外阴。检查可见外阴充血、水肿或破溃，有时可见脓性分泌物至阴道内流出。慢性外阴炎见小阴唇发生粘连，甚至阴道闭锁。

（三）诊断

根据病史及临床表现诊断不难，同时需询问其母亲有无阴道炎病史。取阴道分泌物做细菌学检查或病菌培养。怀疑阴道内有异物、肿瘤和（或）不能耐受检查，可以在麻醉下进行。在反复和持续性的阴道炎情况下，应考虑到异物存在，可使用 3 mm 宫腔镜检查阴道。

（四）治疗

治疗措施：①便后清洗外阴，保持外阴清洁、干燥，减少摩擦；②针对病原体选择相应口服抗生素治疗，必要时使用吸管吸取抗生素溶液滴入阴道内；③对症处理，如有蛲虫者给予驱虫治疗；阴道内异物者，应及时取出；小阴唇粘连者可外涂雌激素软膏后多可松解，严重者应分离粘连后外用抗生素软膏。

（钟佳静 狄 娜）

第二节　宫颈炎

宫颈炎是妇科常见疾病之一。在正常情况下，宫颈具有黏膜免疫、体液免疫及细胞免疫等多种防御功能，是阻止阴道内病原菌侵入上生殖道的重要防线。宫颈容易受到性生活、分娩、经宫腔操作损伤、阴道炎等多种因素诱发炎症。宫颈炎包括宫颈阴道部炎症及宫颈管黏膜炎症。临床多见的宫颈炎是急性宫颈管黏膜炎，若急性炎症未经及时诊治或病原体持续存在，可导致慢性宫颈炎或上生殖道感染。

一、急性宫颈炎

急性宫颈炎多发生于感染性流产、产褥感染、宫颈急性损伤或阴道内异物并发感染。

（一）病因

急性宫颈炎多由性传播疾病的病原体如淋病奈瑟菌及沙眼衣原体感染所致，淋病奈瑟菌感染时约50%合并沙眼衣原体感染。葡萄球菌、链球菌、大肠埃希菌等较少见。此外也有病毒感染所致，如单纯疱疹病毒、人乳头瘤病毒、巨细胞病毒等。临床常见的急性宫颈炎为黏液脓性宫颈炎（MPC），其特点为宫颈管或宫颈管棉拭子标本上，肉眼可见脓性或黏液脓性分泌物；棉拭子擦拭宫颈管容易诱发宫颈管内出血。黏液脓性宫颈炎的病原体主要为淋病奈瑟菌及沙眼衣原体。但部分MPC的病原体不清。沙眼衣原体及淋病奈瑟菌均感染宫颈管柱状上皮，沿黏膜面扩散引起浅层感染，病变以宫颈管明显。

（二）病理

急性宫颈炎的病理变化可见宫颈红肿，宫颈管黏膜水肿，组织学表现见血管充血，宫颈黏膜及黏膜下组织、腺体周围见大量中性粒细胞浸润，腺腔内见脓性分泌物。

（三）临床表现

白带增多是急性宫颈炎最常见的、有时是唯一的症状，常呈脓性甚至脓血性白带。分泌物增多刺激外阴而伴有外阴瘙痒、灼热感，以及阴道不规则出血、性交后出血等。由于急性宫颈炎常与尿道炎、膀胱炎或急性子宫内膜炎等并存，可不同程度出现下腹部不适、腰骶部坠痛及尿急、尿频、尿痛等膀胱刺激症状。急性淋菌性宫颈炎时，可有不同程度的体温升高和白细胞增多；炎症向上蔓延可导致上生殖道感染，如急性子宫内膜炎、盆腔结缔组织炎。

妇科检查可见宫颈充血、水肿、黏膜外翻，宫颈有触痛、触之容易出血，可见脓性分泌物从宫颈管内流出。淋病奈瑟菌感染的宫颈炎，尿道、尿道旁腺、前庭大腺可同时感染，而见充血、水肿甚至脓性分泌物。沙眼衣原体性宫颈炎可无症状，或仅表现为宫颈分泌物增多，点滴状出血。妇科检查可见宫颈外口流出黏液脓性分泌物。

（四）诊断

根据病史、症状及妇科检查，诊断并不困难，但需明确病原体，应取宫颈管内分泌物做病原体检测，可选择革兰染色、分泌物培养＋药敏试验、酶免疫法及核酸检测。革兰染色对检测沙眼衣原体敏感性不高；培养法是诊断淋病的金标准，但要求高且费时长，而衣原体培养其方法复杂，临床少用；酶免疫法及核酸检测对淋病奈瑟菌及衣原体感染的诊断敏感性及特异性高。

诊断黏液脓性宫颈炎：在擦去宫颈表面分泌物后，用小棉拭子插入宫颈管内取出，肉眼观察棉拭子上见白色或黄色黏液脓性分泌物，将分泌物涂片进行革兰染色，如光镜下平均每个油镜中有 10 个以上或高倍视野有 30 个以上中性粒细胞，即可诊断 MPC。

诊断需注意是否合并上生殖道感染。

（五）治疗

急性宫颈炎治疗以全身治疗为主，需针对病原体使用有效抗生素。未获得病原体检测结果可根据经验性给药，对于有性传播疾病高危因素的年轻妇女，可给予阿奇霉素 1 g 单次口服；或多西环素 100 mg，每天 2 次口服，连续 7 天。已知病原体者针对使用有效抗生素。

1. 急性淋病奈瑟菌性宫颈炎

原则是及时、足量、规范、彻底。常用药物：头孢曲松，125 mg 单次肌内注射；头孢克肟，400 mg 单次口服；大观霉素，4 g 单次肌内注射。因淋病奈瑟菌感染半数合并沙眼衣原体感染，故在治疗同时需联合抗衣原体感染的药物。

2. 沙眼衣原体性宫颈炎

四环素类、红霉素类及喹诺酮类常用药物。多西环素，100 mg 口服，每天 2 次，连用 7 天。阿奇霉素，1 g 单次口服；红霉素，500 mg，每天 4 次，连续 7 天（红霉素，250 mg，每天 2 次，连续 14 天）。氧氟沙星，300 mg 口服，每天 2 次，连用 7 天；左氧氟沙星，500 mg，每天 1 次，连用 7 天。

3. 其他

一般化脓菌感染宫颈炎最好根据药敏试验进行抗生素的治疗。合并有阴道炎者如细菌性阴道病者需同时治疗。疾病反复发作者其性伴侣也需治疗。

二、宫颈炎症相关性改变

（一）宫颈柱状上皮异位

子宫颈上皮在女性一生中都在发生变化，青春期、妊娠期和绝经期尤为明显，并且受外源女性甾体激素的影响，受宫颈管和阴道内微环境及 pH 的影响。性生活特别是高危性行为女性中由原始柱状和早期或中期鳞状化生上皮构成的移行带的变化有相关性。随着循环中雌激素和孕激素水平升高，阴道微环境的酸性相对更强，造成宫颈外翻，暴露出宫颈管柱状上皮末端，导致翻转即原始柱状上皮暴露增加，此现象也称为宫颈柱状上皮异位。

1. 临床表现

常表现为白带增多，而分泌物增多可刺激外阴不适或瘙痒。若继发感染时白带可为黏稠的或脓性的，有时可带有血丝或少量血液，有时会出现接触性出血，也可出现下腹或腰背部下坠痛。

检查见宫颈表面呈红色黏膜状，是鳞状上皮脱落，为柱状上皮所代替，上皮下血管显露的结果。柱状上皮与鳞状上皮有清楚的界限，因非真正"糜烂"，可自行消失。

临床常根据宫颈柱状上皮异位的面积将其分成轻、中、重度。凡异位面积小于子宫颈总面积 1/3 者为轻度，占 1/3 ~ 1/2 者为中度，超过 1/2 总面积者为重度。

2. 治疗

有症状的宫颈柱状上皮异位可行宫颈局部物理治疗。

（1）电凝（灼）法：适用于宫颈柱状上皮异位面较大者。将电灼器接触糜烂面，均匀电灼，范围略超过糜烂面。电熨深度约 0.2 cm，过深可致出血，愈合较慢；过浅影响疗效。深入宫颈管内 0.5～1.0 cm，过深易导致宫颈管狭窄、粘连。电熨后创面喷洒呋喃西林粉或涂以金霉素甘油。术后阴道出血可用纱布填塞止血，24 小时后取出。此法简便，治愈率达 90%。

（2）冷冻疗法：系一种超低温治疗，利用制冷剂快速产生低温而使柱状上皮异位面冻结、坏死而脱落，创面修复而达到治疗目的。制冷源为液氮，快速降温为 -196 ℃。治疗时根据糜烂情况选择适当探头。为提高疗效可采用冻—溶冻法，即冷冻 1 分钟，复温 3 分钟、再冷冻 1 分钟。其优点是操作简单，治愈率约 80%。术后很少发生出血及颈管狭窄。缺点是术后阴道排液多。

（3）激光治疗：是一种高温治疗，温度可达 700 ℃以上。主要使柱状上皮异位组织炭化、结痂，待痂脱落后，创面为新生的鳞状上皮覆盖达到修复治疗目的。一般采用二氧化碳激光器，波长为 10.6 μm 的红外光。其优点除热效应外，还有压力、光化学及电磁场效应，因而在治疗上有抗炎（刺激机体产生较强的防御免疫功能）、止痛（使组织水肿消退，减少对神经末梢的化学性与机械性刺激）及促进组织修复（增强上皮细胞的合成代谢作用，促进上皮增生，加速创面修复），治疗时间短，治愈率高。

（4）微波治疗：微波电极接触局部病变组织，快速产生高热效应，使得局部组织凝固、坏死，形成非炎性表浅溃疡，新生鳞状上皮覆盖溃疡面而达到治疗目的，且微波治疗可出现凝固性血栓形成而止血。此法出血少，治愈率约 90%。

3. 持续性与复发性宫颈炎的治疗

研究者发现，有部分宫颈炎患者接受了针对沙眼衣原体或淋病奈瑟菌等病原体的药物治疗后，仍表现为持续性宫颈炎或复发性宫颈炎，对于这类宫颈炎目前还没有明确的定义。建议对持续性宫颈炎患者应再次评估，以确定是否重新感染性传播疾病。如果排除复发或再感染性传播疾病、患细菌性阴道病的可能性，且性伴侣已评估及治疗，则对持续性宫颈炎无肯定有效的治疗方法。对持续性宫颈炎进行重复或延长抗生素治疗是否有效，尚不清楚。因此，应进行随访，判断治疗效果，还应研究持续性宫颈炎病因，包括生殖道支原体的可能作用。

（二）宫颈息肉

宫颈息肉可能是因炎症的长期刺激导致宫颈管黏膜局部增生，由于子宫具有排异作用，使增生的黏膜逐渐往宫颈口突出，形成宫颈息肉。镜下宫颈息肉表面覆盖一层柱状上皮，中心为结缔组织，伴充血、水肿及炎症细胞浸润。宫颈息肉极易复发，恶变率低。

1. 临床表现

常表现为白带增多或白带中带有血丝或少量血液，有时会出现接触性出血。也可无任何症状。

检查时见宫颈息肉为一个或多个，色红，呈舌状，直径一般 1 cm，质软而脆，触之易出血，其蒂细长，多附于宫颈外口。

2. 治疗

宫颈息肉应行息肉摘除术，术后标本常规送病理检查。

（三）宫颈腺囊肿

子宫颈鳞状上皮化生过程中，使柱状上皮的腺口阻塞，或其他原因致腺口阻塞，而导致腺体内的分泌物不能外流而潴留于内，致腺腔扩张，形成大小不等的囊形肿物。其包含的黏液常清澈透明，也可能由于合并感染而呈混浊脓性。腺囊肿一般小而分散，可突出于子宫颈表面。小的仅有小米粒大，大的可达玉米粒大，呈青白色，常见于表面光滑的子宫颈。

（四）宫颈肥大

宫颈肥大：可能由于炎症的长期刺激，宫颈组织反复发生充血、水肿，炎症细胞浸润及结缔组织增生，致使子宫颈肥大，严重者可较正常子宫颈增大1倍以上。目前对于宫颈肥大尚无具体数值标准，且随绝经后宫颈萎缩变小，故无须治疗。

总之，应该加强专业知识的学习，树立正确观念，防止对宫颈炎的过度诊断与治疗。

（钟佳静　狄　娜）

第四章

妇科内分泌疾病

第一节 异常子宫出血

一、概述

异常子宫出血（AUB）是一种无明显器质性病变、以子宫异常出血为主要临床表现的疾病。异常子宫出血发生的时间区间较为广泛，从月经初潮到女子绝经的任一时期均可发生，但由于异常子宫出血的主要病机为调控生殖轴的神经—内分泌机制发生异常，所以发病年龄主要集中在生育期开始的青春期以及生育期结束的更年期，少部分患者可能在生殖期时发病。例如：流产后产妇的排卵功能需要重新恢复、女性生活环境发生变化或活动过于剧烈等也可能会出现子宫的异常出血。异常子宫出血在各地区的定义存在略微差异，欧洲认为异常子宫出血的诊断必须排除盆腔其他疾病、妊娠相关并发症、血液病等引发的出血；在美国异常子宫出血一般被认为是无排卵性出血。妇科门诊的所有疾病中，异常子宫出血大约占10%。其最常见的发病类型为无排卵型，占所有异常子宫出血患者的80%～90%。异常子宫出血的发病原因主要分成孕激素撤退性出血、雌激素撤退性出血、雌激素突破性出血等3种类型区分，3种病因导致异常子宫出血的组织学特征与正常月经出血的组织学特征均具有一定差异，因此在确定性激素治疗方案时应根据病因的不同进行选择。以性激素为主的治疗方案在长期临床应用中已被证实具有较好的疗效，若在接受系统的激素治疗后阴道出血症状依旧没有得到明显改善，应进一步检查，以确定出血是否为器质性病变导致。再有排卵性月经周期时，也会出现大量、规律的出血，因此，若无其他特异性的病理因素，应高度怀疑子宫内膜增生、剥脱异常所致。

（一）正常月经出血

女性月经初潮是女性具有生殖功能的标志，女性的月经周期在雌激素与孕激素有序、波动的控制下得以实现，一般包括卵泡发育成熟、雌激素分泌、调控内膜增殖、排卵后黄体形成、雌激素再次分泌、孕激素开始分泌、内膜转变为分泌期、卵子未受精后内膜功能层在2～3天内从子宫腔内脱落排出、月经出现、内膜保留基底层在下一周期时重新开始生长几个阶段，月经的出现也代表着一个生殖周期的结束，其出血过程极为复杂。女性的经期一般在4～6天，还有部分女性的经期短至2天或长至7天，这也属于正常现象。正常女性月经量一般在30 mL左右，若女性月经量超过80 mL，将出现贫血的表现。经血不凝，且内膜功能层脱落不会形成瘢痕组织。女性月经排出物中经血为主要组成物质，约70%是血管出血，约有25%为静脉破裂回流，只有5%为细胞渗出，其最主要的细胞成分为基质细胞与血管细胞。除经血外，排出物中还包含组织液及内膜组织碎片等物质。在月经过程中，内皮素（ET）、基质金属蛋白酶（MMP）、前列腺素（PG）、溶酶体酶、溶解纤维蛋白系统等多种细胞因子发挥了重要作用。PG与月经的相关性：①月经期内内膜及精血中PG浓度较高；②雌激素与孕激素影响PG在内膜的合成与代谢；③$PGF_{2\alpha}$具有收缩子宫血管和平滑肌的作用，而PGI_2的生理作用恰恰相反，能够舒张血管和平滑肌；④在妊娠期，环氧化酶2抑制剂可以抑制合成PG，进而缓解因子宫收缩导致的痛经、同时减少经血量。目前PG与月经间的紧密联系已被证实，但其具体的性质依旧尚未研究透彻。

一般对月经量的估计并不需要十分精确，因此虽然患者对月经量的观察与实际情况具有一定差异，但在对月经病进行诊断治疗时仍多以患者提供的月经情况为主。患者月经周期内出现出血症状主要是由于雌激素水平在排卵前降低而造成的一种常见生理特征，若子宫出血在非月经周期内发生则属于病理性类型，应该开展进一步检查，以便能在第一时间内实施针对性的治疗。

认识异常子宫出血的前提与基础为理解生理性月经出血。月经性出血具有自限性，原因主要有3点。①月经是女性普遍发生的子宫内膜现象。月经周期受生殖激素的序贯调节作用影响，正常情况下的阶段变化与子宫内膜周期性发育的各个阶段基本同步。②子宫内膜具有组织脆性，但由于雌激素与孕激素的周期性调节，子宫内膜结构相对稳定，不会发生随机性脱落。另外由于雌孕激素的周期性变化与血管节律性收缩持续状态的增加，子宫内膜出现有序、渐进的缺血与崩解。③生殖激素影响月经出现周而复始或停止的变化。子宫内膜发生节律性出血会出现内膜的崩塌与缺血，同时还会促使出血部位的凝血因子析出。在子宫内膜出血创面的止血过程中雌性激素的活性恢复起到了重要的辅助性作用。

（二）子宫内膜对雌、孕激素的反应

甾体激素引起的出血形式除雌、孕激素撤退性出血外还包括雌激素突破性出血、雌激素撤退性出血、孕激素突破性出血与孕激素撤退性出血性等多种形式。①雌激素撤退性出血常见于卵巢内分泌紊乱，多由雌激素水平下降所引发，生理性月经即因排卵前雌激素水平下降所致，其他病理性因素一旦影响了雌激素水平即有可能引发子宫出血。②雌激素突破性出血主要与雌激素水平异常波动有关。大量外源雌激素的刺激、内源性雌激素的波动都有可能造成子宫内膜剥脱，进而引发子宫出血，但二者的出血特点略有不同，大剂量、持续性的雌激素刺激容易引发严重大量出血，而小剂量雌激素的间歇性刺激多会导致子宫出血淋漓不尽。③孕激素撤退性出血依旧会发生，通常情况下，若子宫内膜受到外源性雌激素刺激、内源性雌激素刺激等因素的影响，则会出现孕激素撤退性出血症状，如果仍然通过雌激素药物进行治疗，会降低孕激素指标，若机体内雌激素水平上升10～20倍，则这一现象将被延迟。④孕激素突破性出血，一般会在雌激素与孕激素水平比例明显失衡的情况下出现。若孕激素继续治疗而雌激素水平较低，如女性应用长效甲羟黄体酮避孕针剂或左炔诺酮皮下埋植等长效单纯孕激素进行避孕，则可能会引发间歇性出血，与小剂量雌激素突破性出血较为相似。

（三）无排卵月经

大部分没有排卵的月经周期不会具有较多的出血量，同时会出现雌激素水平降低异常的

情况，月经出现淋漓不尽的情况，和雌激素突破性出血、雌激素撤退性出血的症状基本一致。少数女性可因持续大剂量雌激素刺激引发大量出血并伴有肥胖、垂体—卵巢轴功能紊乱等情况。当机体内孕激素缺乏时，子宫内膜便无法实现周期性脱落，长时间发展就会造成子宫内膜出现增厚的情况，明显增加血管密度，腺体以"背靠背"的形态呈现，缺乏平稳的基质支撑，子宫结构出现异常的情况，由此会显著提升自发性浅表突破性出血的概率。自发性浅表突破性出血具有一定的特殊性，即单个出血灶预后、不再出血后会立即出现新的突破性出血，即出血长时间难以停止。有研究资料表明，无排卵月经好发于青春期女性，出血时间从数天到数周不等，多伴有不同程度的贫血。此外，无排卵月经也可见于绝经期女性，此年龄段的女性多因异常子宫出血而心力交瘁，担忧自身患上了恶性肿瘤。无排卵月经患者多伴有子宫内膜功能失调，但出血并非完全来源于子宫内膜，部分出血来源于内膜的不同步剥落以及突破性出血。月经量的增加与持续时间的延长除子宫内膜组织成块脱落外，还与突然的随机破损、组织不规则、多血管通道开放等因素具有较精密的关联。由于血管节律性收缩消失、螺旋动脉的弯曲疏松、萎缩不规律，子宫内膜脱落后无法自行止血，因此这种子宫内膜组织的局部出血只能在内源性雌激素的"修复"功能调节下暂时停止，一处被修复后，另一处又会发生突破性出血。

（四）有排卵型异常子宫出血

有排卵型月经过多主要是由于子宫内膜部分区域调控异常引起的，包括纤维蛋白溶解（纤溶）功能亢进或局部不同前列腺素（PG）的生成量比例失衡，其生理、病例变化多发生于子宫内膜部分区域。有排卵性的特发性月经过多常容易与内膜息肉、子宫黏膜肌腺症等相混淆，临床上需加以鉴别。

二、诊断

（一）临床表现

无排卵型异常子宫出血患者的临床表现存在较大差异，其中更年期异常子宫出血的好发时间段为过渡期，一般情况下首先表现为时间不等的闭经。青春期异常子宫出血的发病高峰期多在初潮后 3 年内。育龄期妇女在排卵型异常子宫出血问题上也无法完全避免，其症状相对较轻，大多表现为月经持续不断，很少有大出血症状。

（1）通常为无周期规律出血，具体表现为经期长短不同，周期不规则，大量出血时伴有血块（说明流血速度快），血量多少不固定，血红蛋白低达 30～40 g/L。若子宫内膜仅表现为局限性的脱落坏死，未成片脱落，可导致异常子宫出血病程延长，出血淋漓不尽，严重时可持续数月。停经几周乃至几个月后出现减少或正常，流血持续数周，出血量多也是其具体表现；更年期女性出血也可表现出规律性，但多伴有月经量异常，经期延长等情况。

（2）由出血过多引起贫血时，会产生贫血症状，如耳鸣、乏力、头晕、下肢轻度水肿、心悸、食欲减退、活动后气促、失眠或多梦等。

（3）雌激素长期及过多的影响将产生盆腔充血现象，疾病发展之后会发生夜间失眠多梦、情绪波动异常、下肢严重坠胀、肢体水肿等症状。

（4）通过盆腔检查可以发现子宫质地较软，且稍微增大子宫体积，同时合并双侧卵巢、单侧卵巢囊性肿大的情况，部分患者对于局部压痛可有所触摸，少部分患者会发生男性毛发分布的情况。

（二）辅助检查

1. 血液学检查

血常规检查并不特意，少数患者血常规无异常，多数患者血常规检查多示血红蛋白下降。选择治疗方法时，贫血程度有较重要参考价值。中性粒细胞和白细胞在继发感染时数量会增加。必要时可完善凝血四项、肝肾功能等相关检查以明确机体凝血机制及肝肾功能有无异常，这是临床用药的基础和前提。

2. 基础体温测定

大部分患者以单项基础体温作为表现，少部分患者以双相关体温不典型状态作为主要表现。基础体温可作为是否排卵、治疗效果评价的重要参考指标

3. 激素测定

重点测定甲状腺激素水平、性激素水平以此来评价 LH/FSH 比例是否正常。月经期间激素水平往往处于动态变化之中，经检查发现雌激素水平、孕激素水平在卵泡期出现显著降低的情况，睾酮水平明显升高。

4. 阴道脱落细胞涂片检查

雌激素水平多无明显异常波动，通常在正常值范围内上下浮动，致密核表层细胞占比高于 15%。

5. 宫颈黏液涂片

通过宫颈黏液涂片检查能够发现羊齿状结晶以不同等级呈现，该检查不适用于年轻、无性生活史的女性患者。

6. 诊断性刮宫

诊断性刮宫应作为更年期异常子宫出血的首选，以此确认出血是否由内膜病变引起的，青春期异常子宫出血若诊疗无效可考虑诊断性刮宫。检查子宫内膜，能够发现增殖期出现单纯增生的情况，部分增生以复杂型或者不典型呈现。通过诊断性刮宫的方式对控制出血可提供帮助，并有利于疾病的确诊。在刮宫操作时需要重视全面搔刮宫腔，对宫腔宫壁平滑程度、宫腔大小以及宫腔形态等进行观察，避免漏掉子宫内膜出现的病变症状。

7. 宫腔镜检查

该检查可直视下摘取病变组织进行活检，与盲区内膜相比临床诊断率更高，在鉴别诊断子宫内膜癌前病变、子宫内膜息肉方面具有明显优势。

8. B 超检查

了解子宫出血的具体原因，是机体内分泌紊乱所致还是病理性占位所致。此外，B 超显像在评估子宫内膜厚度、间接评价治疗效果，调整治疗方案方面发挥着重要作用，临床参考价值较高。

（三）诊断过程

异常子宫出血的诊断必须包括基础定义中的几个要点，急诊患者若无法快速明确诊断者，可根据其症状、体征初步判断病情，确定大致范围并在后期随访过程中明确诊断。非急诊患者则可以直接诊断，也就是排除其他器质性病变，并确定患者生殖内分泌轴调节存在异常。

当前临床研究已证实了内分泌治疗对青春期异常子宫出血治疗的有效性，若患者治疗不佳，子宫持续"顽固性出血"，应进一步明确病因，切勿轻易改用激素治疗或手术治疗。青春期女性子宫异常出血当首先怀疑无排卵性异常子宫出血，但仍有约5%的患者，其子宫出血系肿瘤、结核、血液病、异常妊娠所致。更年期异常子宫出血的诊断要点之一为子宫内膜完好，卵巢功能正常，若治疗后复发，可行内分泌治疗。

1. 详细询问病史

询问病史时应着重询问患者的年龄、初潮时间、月经周期、月经量等，并询问现病史以及药物治疗情况，同时明确患者是否合并其他疾病以及对病史进行观察，同时询问患者是否曾经接受甲状腺、血液病、肝脏、肾上腺等疾病治疗。应对患者的月经异常状况多加关注了解，生殖器和可能导致阴道出血的全身疾病，以及有无放置宫内节育器疾病病史。

2. 全面体格检查

关注精神状况以及全身发育情况，是否有肥胖、多毛与贫血，以及有无肝脾大、出血及泌乳趋势，应及时进行常规妇科检查，以避免生殖器器质性病变以及全身性疾病。未婚少女在排除生殖器官器质病变时，可优先选用 B 超检查。

3. 选择适宜和灵敏的临床诊断方法

（1）超声：该检查可动态观察子宫内膜厚度的变化，初步评估外生殖器状况，且具有可重复操作，无创无痛等有点，故在异常子宫出血的诊断、鉴别方面发挥着重要作用。

（2）诊断性刮宫和宫腔镜：对于青春期异常子宫出血患者，若其无性生活史，则只在可疑宫内病变者或出血量大而药物治疗无作用时，采用宫腔镜以及诊断性刮宫。宫腔镜可以直视取材，及时找到宫腔内细微病变，降低误诊率。诊断性刮宫和病理可对卵巢功能状态和内膜病变及时了解，并快速高效地止血。但需要强调的是，只有在必要时才进行宫腔镜和诊断性刮宫。

4. 卵巢功能状态的判断

临床上可用于异常子宫出血诊断的方法颇多，其中操作简单，临床应用最广的方法为BBT，其可作为异常子宫出血分型、疗效观察、治疗效果评估的重要方法。此外，应用BBT还可测定性激素水平，动态反映卵巢功能和机体内分泌状态。于激素治疗前实施采血干预，或者以 BBT 作为主要依据，对机体 LH、T、P、FSH、PRL、E_2 等指标进行评估，为异常子宫出血类型、高 PRL 血症以及 PCOS 等疾病的确诊提供一定的帮助，进而拟定治疗方法、进行临床指导，提高治疗的针对性。

（四）鉴别诊断

妊娠和与妊娠相关的疾病是导致子宫出血最普遍的原因，如自然流产和异位妊娠。因为月经突然由正常变得不正常大多是由妊娠和妊娠并发症导致的，所以在诊断过程中总是将这类问题优先考虑。多数患者对既往服药时无明显印象，故无法准确判断子宫异常出血是否由药源性雌激素水平异常所致。此外生殖系统的占位性病变、感染、激素治疗、避孕等同样会引发子宫异常出血，这点需要引起临床医生的注意。女性患者子宫异常出血当首选考虑妊娠、生殖道损伤、子宫占位等情况，但亦应考虑甲状腺功能、肝肾功能等全身性疾病。部分甲状腺功能减低、甲状腺功能亢进的女性患者，其首发症状可为月经不调，而大量严重的出血可能系肝肾功能异常所致，故治疗过程中完善实验室相关检查至关重要。此外，青春期异常子宫出血多为无排卵型，但也不能排除出血性疾病的特殊情况，这点可以通过出血量多少、出血是否呈规律性、对促凝治疗是否有效加以判定。

不全流产、异位妊娠、先兆流产等是常见的妊娠并发症疾病。生殖系统的其他疾病包括来源于宫颈、卵巢、子宫内膜、外阴等处的恶性肿瘤，源于输卵管或子宫内膜的感染以及阴道炎、宫颈息肉、子宫内膜异位症、宫颈糜烂、盆腔炎等等。育龄期妇女一旦突然出血，首先应考虑妊娠所致，再逐步排除其他相关疾病，最终明确诊断。

服用苯妥英钠类、性激素类、抗凝剂类、洋地黄类药物均有导致异常子宫出血的可能性，宫内节育手术亦不例外。

因全身性疾病导致子宫异常出血的情况包括如下。

（1）甲状腺功能减退与雌二醇、黄体生成素的合成、分泌减少有关。

（2）肝硬化与性激素代谢效率降低，体内游离性激素，特别是雌激素相对增加，进而引发过度刺激，造成子宫内膜出血。孕激素因能与肾上腺皮质结合球蛋白，故其分泌水平较少受肝硬化影响。

（3）肾脏疾病常导致促红素合成减少、血小板功能较差，红细胞寿命缩短，毛细血管脆性增强，在上述因素共同作用下患者发生子宫异常出血的风险较高。

（4）血液系统疾病常与血管内膜受损、血小板功能异常、凝血障碍（凝血因子缺乏）有关。

通过止血药物对于子宫异常患者实施治疗无法获得理想效果的情况下，需要明确患者的出血症状是否由于血液系统疾病引起的，这点应值得妇科医师注意，尽管血液系统疾病的临床发病率并不高。此外，部分存在凝血功能异常的患者，其首发症状为异常子宫出血，这点需要格外注意。

三、治疗

临床以纠正贫血、减少月经量、调整周期以及止血等作为主要治疗原则。

青春期女性子宫异常出血常见于无排卵性，该病与正常月经存在一定区别，但鉴于青春期女性对月经无经验，羞于表达，不愿意就诊，故往往会延误治疗，引发较严重的贫血，后期即便接受了正确治疗亦会影响日常工作、学习，并给自身造成较大的心理压力。因此青春期功能性子宫出血一旦确诊应立即给予止血、调经、促排卵治疗，而更年期异常子宫出血无须促排卵，仅需行止血、调经治疗即可。

（一）止血

青春期异常子宫出血最常用的止血药物为性激素，促凝药物、输血治疗仅作为临床二线治疗方案用于辅助支持治疗。更年期怀疑无排卵性子宫出血患者应及时行诊断性刮宫以尽快制定治疗方案。

1. 性激素止血

通常情况下性激素并无止血功能，但针对功能性子宫出血有特效，这是因为功能性子宫出血的发病机制为神经内分泌失调和卵巢功能异常。性激素的使用目前有两种主张。

（1）子宫内膜脱落止血法：功能性子宫出血多无排卵，这可能与刺激性表达分泌异常升高，孕激素相对不足，子宫内膜无法顺利进入分泌相有关。现今，大部分临床医学者均指出内分泌失调与青春期出现无排卵性子宫出血具有非常密切的关系。而发病的关键在于孕激素缺乏，故应给予孕激素治疗，促使子宫内膜完整剥落，而雌激素则在子宫内膜剥落后可修复内膜，从而发挥止血效果。

药物性刮宫最常用的药物为黄体酮，肌内注射，每天 1 次，每次 20 ~ 40 mg，连用 1 周。此外，左炔诺酮、醋酸甲羟黄体酮也可用于药物性刮宫，而人工合成孕激素能够快速令子宫内膜转为分泌相，令内膜萎缩，故较适用于更年期异常子宫出血。

用药期间需注意：血红蛋白不低于 80 g/L；一般情况下将撤退出血的第一天视为下一周期的开始而非停止治疗，切勿因此反复应用孕激素，进而影响治疗；通常情况下，停药 1 ~ 3 天开始出现撤退后出血，共维持 1 周左右，少数患者出血可延长 2 ~ 3 天。若停药后出血时间明显超过 1 周，应分期原因并积极对症处理。

青春期无排卵性异常子宫出血主要应用雌激素治疗，但临床研究发现异常子宫出血患者加用少量雄激素可有效减少出血，较适用于更年期异常子宫出血，但并不是适用于青春期异常子宫出血，具体使用方法为：雌激素撤退时加用丙酸睾丸 25 mg 肌内注射，每天 1 次，连用 3 ~ 5 天，其止血机制促进子宫平滑肌、血管收缩有关。

（2）子宫内膜生长修复法：通常是通过应用雌激素的方式对子宫内膜生长可起到促进的作用，使内膜得到有效修复达到止血的目的。据分析相关数据得知，通过雌激素进行治疗不仅能对子宫内膜的生长产生影响，还可提高纤维蛋白原的表达水平，降低毛细血管通透性，促进血小板聚集，这可能是其止血的另一机制。目前临床认为点滴状阴道出血主要与雌激素有关，超声检查示子宫内膜厚度不足时，内膜组织对孕激素的应答将被削弱，故可通过雌激素加强刺激发挥止血效果。

此方法主要适用于基础条件较差，无法继续承受出血，血红蛋白 < 60 g/L 的患者，临床首选药物为苯甲酸雌二醇，用法为肌内注射，用量为 2 mg。患者用药后出血明显减少后可间隔 2 ~ 4 小时观察后续出血情况，若止血效果不佳可追加 2 mg，每天极量为 12 mg。待患者出血得到有效控制 3 天后开始逐步减量，每次减量 1/3 左右，减量时需密切观察患者出血变化情况，谨防撤退性出血。若患者经止血治疗，血色素已超过 100 g/L，可行孕激素撤退。

雌激素治疗旨在通过及时止血、相关辅助治疗快速纠正贫血，最终都要通过一次月经样出血达到止血。

可应用大剂量马雌酮 0.6 mg/（kg·d）联合孕激素治疗，给药方式为静脉注射，共治疗 2 ~ 7 天。全部患者在用药后 6 小时内出血时间缩短，最佳止血效果出现在用药后的第 5 ~ 7 天，药效可维持 10 ~ 14 天，每天极量为 60 mg。目前国外每天常规用量为 25 mg，每天 3 次，至少服用一天直至出血减少。若患者用药后仍有少量出血可小剂量加用雌二醇等雌激素治疗；若用药后出血仍较多，可继续增加马雌酮用量和联合应用雌二醇、妊马雌酮等药物，连续服用 7 ~ 10 天。

国内研究报道称 25 mg 倍美力静脉注射可迅速止血，若止血效果不佳可 6 小时后追加 1 次，但常规药物用量不超过 50 mg，止血后需行调整月经周期，促进排卵等后续治疗。

（3）雌激素加大量孕激素治疗：常规雌激素治疗方案为苯甲酸雌二醇 3 ~ 4 mg/d，分 2 ~ 3 次肌内注射，若治疗效果不佳，子宫出血未能得到有效控制，可考虑加用孕激素进一步促进子宫收缩，促进创面愈合，同时促使子宫内膜快速转变为分泌相以便增强止血效果。雌激素、孕激素的相互拮抗作用是保持子宫血管结构、功能正常的关键，二者拮抗失衡是诱发子宫内膜出血的关键，且孕激素在子宫内膜止血过程中发挥着重要作用，所以，异常子宫出血治疗期间，应该通过肌内注射黄体酮药物达到止血的目的，药物剂量为 20 mg，分别在上午以及下午给予治疗，10 天为 1 个疗程，另外，需要通过足够剂量的苯甲酸雌二醇药物开展针对性的干预，且服药 3 天后开始逐步减量，并加用输血治疗以提高血红蛋白水平，待血红蛋白升高至 90～100 g/L 时即可停药，停药后 3 天可出现撤退性出血。现有临床资料指出若异常子宫出血出血量不多，可服用敏定偶等避孕药达到止血的目的，每天 2～3 片，服药 2～3 周。

2. 其他止血法

（1）前列腺素与血管的收缩、舒张功能密切相关，故与异常子宫出血的发生密切相关，任何可能影响前列腺素合成、代谢等因素均可能间接导致异常子宫出血。近些年来 PG 的研究取得了一定的进展，这意味着异常子宫出血的治疗有了更多的选择，临床上可通过影响子宫内膜的 PG 合成间接影响 PGE_2 的合成调节 $PGE_2/PGF_{2\alpha}$ 比值。尽管当前的前列腺素合成酶抑制剂在抑制 PG 合成方面不具有特异性，且其具体作用机制尚不可知，但其临床疗效较为显著，代表性药物包括甲芬那酸和萘普生。

（2）一般止血剂：维生素 C、卡巴可络、维生素 K、酚磺乙胺等，临床可根据出血量的多少合理选择止血剂，出血较少可口服即可，出血较多可肌内/静脉注射。

酚磺乙胺能够促进血小板合成，增强血小板的黏附力，缩短凝血时间，改变毛细血管通透性，减少血液渗出。用法：口服给药时每次 0.5～1 g，每天 3 次；肌内注射或静脉注射时每次 0.25～0.5 g，每天 2～3 次；静脉滴注每次用量 2.5～5 g，溶于 500 mL 等渗糖中，缓慢滴注，每天 1 次。

卡巴可络可降低毛细血管通透性，增强其抵抗力，促使损伤、断裂的毛细血管收缩，但不会影响正常凝血。用法：口服，每次 2.5～5 mg，每天 3 次；肌内注射，每次 5～10 mg，每天 2～3 次，严重时单次剂量可增加至 10～30 mg，每天 6～12 次。

醋酸去氨加压素是一种人工合成的止血药，其成分与非肽类精氨酸加压素十分相似。用法：0.3 μg/（kg·d）醋酸去氨加压素 +50 mL 生理盐水，0.5 小时内静脉滴注完毕，给药后 1.5～2 小时可令凝血因子Ⅷ水平达到峰值，进而发挥止血效果。该药物主要用于治疗血管病、异常子宫出血等。

（3）抗纤溶酶药物：常用的有 6-氨基己酸、氨甲苯酸等。

6-氨基己酸，又名氨基己酸，其主要作用于纤溶酶原，抑制其转变为纤溶酶，从而通过抑制纤维蛋白的溶解间接发挥止血作用，临床大剂量应用时还可抵制纤溶酶活性。用法：静脉滴注，初始剂量为 4～6 g，溶于 100 mL NaCl 溶液、100 mL 等渗糖/高渗糖、100 mL 复方氯化钠注射液中即可，静脉滴注 15～30 分钟。维持剂量时可缓慢静脉滴注 12～24 小时直至完全止血，但切勿静脉推注。口服：每次 2 g，每天 3～4 次，7～10 天后可停药。

氨甲苯酸，又名止血芳酸，主要作用于纤维蛋白溶解酶原，抑制纤维蛋白酶的溶解，具体作用将机制与氨基己酸十分相似，但止血效果是后者的 4～5 倍。用法：静脉滴注，100～200 mg 溶于 5% 等渗糖或生理盐水中，每天极量为 600 mg。口服，每次 250～500 mg，每天 2～3 次，极量为 2 g。

（4）中成药或中药止血：常用药物为三七粉、血竭、云南白药等，常规用量为 1.5～3 g，每天 1～2 次，温水冲服。此外，墨旱莲、仙鹤草等水煎剂也有止血功效，每次用量 30 g，每天 2～3 次。

（5）GnRHa 治疗：GnRHa 治疗可实现快速止血，尤其适用于合并肾衰竭、出血性疾病以及肝移植术后月经过多者。这种治疗的基本机制即通过免疫抑制剂的毒性作用影响性激素的功能，使得性激素的疗效难以发挥，但长期应用容易引发较为严重的不良反应，且价格昂贵，不宜临床推广应用，若需长期行此治疗宜应用反向添加治疗，即每天适量增加雌激素减轻免疫抑制剂毒性作用引发的不良反应，减少骨质丢失。

3. 纠正贫血

机体血红蛋白 < 50 g/L 时，需要实施输血治疗干预，防止垂体、下丘脑以及大脑等组织出现长时间缺血的情况。此类患者多因失血导致贫血，故可通过补充铁剂纠正贫血。贫血较轻者补充硫酸亚铁、富马酸亚铁即可，且与维生素 C、胃蛋白酶等一同服用时效果更佳。临床部分患者服用铁剂会出现较严重的胃肠道反应，无法耐受时可改服右旋糖酐铁，每次用量 50 mg，每天 1 次。缺铁性贫血患者血红蛋白恢复正常后通常需要继续口服铁剂 6 个月。

4. 抗感染治疗

长期失血、严重贫血患者常伴有免疫力低下，合并感染的风险较高，故当出现疑似感染症状时应立即应用抗生素干预治疗，且需根据药敏试验选择合适的抗生素，否则容易导致耐药或出现 L 型细菌。

（二）调整周期

止血后的重要步骤便是调整月经周期。临床治疗异常子宫出血主要是为了促进异常的卵巢周期恢复到正常状态，常规方法如下所示。

1. 后半期用孕激素

大部分异常子宫出血患者在月经周期后期会出现孕激素水平低下的情况，所以应该在此阶段内通过孕激素类药物给予有效的补充治疗，如甲羟黄体酮，每天用量 4 ~ 12 mg，共服用 10 ~ 14 天。服药治疗期间勿擅自停药，若停药 2 个月以上导致内膜增生明显后，在正常停药时可能导致撤退出血过多。

2. 雌激素加孕激素联合疗法

连续服用复合短效避孕药 3 周后停药一周便可到达止血目的，且同时兼顾避孕效果。若患者无须避孕，药物干预治疗 3 个月后通常可恢复正常的子宫内膜厚度，此时便可停药观察月经来潮情况，若仍无月经可加用孕激素并定期撤退。

3. 氯米芬

氯米芬（CC）主要用于促进排卵，较适宜治疗青春期异常子宫出血。属于一种人工合成的非类固醇药物，兼有削弱雌激素和抗雄激素作用，主要功能是促排卵。

（1）化学结构：氯米芬是三苯乙烯的衍生物，化学结构与己烯雌酚、他莫昔芬相似。化学名为 2-[4-(2-chloro-1，2-diphenylethene）phenoxy] 三乙胺的双氯枸橼酸盐，有两种异构体，即反式和顺式的混合物。国外制剂为 38% 反式氯米芬和 62% 顺式氯米芬的混合品。促排卵作用主要由顺式异构体引起。国内制剂顺式与反式异构体各占一半。作用略逊于国外制品，但不良反应也较少。

（2）药代与药理：氯米芬的口服吸收效果较好，主要经肝脏代谢，主要从二便排泄。相关研究指出氯米芬的半衰期为 5 天，因此分泌相是服药后正常血药浓度可维持至黄体期，且服药 6 周后机体仍未将其完全代谢。

（3）作用机制：氯米芬具有双重调节作用，当机体雌激素分泌亢盛时其可于体内的雌二醇相互拮抗并抢先于雌激素受体结合，从而解除雌二醇参与的负反馈调节，促使下丘脑、垂体的分泌，刺激卵泡发育，停药下丘脑—垂体—卵巢轴可恢复正常，并继续分泌 FSH、LH 等，促使卵泡发出成熟并排卵；而在低雌激素环境中，氯米芬主要发挥类雄激素作用。

氯米芬可与内源性雌激素受体持久性结合，结合时间远超内源性雌激素，一般可长达数周。另有研究指出氯米芬与靶受体之间的结合属于多为位点结合，但哪些结合位点与治疗作用相关尚不可知。

（4）用法与不良反应：氯米芬初始用量为 50 mg，每天 1 次，宜在月经来潮的第 5 天或雌激素撤退出血的第 5 天开始服用并密切监测基础体温，连服 5 天后停药，停药后 7～10 天便可发生排卵效应，少数女性排卵可延迟至停药后 20 天。若服药后可正常排卵即按标准剂量服药，若无效可在雌激素撤退出血第 5 天加量服用氯米芬，每天 100 mg。目前认为给予青春期异常子宫出血患者氯米芬治疗旨在：①检验下丘脑—垂体—卵巢轴是否成熟，功能是否正常，若应用氯米芬后顺利出现了排卵效应即提示下丘脑—垂体—卵巢轴较为成熟，功能正常；②与内源性雌激素受体结合，发挥抗雌激素作用，从而减少月经量；③调整月经周期。事实上调整周期并不在于促进排卵，且服药不宜超过 6 个周期。

初步研究指出服用氯米芬后的排卵率为 70%～80%，且服用常规剂量时较少发生药物不良反应。综合对比发现，氯米芬具有高效、无服药特殊禁忌、经济效益高等优点，临床应用价值较高，但不足之处在于长期疗效不稳定、不显著，继发黄体功能不全的可能性较大。相关研究报道称临床常见的氯米芬不良反应包括神经过敏、腹部不适、卵巢增大、乳房疼痛、头晕、乏力、恶心、呕吐、过敏性皮炎、抑郁等，但多数不适症状可在停药后缓解或消失，其机理可能与下丘脑水平抗雌激素作用的变化有关。有研究指出，氯米芬引发的药物不良反应主要与个人体质有关，与服药剂量多无明显关联，因此无法通过服药情况预测发生不良反应风险。

（三）预防

异常子宫出血多由内分泌紊乱所致，属于妇科常见疾病之一，其根据发病年龄可大致分为青春期异常子宫出血和更年期异常子宫出血。青春期异常子宫出血系女性青春期发育期间，内分泌紊乱所致，但多数青春期女性因相关生理卫生知识匮乏，不愿意就诊，这是导致其后期贫血的重要原因。当前研究认为，青春期异常子宫出血主要与生理机能紊乱有关，但也与精神过于紧张、情绪刺激、环境变化、营养不良、过于疲倦等其他因素相关，故从健康保健角度着手，积极干预青春期女性的心理问题和生理问题是预防异常子宫出血复发的关键所在。此外，因下丘脑—垂体—子宫轴的成熟需要较长时间，故青春期异常子宫出血的持续时间较长，因此在行止血、周期调整等治疗后仍需数年随访，积极预防病情复发，这是因为早期出血症状的消失并不意味着排卵周期已恢复正常。部分患者经一次成功治疗后，认为病情已痊愈，故不再复诊，后期往往因异常子宫出血引发贫血而再次就诊，但此时患者多因长期慢性出血、治疗效果不佳而身心俱疲，因此临床上十分强调、重视异常子宫出血的长期治疗和随访。随访调查时需给予患者正确的健康宣教，提高其复诊意识，并用 BBT 检测其排卵功能。

更年期异常子宫出血的治疗仅以止血、调整周期，逐步绝经为目的，前提是排除子宫器质性病变。

（王志敏　陈传芳）

第二节 闭经

下丘脑—垂体—卵巢轴的功能正常时月经规律来潮的关键所在，这一内分泌轴中的任一环节发生问题便会引起月经失调，严重时还会引发闭经。闭经是一种症状，导致该症状的原因很多也很复杂，而且涉及全身多个系统，其至某些极特殊器官系统的病变也会引起闭经。因此，对闭经正确的诊断程序通常是要查明引起闭经的各器官系统的功能变化和疾病，为患者提供正确的诊疗方案，使患者花费最少时间和金钱，而得到正确及时的治疗。

一、定义及分类

目前认为有以下几种情况发生称为闭经。

（1）14 周岁仍无月经来潮，未出现第二性征。

（2）16 岁时已出现第二性征，但仍无月经初潮。

（3）曾有月经来潮，但超过 6 个月或连续 3 个原月经周期以上无规律月经。

闭经的分类方式有多种，按曾经有无月经来潮分为原发性闭经和继发性闭经；根据造成闭经的位置以下丘脑性闭经、垂体性闭经、卵巢性闭经、子宫性闭经等类型区分；按血促性腺激素水平高低分为高促性腺激素性闭经、正常促性腺激素性闭经和低促性腺激素性闭经。每一种分类都有其优点和一定的局限性。

二、诊断与治疗

闭经病因错综复杂，与全身多系统多器官功能相关。因此，医师应该对闭经的患者进行详细的病史询问以及全面的体格检查，包括有无精神心理障碍、长期剧烈运动、节食、应激、遗传病史、家族史、营养状况、体格异常、生殖道异常以及中枢神经系统疾病史等。下面将分别介绍原发性和继发性闭经的诊断鉴别程序。

（一）继发性闭经

继发性闭经最初的诊断应建立在详细的病史询问和体格检查上。首先要排除妊娠，其次了解有无甲状腺疾病史以及溢乳史，并体检有无溢乳。亚临床性甲状腺功能减退症导致闭经的可能性虽小，然而不正常的甲状腺激素会影响促性腺激素和催乳素水平，其至垂体增生肥大而产生类似垂体肿瘤样影像。一个关于 127 名成年始发闭经妇女的研究结果表明，7.5%催乳素水平异常以及 4.2%促甲状腺激素（TSH）水平异常。在闭经出现之前，甲状腺疾病的其他临床表现常先出现。轻度的甲状腺功能减退常出现月经过多或过少而不是闭经。因此，医师应该考虑检查 TSH。适当的对症治疗会使上述症状很快消失，月经恢复，垂体增生影像也相应恢复正常，但这需要几个月的时间。

患者如果有明显的催乳素升高、溢乳、头痛或视觉障碍应当接受影像学检查以了解有无垂体肿瘤。以往认为垂体肿瘤罕见并多发于男性，女性患者较难以诊断。实际上，垂体肿瘤较常见，能分泌大量糖肽类激素 α 亚单位，故测定促性腺激素以及 α 亚单位水平有助于鉴别垂体腺瘤的性质。如果催乳素水平高于 100 ng/mL（100 μg/L）高度提示催乳素瘤，应当做垂体影像学检查，包括平片、CT 和 MRI。如果垂体肿瘤较大而催乳素水平≤100 ng/mL，提示非分泌催乳素腺瘤的可能性大。除垂体肿瘤外，高催乳素血症第二常见原因就是药物所致（如口服避孕药、抗精神病药、抗抑郁药、抗高血压药、组胺 H_2 受体阻滞剂、阿片制剂等）。药物导致的催乳素升高通常小于 100 ng/mL。如果高催乳素血症与肿瘤没有关系，那么医师应该查找确定导致高催乳素血症的原因并给予相应治疗。如果 MRI 发现无症状的微腺瘤（小于 10 mm），应当动态复查催乳素和影像学检查来监测微腺瘤的进展。考虑到微腺瘤生长缓慢，在妊娠期间极少继续生长，术后复发率高，并且很少恶变，对微腺瘤的治疗应当集中在不孕、溢乳和乳房不适上。多巴胺受体激动药可以改善这些症状和不孕，但不能彻底抑制高催乳素血症和使肿瘤消失。溴隐亭很有效，但是卡麦角林比它更有效及更有耐受性。大的腺瘤可用多巴胺受体激动药治疗或是必要时经蝶骨切除。

在排除妊娠、甲状腺疾病和高催乳素血症后，剩下的继发性闭经的诊断可以根据以下程序逐一进行。

1. 孕激素试验

帮助了解下生殖道通畅与否和判断内源性雌激素水平情况。通常在停用孕激素后 2~7 天，最长不超过 14 天出现撤退性出血。如果出现明显撤退性出血则为孕激素试验阳性反应，表明下生殖道通畅，有内源性雌激素分泌，子宫内膜对内源性雌激素有反应，但是下丘脑—垂体—卵巢轴功能减退，同时可以排除垂体肿瘤，按无排卵性不孕症方案进行治疗。如果只有点滴出血，表明内源性雌激素水平不足。如果没有撤退性子宫出血则是孕激素试验阴性反应，表明下生殖道不通畅，或雌激素不足，或者虽有内源性雌激素分泌，但因子宫内膜蜕膜化反应，给予孕激素后依然不能发生撤退性出血，如无排卵性高雄激素血症。

2. 雌、孕激素序贯试验

可以明确是否有子宫和下生殖道病变。如果有撤退性子宫出血则为雌孕激素序贯试验阳性，表明体内内源性雌激素水平缺如或低下，是下丘脑—垂体—卵巢轴或卵巢异常，可以排除子宫和下生殖道病变。如果没有撤退性子宫出血则为雌孕激素序贯试验阴性反应，表明病变部位在子宫或下生殖道，常见的有 Asherman 综合征（宫颈—宫腔粘连征）。

Asherman 综合征是由于子宫内膜受到不同程度损伤而引起的一系列临床综合征。损伤严重时子宫内膜不能周期性增生脱落而表现为继发性闭经，此外还可表现为经血过少、痛经、流产或不孕。常见诱因有过度刮宫和严重盆腔感染，罕见诱因有子宫内膜结核感染、子宫血吸虫病以及席汉综合征。可做子宫造影和宫腔镜以协助诊断，后者能明确了解子宫内膜微小病变。治疗包括局部治疗和激素治疗。局部治疗主要是分离粘连子宫内膜，以往多采用子宫扩张或刮宫术来分离粘连的子宫内膜，术后放置宫内节育器以防止术后再次粘连，但这种方法比较盲目。现在多采用宫腔镜直视下直接切割、电灼或激光分离粘连内膜，术后放置 Foley 导尿管，尿管顶端气囊内充盈 3 mL 液体，7 天后取出，效果明显优于以前方法。无论哪种方法都可能出现子宫黏膜再次粘连。同时术前、术后应用抗生素预防感染。激素治疗指术后给予大剂量雌激素口服 2 个月，于第 3 周起加服甲羟黄体酮 1 周（第 4 周停用）。初次治疗未恢复正常月经应重复治疗 1 次，有生育要求的患者更应坚持治疗。

3. 促性腺激素水平测定

如果雌孕激素序贯试验阳性，提示内源性雌激素低下或缺乏，促性腺激素水平检测能够进一步发现异常的来源。促卵泡激素（FSH）或黄体生成素（LH）升高表明卵巢异常（高促性腺素性性腺功能减退）。若 FSH 或 LH 正常则表明垂体或下丘脑异常（低促性腺素性性腺功能减退）。蝶鞍的磁共振成像（MRI）可以用来排除垂体肿瘤。正常的 MRI 表明闭经的原因在下丘脑。根据促性腺激素水平测定结果，可以将剩余的继发性闭经分为正常促性腺激素性闭经，高促性腺激素性性腺功能减退症以及低促性腺激素性性腺功能减退症。

（1）高促性腺激素性继发性闭经。

1）卵巢早衰（POF）：卵巢早衰既可表现为原发性闭经也可表现为继发性闭经，发生率随年龄阶段不同而异，40岁以下约1%发生率，30岁以下约0.1%，20岁以前则为0.01%。严重者表现为没有青春期发育和原发性闭经，青春期后发生的主要表现为伴随卵泡衰竭的月经紊乱（继发性闭经）。POF患者血性激素水平低下（E_2，抑制素），促性素水平增高（LH，FSH），属于高促性素性闭经。临床上除了心悸、潮热、脸红、焦虑、抑郁易疲劳等症状外，还会引起骨质疏松。POF可由多种疾病造成，包括自身免疫性疾病、毒素、药物以及遗传缺陷。30岁以下的患者应该进行染色体核型检查，以排除存在镶嵌性Y染色体的可能，因女性性腺含有睾丸成分容易发生恶性肿瘤，如性腺细胞瘤、无性细胞瘤和绒癌，需要切除性腺组织。卵巢活检以及抗卵巢抗体检查对临床意义不大。处理主要是性腺激素替代治疗。以往医师多认为POF患者难以妊娠，但新近调查显示约有50%的卵巢早衰的妇女有间断性的卵巢功能，其中5%~10%可能会有自然妊娠。这可能与雌激素治疗有关，也可能是卵巢功能自发性恢复。尽管如此，还是有必要告知患者不孕的可能性极大，目前解决卵泡储备缺陷所致不孕的方法仍是使用捐卵。

2）绝经过渡期：绝经过渡期妇女由于卵泡功能不足和数量减少，抑制素水平下降，从而FSH水平升高；另外，绝经过渡期妇女卵巢内残留的卵泡是对促性腺激素最不敏感的，因此，FSH代偿性升高。

3）垂体腺瘤：有些垂体腺瘤能分泌促性腺激素（FSH和极少量LH）和糖肽类激素α亚单位，但是这些垂体腺瘤并不是因为性腺功能低下而得以发现，往往是因为头痛和视力进行性下降才得以诊断。以往认为垂体腺瘤罕见且难以诊断，随着影像学技术的不断发展，垂体瘤的诊断越来越常见。因此，遇有原因不明的促性腺激素水平升高，可以考虑做垂体影像学检查。

4）异位分泌促性腺激素的肿瘤：有些肿瘤能分泌促性腺激素，如肺癌。这种情况十分罕见，病史和体检阴性的闭经不推荐常规X线检查。主要予以原发病的治疗。

（2）低促性腺素功能减退症（FSH≤5 U/L或LH≤5 U/L）：促性腺激素水平异常低下患者的病变部位在垂体或下丘脑，需加以鉴别。首先了解有无头痛、视力障碍及泌乳病史；有无产后大出血病史；有无服用避孕药、抗精神病药、抗抑郁药、抗高血压药、组胺H_2受体阻滞剂、片制剂等病史；有无过度体重减轻、过度运动史等。其次，做蝶鞍影像学检查以了解蝶鞍区和鞍上有无病变。

1）垂体区病变：垂体催乳素腺瘤是最常见的垂体肿瘤，在尸体解剖中的发现率占所有垂体肿瘤的50%，而垂体微腺瘤在尸体解剖检出率为9%~27%。临床主要表现为高催乳素血症、闭经伴或不伴溢乳，肿瘤大时还会出现头痛和视力障碍，垂体影像学检查显示垂体区异常。垂体催乳素腺瘤治疗包括手术治疗、多巴胺激动剂治疗和放疗。目前观点首选手术治疗，配合药物治疗。而放疗不作常规选择，仅有少数患者在单纯化疗后血催乳素水平降至正常，一般是在巨大肿瘤不能手术切除或者切除后又再复发，以及巨大肿瘤药物治疗无效的情况下才选用化疗辅助治疗。①手术治疗：主要适用于垂体腺瘤药物控制效果不佳，短期内体积快速增长并出现了明显的视神经压迫症状的患者。利用显微外科技术采用经额路及经蝶窦方法（Cushing 法）手术切除垂体腺瘤可以迅速控制高催乳素血症。对于血催乳素水平在 150 ~ 500ng/mL 的腺瘤手术效果最佳，治愈率达 50%，约 30% 巨大腺瘤和约 70% 微腺瘤术后月经恢复正常；催乳素水平越高手术效果越差。手术过程中必然会损伤邻近正常垂体阻滞，故术后出现下丘脑、垂体损伤、视力障碍、脑脊液漏的风险较高，且单纯手术治疗的患者术后复发风险为 50% ~ 60%。目前对 PRL 多采用药物或药物手术联合治疗。②多巴胺激动剂治疗：所有垂体催乳素腺瘤患者均可首选多巴胺激动剂治疗，常用的有溴隐亭以及卡麦角林。③溴隐亭：是目前最常用的治疗高催乳素血症的药物，一种选择性多巴胺受体激动剂。1969 年开始应用，能有效地抑制催乳素分泌，减小催乳素瘤的体积，治疗后 90% 以上的闭经患者月经可恢复并出现排卵，80% 患者泌乳消失，妊娠率高达 80%。溴隐亭治疗还能使 80% ~ 95% 催乳素微腺瘤及 50% ~ 60% 大催乳素瘤患者催乳素降至正常，但停药后仅 10% 患者血催乳素长期保持在正常水平。溴隐亭主要通过肝代谢并通过胆汁排泄，故服药前需检查患者肝功能有无异常。此外，服用溴隐亭后可能会出现恶心呕吐、鼻塞、直立性低血压、头晕、便秘等相关并发症其中低位性低血压最为严重，相关统计资料显示约有 12% 的患者无法耐受该药物。溴隐亭初始用量宜小，需在睡前或饭中服用，若无不良反应后期可逐步增加用量，若患者无法耐受口服给药，可改为阴道给药。溴隐亭也有长效型肌内注射制剂及口服缓释剂（缓释剂型为 5 ~ 15 mg/d），其与短效者的有效率及不良反应发生率相似。现已出现一种注射用溴隐亭，每次 50 ~ 100 mg，每月 1 次，起效快，可用于治疗巨腺瘤。需要注意的是，若患者希望妊娠，则需注意溴隐亭的用药周期和停药时间，发现妊娠后即需立即停药，若在卵泡期用药，需行 B 超监测，待排卵后停药。此外，患者服药期间还需监测血清催乳素水平，观察患者病情变化。通常情况下服药 4 周后血清催乳素水平将出现明显下降，继续服药 3 ~ 4 周后，多数患者可恢复正常月经，泌乳随即停止。此外，立即停用溴隐亭可能引起戒断现象，造成催乳素分泌增加，泌乳复发，故应在维持药效的前提下逐步减量，若患者血清催乳素恢复正常水平，且 2 年内病情无复发，可在医师的指导下停药并间隔 3 个月复查一次血 PRL 值，若出现再次泌乳需及时复诊。④卡麦角林：是一种合成的特异性多巴胺 D_2 受体激动剂，每周服用 1 ~ 2 次，疗效强，在产后抑乳方面也显示出很好的疗效及耐受性。胃肠反应轻。高催乳素血症患者每周口服卡麦角林 1 ~ 2 mg 和溴隐亭 5 ~ 10 mg/d 的疗效相当，而且前者无戒断现象，停药后催乳素仍能长期维持在生理水平。对卡麦角林不能耐受者也可经阴道给药。⑤甲磺酸硫丙麦角林：即甲磺酸硫培高利特，是一种长效麦角类多巴胺激动剂。是选择性多巴胺 D_2 促效剂，对 D_1 受体无作用。其疗效及不良反应似溴隐亭。起始剂量 25 ~ 50 μg/d，极量为 150 μg/d。可作用于对溴隐亭不能耐受的患者。⑥喹高利特（CV205-502）：一种非麦角碱多巴胺受体激动剂，是选择性多巴胺 D_2 促效剂，对 D_1 受体作用弱。降催乳素作用较溴隐亭强 35 倍以上，不良反应类似，但疗效和产后抑乳耐受性都不如卡麦角林，主要用于对麦角碱类药物过敏以及对溴隐亭耐药者。卡麦角林与盐酸八氢苄喹啉两种新药目前尚不适用于有生育要求者，主要因为对胎儿安全性问题缺乏长期广泛应用观察，故准备妊娠者治疗时还应当首选溴隐亭。对不准备妊娠者或生理性溢乳及男性，可推荐卡麦角林为一线药物。

席汉综合征：由于产后大出血休克导致急性垂体梗死而引发的一系列与垂体功能减退相关的临床综合征。垂体功能减退可以出现于产褥期早期，可以危及生命。促肾上腺皮质激素、促性腺激素、生长激素等均会产生一定的影响，而促甲状腺素是最后受到影响的一种激素类型。治疗上主要激素替代治疗，根据累及的靶腺程度的轻重给予药物治疗。肾上腺功能低下者，可给予泼尼松，每天 5.0 ~ 7.5 mg；甲状腺功能低下者，给予甲状腺素，每天 5 ~ 30 mg；卵巢功能低下者，可利用雌孕激素替代。GnRHa 间歇性刺激，对垂体的功能恢复有帮助，治疗 6 个月后可见症状有好转。现在有良好的产科保健，本综合征已很少见。

空泡蝶鞍综合征：本病系鞍隔缺失，蛛网膜下腔下陷入垂体窝内，挤压垂体导致垂体与下丘脑分离所造成的一种疾病，大多数为先天性病变，也可继发于垂体肿瘤梗死、手术或放疗后。鞍底和前后床突呈空泡样变性。临床上可表现为高催乳素血症和闭经。本病虽是良性病变，但由于可能并存垂体肿瘤，对同时有高催乳素血症和闭经的空泡蝶鞍综合征的患者应定期监测以观察有无合并垂体肿瘤，以免误诊。治疗上予以激素和促排卵治疗。

其他：囊性松果体肿瘤、肢端肥大症、库欣病、淋巴细胞性垂体炎、蝶鞍区的囊肿、结核、类肉瘤病、脂肪瘤以及 Laurence-Moon-Biedl and Prader-Willi 综合征，虽极少见但可压迫垂体而引起低促性腺性闭经，临床上鉴别诊断时应予以考虑。

2）下丘脑区：下丘脑性闭经通常是由 GnRH 异常分泌，以及下丘脑—垂体—卵巢轴破坏引起。这常常是由于过度的体重减轻、运动或压力。压力和体重减轻如何影响 GnRH 的分泌的机制还不清楚，可能与促肾上腺皮质激素释放激素促进内源性阿肽分泌从而抑制促性腺激素释放有关；也可能与多巴胺升高从而抑制 GnRH 脉冲性分泌有关。下丘脑性闭经的诊断一般通过排除垂体病变引起的低促性腺激素性闭经后确立诊断。治疗应当针对病因。此外，适时进行促排卵治疗以恢复生育功能也是有必要的。

神经性厌食：神经性厌食患者常有严重不和谐的家庭，或者过分强调苗条的重要性。临床症状复杂多样，闭经往往先于体重下降出现，伴随低促性腺激素血症，故早期容易被忽视，而仅仅给予低促性腺激素血症的治疗。治疗上首先要帮助患者恢复体重，改变原有不健康饮食习惯，制订一个每天热量摄入食谱，这很重要。当达到健康的体重时月经通常会恢复。此外，需补钙以治疗骨质疏松。可以使用口服避孕药或绝经激素疗法来减少骨循环以及局部扭转骨丢失。然而两种方法都不能明显增加骨量。双膦酸盐是常规用来治疗绝经后骨质疏松的，它可能会致畸并且没有试验能证明其对育龄妇女有效。对这些患者推荐足量的钙和维生素 D 的摄入。

运动性闭经：年轻运动员可能发生一种综合征，称为女运动员三联征，包括饮食紊乱、闭经和骨质疏松。发病机制可能与体重严重下降和应激有关。体重严重下降意味着脂肪含量大量丢失，可致血瘦素水平降低，最终抑制 GnRH 分泌释放；同样，应激通过诱发肾上腺功能亢进来诱发 GnRH 分泌释放，从而抑制促性素分泌及生殖功能。治疗上应首先消除思想顾虑，消除因月经未来而产生的恐惧心理，同时充足饮食和恢复体重。若适当增加热量摄入或减少运动训练月经可能恢复。与饮食紊乱的患者一样，持续性闭经的运动员也可能会有骨质丢失的危险。对于青春期的运动员，骨丢失时在骨峰值生长时，这可能是不可逆的。承重运动可能以局部保护来对抗骨丢失。

（3）正常促性腺激素性闭经：最常见原因是下生殖道流出道阻塞和雄激素过多性持续无排卵。

1）下生殖道流出道阻塞最常见的原因是 Asherman 综合征，其他导致流出道阻塞的原因包括宫颈狭窄以及宫颈内纤维瘤或息肉。

2）多囊卵巢综合征（PCOS）：是导致雄激素过多性持续无排卵的主要原因。对 PCOS

的诊断主要是依靠临床，实验室检查主要用来排除其他引起高雄激素血症的原因。明显升高的睾酮和脱氢表雄酮水平可提示分泌雄激素的肿瘤（卵巢源性或肾源性）。17-羟黄体酮水平可用来帮助诊断成人发病的先天性肾上腺增生。库欣病很少见，因此，患者只需当有典型症状和体征时才进行检测（如嗅纹、水牛背、明显的向心性肥胖、易碰伤、高血压、近端肌无力）。有过高的循环雌激素的 PCOS 患者子宫内膜癌的风险提高了 3 倍。而有胰岛素抵抗者糖尿病的风险增高了 2～5 倍，应考虑做糖耐量试验。目前国内 PCOS 的诊断标准为：①无卵泡或偶发排卵；②体内雄激素表达异常升高且出现了典型的临床症状；③B 超影响提示巢体积≥10 mL，横切面上直径在 2～9 mm 的卵巢数量不少于 12 个。诊断前需排除内分泌肿瘤、库欣综合征等情况，若患者满足三项中诊断标准中的两项即可明确诊断。PCOS 治疗的目的除纠正多毛、痤疮、建立规律的月经周期、达到妊娠的目的之外，更重要的是减少发展为子宫内膜癌、乳腺癌、糖尿病、动脉粥样硬化、冠心病等。最基本的治疗就是通过控制饮食和运动来减肥。良好的饮食习惯和运动应该保持直至减到正常体重。减轻 5%～10% 体重对于内脏脂肪的代谢转换、降低雄激素水平、改善多毛、恢复正常月经周期及减少胰岛素抵抗是非常重要的。这需要几个月的治疗才能看到疗效。月经可在体重减轻的过程中通过给予孕激素恢复（甲羟黄体酮每天 10 mg，连续 5 天；每 3 个月，使用醋酸环丙氯地黄体酮的 COCP，或用螺内酯的衍生物屈螺酮），这样可以防止内膜增生过厚和异常增生的危险。胰岛素增敏剂，如二甲双胍可以减少胰岛素抵抗和促进排卵功能。临床上雄激素过多症多考虑美容方面的治疗，也有人发现使用局部脱毛剂可以改善不美观的毛发。如果生育年龄自发的排卵不能恢复，通常使用氯米芬（或联合二甲双胍），促排卵治疗仍没有成功。最后通过 IVF 技术可能得到好的结果，但是增加了卵巢刺激过度综合征的危险性。

（二）原发性闭经

原发性闭经的病因根据有无第二性征来划分。如果有第二性征发育，应当先排除妊娠。不推荐常规的放射检查。有许多方法可用来诊断原发性闭经，如果有疑似系统性疾病，应进行实验室检查以及放射性检查以确诊。

在这里就以促性腺激素的水平来分类。

1. 高促性腺激素性原发性闭经［FSH≥20 U/L 和（或）LH≥40 U/L］

第二性征不发育和发育不良，无子宫或者子宫异常的患者，应该查染色体。

（1）46，XY：通常诊断为雄激素不敏感综合征（患者表现为女性，腹腔镜检查或剖腹检查仅见一条纤维结缔组织组成的条索状性腺），如果有睾丸，需要切除，因为青春期后可能会有恶性肿瘤的危险。

（2）46，XX：腹腔镜检查或者剖腹探查。若卵巢形态较小，组织活检示始基卵泡数量众多，但窦卵泡少有，常诊断为卵巢抵抗综合征；如仅见一条结缔组织组成的条索状性腺，通常诊断米勒管发育不全，其病因被认为可能抗米勒激素的胚胎性激活导致女性生殖道畸形。患者可能出现，如在始基子宫里有内膜组织，有周期性腹痛、经间痛或乳房胀痛。阴道缺如或缩短以及有异常的成人子宫；如卵巢正常就是成熟卵泡较少，则可能是卵巢早衰，一般这样的患者较少。

（3）多 X 染色体：称为多 X 综合征，又称超雌。患者身高一般正常，但是智力障碍严重，X 染色体越多者，智力障碍越重，部分患者可出现精神症状发作。

上述治疗采用雌、孕激素周期序贯疗法，以及手术人造阴道。

（4）45，XO：称为特纳综合征。因为性腺为条索状，结缔组织而无卵泡，故又称先天性卵巢发育不全。它也存在多种嵌合体。由于患者的生长发育以及各器官发育都存在异常，所以治疗的目的为促进身高，刺激乳房与生殖器发育，防止骨质疏松等。对于促进身高治疗存在争议。①运用性激素在骨骺愈合前，增加身高。以往曾用苯丙酸诺龙 25 mg 肌内注射，2 周 1 次，疗程为 3~6 个月；停药半年骨骺未愈合可重复治疗，但是疗效不肯定。近年用雌、雄联合治疗获得较好的疗效，但是它的疗效还需要继续观察。促进身高后用雌激素替代疗法，促进乳房和生殖器发育，如有内膜者可能有月经来潮，以小剂量达到有效为度。②用生长激素促进身高，一般在 5 岁开始，所需剂量较大。促进生长效果的好坏取决于开始治疗的骨龄。性激素替代治疗应在 12 岁后开始。当患者 >14 岁，年生长速度 <2.5 cm，宜停止用生长激素，而用雌激素诱导青春发育。应用生长激素治疗 2 周，应测血 T_3、T_4、TSH，因患者如伴有潜在性甲状腺功能不全，应用生长激素后，会使 T_3、T_4 下降，如不补充甲状腺素会影响生长激素疗效。

（5）代谢性疾病中的半乳糖血症：是一种常染色体隐性遗传病。该疾病患者的原始性腺中仅有极少数的卵原细胞，是由于半乳糖代谢的毒性作用抑制生殖细胞向生殖嵴迁移的结果。临床上容易出现卵巢早衰的表现。

2. 正常促性腺激素性闭经

关键在于检查是否有流出道阻塞，如先天性宫颈、阴道、处女膜闭锁、阴道横膈等畸形，造成的流出道阻塞。根据患者对于性生活和生育的要求进行相关的矫正手术。如果没有阻塞，可通过超声了解子宫的情况，对于没有子宫或者只有始基子宫，通常诊断苗勒管发育不全或者发育异常。有正常子宫的则可按照继发性闭经鉴别诊断和治疗。

3. 低促性腺素功能减退症（FSH≤5 U/L 或 LH≤5 U/L）

（1）Kallmann 综合征：此系某一性促性腺激素释放激素缺乏后同时导致性腺功能减退，和嗅觉丧失的一种疾病。GnRH 兴奋实验反应低下或无反应。一般第二性征不发育或发育差，内外生殖器就为幼稚型。治疗常用雌、孕激素终身替代治疗，可有撤药性出血，希望生育者可行促排卵或试管婴儿，嗅觉减退无特殊治疗方法。

（2）原发性垂体单一性促性腺激素缺乏症：本症即促性腺激素分泌水平明显下降，但其他垂体分泌功能正常的一种疾病，具体病因不详，其发病可能与 LH 或 FSH 分子中的 α 亚单位或受体异常有关，首发症状多为性器官不发育，无第二性征，女性原发性闭经，FSH 和 LH 及雌激素水平低下。卵巢内有较多始基和初级卵泡，骨骺愈合延迟，性染色体正常，46，XX，但给予外源性促性腺激素治疗后可促进卵泡的发育，维持正常排卵功能。可采用促性腺激素脉冲法和各种超排卵方案。对无生育要求者可给予雌、孕激素周期序贯疗法。

另外，根据有无第二性征可作出以下分类。

1）有第二性征：如果患者有正常的第二性征，包括阴毛，那么医师应做 MRI 或子宫输卵管造影以确定有没有子宫。约 15% 的原发性闭经由米勒管发育不全，先天型阴道缺如以及子宫发育异常（通常为始基子宫）引起。其病因被认为可能有抗米勒激素的胚胎性激活导致女性生殖道畸形。患者的症状可能有如果在始基子宫里有内膜组织有周期性腹痛、经间痛或乳房胀痛。阴道缺如或缩短以及有异常的成人子宫可以确定为米勒管发育不全。如果患者表现为女性可做染色体核型分析来确诊。

如果患者有正常的子宫，应当考虑阴道闭塞。处女膜孔闭塞或阴道横膈可导致先天性流出道闭塞,典型表现为由于血液淤积在子宫和阴道里导致的周期性腹痛。如果流出道通畅,医师应当进行类似诊断继发性闭经的方法进行诊断。

2）无第二性征:对于无第二性征的闭经患者的诊断应当建立在实验室检查和染色体核型分析上。低促性腺素性性腺功能减退性闭经的最常见的原因是先天性生长和青春发育延迟。详细的家族史可以帮助检查病因,因为这常常是家族性的。低促性腺素性性腺功能减退性闭经所导致的青春和发育延迟与小丘脑或垂体功能衰竭所致无差别。如果有生长和青春发育延迟应当严密监视。Kallmann 综合征,常有嗅觉丧失,也能导致低促性腺素性腺功能减退。高促性腺素性腺功能减退症(高 FSH 和 LH)的原发性闭经患者是由于性腺发育不全或卵巢早衰所致。特纳综合征(染色体核型为45,XO)是导致女性性腺发育不全的最常见的原因。典型的体征包括蹼颈、乳距增宽以及身材矮小。约25%的特纳综合征患者是嵌合体。这些患者常有正常的表型。其他导致纯性腺发育不全的罕见的原因可以是染色体为 46,XY 或 XX。

(王志敏　陈传芳)

第三节　原发性痛经

痛经属于一种临床病症,该病症临床表现主要是为小腹在月经来潮时发生痉挛性疼痛的症状,其根据初次发生时间可大致分为两类:①原发性痛经,主要是指在第一次月经来潮时便发生痛经表现,且在每次月经来潮都会发生疼痛症状;②继发性疼痛,第一次月经来潮时并没有出现疼痛症状,在机体出现如子宫内膜异位症等疾病时便会在月经来潮时引起疼痛。

一、病因

原发性痛经的发生受多方面原因影响,但主要可归结于两类:其一是经期前列腺素释放、子宫内膜合成等内源性因素,其二是精神过度紧张、劳累、生活环境突变、受寒、敏感等精神因素。在上述因素的作用下,子宫会发生痉挛性收缩的情况从而导致出现痛经症状。如果女性由于整块脱落子宫内膜之后,无法顺畅排出,也可引发痉挛性疼痛,这种情况被称为膜样痛经。

二、临床表现

月经来潮时出现持续性、痉挛性下腹重坠感,并可向大腿内侧、肛门放射,严重时可出现恶心、呕吐等症状。多数女性的疼痛可在月经后期逐步缓解,妇科专科检查多无生殖系统器质性改变。

三、治疗

(一)一般治疗

注意日常作息,保持健康的饮食规律和活动规律;保持良好的运动习惯,增强体质;注意经期的卫生,避免过度劳累、受寒及剧烈运动等;注重对月经生理的健康教育与宣传,加强患者的理解,缓解患者的焦虑与恐惧,减轻其心理负担。

（二）抑制排卵

若痛经患者近期无生育需求，可通过服用黄体酮片等避孕药物治疗痛经，这是原发性痛经治疗的首选方案。有统计资料显示，绝大多数原发性痛经患者口服避孕药后症状得到有效缓解，通过避孕药口服的方式对子宫内膜生长可以产生一定的抑制，确保患者的机体的 PG 量以及月经量能够在正常状态内恢复，从而达到降低子宫活性的目的。治疗时，一般推荐试服 3~4 周期，若症状有所改善，可继续服用；但若疗效并不满意可适当服用 PG 合成抑制剂。该治疗方案要求患者长期服药，但药效只体现在周期末 1~2 天，多数患者不愿意接受，只有同时有避孕需求的患者才会采纳。

（三）前列腺素合成抑制剂（PGSI）

若患者存在生育需求，可服用 PGSI 抑制 PG 的合成，进而抑制子宫收缩的频率和节律，缓解疼痛症状，且不会影响正常的垂体—卵巢轴功能，在实际用药期间可能会出现代谢性不良反应。在月经来潮之前没有出现疼痛症状之前通过该药物进行治疗，连续使用 2~3 天，但该治疗方案必须有试用期，以确定患者个体的最佳药品种类与最佳剂量，进而达到最好的治疗效果，试用阶段最长可达半年以上。

PGSI 按化学结构为分类标准可分为吲哚吲唑类、灭酸类、苯丙酸衍生物、保泰松类 4 类。吲哚吲唑类包括苄达明、吲哚美辛等，可按两种计量服用：一种为每天口服 3~6 次，每次 25 mg；另一种为每天服用 3 次，每次 50 mg。灭酸类包括甲芬那酸、氯芬那酸等。甲芬那酸初次服用时剂量为 500 mg，之后再次服用剂量为 250 mg，每 6~8 小时服用 1 次。氯芬那酸初始剂量为 400 g，病情稳定后可减至 200 mg，6~8 小时服用 1 次。苯丙酸衍生物主要包括甲氧萘丙酸钠盐与对异丁苯丙酸。萘普生又称为甲氧萘丙酸钠盐，以 500 mg 作为第一次用药的剂量，之后再次服用剂量为 250 mg，6~8 小时服用 1 次。对异丁苯丙酸又称为布洛芬，每天 4 次，每次 400 mg。保泰松类主要为羟基保泰松与保泰松，初始剂量为 200 mg，病情稳定后减至 100 mg，6~8 小时用 1 次。

以上药物可在短时间内为人体所吸收，因此在月经的前两天内服用都可发挥较好疗效，但由于月经来潮的时间无法确定，为保证疗效，一般选择在月经来潮前的 3 天用药，缓解率大约为 70%。在应用时若将上述药物交替，其有效率可高达 90%。若对药物过敏或有消化性溃疡的患者禁用。由于不良反应程度较轻，一般患者均可耐受。尤以吲哚美辛导致的肠道反应最为频发，严重者还可能出现头晕、疲乏虚弱等症状，因此具有最高的中途停药率。而以萘普生为例苯丙酸衍生物或灭酸类药物作用机体，不良反应微弱，作用速度快，且作用时间长，因此在临床应用广泛。

若应用较大剂量的 PGSI，偶尔可能会有严重的不良反应，因此在必要时应立即停药。目前已知 PGSI 的不良反应包括：①视物模糊、头昏、眩晕、头痛、听力下降、烦躁、嗜睡等中枢神经症状；②便血、腹泻、腹痛、呕吐、恶心、便秘、消化不良、胃灼痛等消化道不良反应；③黄疸、蛋白尿、血尿、转氨酶升高等肝肾功能损伤症状；④支气管痉挛、水肿、液体潴留、皮疹等其他症状。

（四）β 受体激动剂

对于肌细胞膜上的 β 受体可以产生兴奋的作用，对苷酸环化酶可产生活化，促进细胞内的 cAMP 含量明显提升。一方面可使肌凝蛋白轻链激酶的活性受到抑制，松弛子宫肌；另一方面可以使肌质网膜蛋白的磷酸化过程加快，提升 Ca^{2+} 的结合率，迅速缓解疼痛，但与此同时还会使患者血压升高、心率增快。

单独应用可作用于子宫的 β_2 受体激动剂在近年的临床应用中取得较好疗效，出现不良反应的病例较其他治疗方案显著下降。临床中经常使用的 β_2 受体激动剂包括特布他林与羟甲异丁肾上腺素。一般可通过皮下、肌内注射、气雾吸入、口服、静脉给药等给药。

若患者疼痛剧烈，一般采取注射法。①沙丁胺醇静脉注射，4～8小时注射1次，每次0.1～0.3 mg；②特布他林静脉注射，4～8小时注射1次，每次0.25～0.5 mg。

若患者为中、轻度疼痛，可采取口服给药。①每6小时服用沙丁胺醇2～4 mg；②每8小时服用特布他林2.5～5 mg；③雾化吸入用沙丁胺醇或特布他林，2～4小时吸入1次。气雾吸入与其他给药途径相比用药量少、起效快，是临床首选方式。

在气雾吸入给药的过程中应当注意：首先将气大口呼出，其次深呼吸将药液吸入，吸气后屏气保持3～4秒；最后卷唇将气体缓慢呼出。通常情况下，每吸入一口气雾，效果可维持2～3小时，但 β 受体激动剂在实际临床应用过程中的效果并不十分理想，会产生颤抖、心悸等不良反应，因而并未普及。但气雾吸入法操作简便、起效迅速，在临床治疗中仍可尝试。

（五）钙通道阻滞剂

钙通道阻滞剂在心血管疾病治疗中发挥着重要作用，具体机制如下。

（1）干扰细胞膜上的钙离子通道，影响细胞收缩性。

（2）抑制细胞内钙离子外流，间接舒张平滑肌。硝苯地平又称为尼非地平，是钙通道阻断剂的一种，一般使用剂量为20～40 mg，服用后10～30分钟子宫收缩缓解或消失，肌肉收缩整体减少，基础张力下降，痛感减轻，作用效果可持续5小时，且无不良反应。

（六）维生素 B_6 及镁—氨基酸螯合物

维生素 B_6 具有促进镁离子内流，提升细胞内镁离子浓度的作用，还可用于治疗原发性痛经。维生素 B_6 的一般使用方法为：药物剂量为200 mg/d，用药方式以口服为主，4周为1个疗程，在经过1个疗程的治疗后会出现显著升高红细胞内镁离子参数的情况。此外，维生素 B_6 还可与镁—氨基酸螯合物联合应用，每天2次，各100 mg，持续4～6月，服药后痛经的持续时间与疼痛程度均可进行性降低。

（七）中医治疗

从中医角度分析，痛经乃气血瘀滞、脏腑失养所致。《黄帝内经》曰"不通则痛……不荣则痛"，故在治疗痛经前需辩明证型，若患者为气滞血瘀证，基本方为血府逐瘀汤，若痛经系寒凝经脉所致，基本方为温经汤；若痛经系气血不足，脏腑失养所致，基本方为十全大补汤。此外，痛经的治疗还可配伍桂枝茯苓丸等中成药以增强治疗效果，服用方法为早晚分服，连用1个月。有文献报道，中成药在治疗痛经方面疗效显著，临床症状缓解率高达80%，且所有服药患者均出现皮肤瘙痒、恶心呕吐等不良反应。另有研究报道"痛经膏"贴敷特定穴位可有效治疗痛经，近些年来，关于针灸、穴位注射治疗痛经的报道也开始增多，临床疗效报道均较为理想。

（凌莉莉　孙　欣）

第五章

女性生殖器官肿瘤

第一节　子宫肌瘤

子宫肌瘤是女性生殖器中最常见的良性肿瘤，由平滑肌及结缔组织组成。多见于30～50岁妇女，据统计生育期妇女的肌瘤发生率为20%～25%，40岁以上妇女的发病率则高达30%～40%。因肌瘤多无或很少有症状，临床发病率远低于肌瘤真实发病率。

一、病因

确切病因尚未明确，可能与正常肌层的体细胞突变、性激素及局部生长因子间的相互作用有关。

（一）与性激素相关

子宫肌瘤好发于生育年龄。在妊娠、外源性高雌激素作用下，肌瘤生长较快；抑制或降低雌激素水平的治疗可使肌瘤缩小；绝经后肌瘤停止生长、萎缩或消退，提示其发生可能与女性性激素相关。生物化学检测证实肌瘤中雌二醇的雌酮转化率明显低于正常肌组织；肌瘤中雌激素受体（ER）浓度明显高于周边肌组织，故认为肌瘤组织局部对雌激素的高敏感性是肌瘤发生的重要因素之一。此外，孕激素有促进肌瘤有丝分裂活动、刺激肌瘤生长的作用，肌瘤组织中的孕激素受体浓度高于周边肌组织，分泌期的子宫肌瘤标本中细胞分裂象明显高于增殖期的子宫肌瘤。

（二）与遗传学相关

细胞遗传学研究显示，25%～50%子宫肌瘤存在细胞遗传学的异常，包括从点突变到染色体丢失和增多的多种染色体畸变，首先是单克隆起源的体细胞突变，并对突变肌细胞提供一种选择性生长优势，如85%的子宫肌瘤患者拥有突变的转录介导亚基 Med12，从而促使子宫肌层干细胞转变为肿瘤形成干细胞；其次是多种与肌瘤有关的染色体重排，常见的有12号和14号染色体长臂片段易位（12；14）（q14-15；q23-24）、12号染色体长臂重排、7号染色体长臂部分缺失（7q22q32）等，与之相关的基因有 HMGA2、RAD51B 和 CUX1。分子生物学研究提示子宫肌瘤由单克隆平滑肌细胞增殖而成，多发性子宫肌瘤由不同克隆细胞形成。

（三）与细胞因子相关

一些生长因子在子宫肌瘤的生长过程中可能起着重要作用，如胰岛素样生长因子

（IGF）Ⅰ和Ⅱ、表皮生长因子（EGF）、血小板衍生生长因子（PDGF）A和B、血管内皮生长因子（VEGF）等。

二、分类

（一）按肌瘤生长部位

分为宫体肌瘤（90%）和宫颈肌瘤（10%），其中宫颈肌瘤多为单发，后壁常见。

（二）按肌瘤与子宫肌壁的关系

（1）肌壁间肌瘤：占60%~70%，肌瘤位于子宫肌壁间，周围均被肌层包围。

（2）浆膜下肌瘤：约占20%，肌瘤向子宫浆膜面生长，并突出于子宫表面，肌瘤表面仅由子宫浆膜覆盖。若瘤体继续向浆膜面生长，仅有一蒂与子宫相连，称为带蒂浆膜下肌瘤，营养由蒂部血管供应。若血供不足，肌瘤可变性坏死。如蒂扭转断裂，肌瘤脱落形成游离性肌瘤。如肌瘤位于宫体侧壁向宫旁生长突出于阔韧带两叶之间称为阔韧带肌瘤。

（3）黏膜下肌瘤：占10%~15%。肌瘤向宫腔方向生长，突出于宫腔，仅为黏膜层覆盖。根据肌瘤体积在肌壁内的比例，亚型分为0型（带蒂的黏膜下肌瘤，肌瘤完全位于宫腔内未向肌层扩展），1型（黏膜下无蒂肌瘤，向肌层扩展<50%），2型（黏膜下无蒂肌瘤，侵占肌层部分≥50%）。黏膜下肌瘤易形成蒂，在宫腔内生长犹如异物，常引起子宫收缩，肌瘤可被挤出宫颈外口而突入阴道。

子宫肌瘤常为多个，以上各类肌瘤可单独发生亦可同时发生。两个或两个部位以上肌瘤发生在同一子宫者，称为多发性子宫肌瘤。

三、病理

（一）巨检

肌瘤为实质性球形包块，表面光滑，质地较子宫肌层硬，压迫周围肌壁纤维形成假包膜，肌瘤与假包膜间有一层疏松网状间隙，故易剥出。血管由外穿入假包膜供给肌瘤营养，肌瘤越大，血管越粗，假包膜中的血管呈放射状排列。肌瘤长大或多个相融合时呈不规则形状。肌瘤切面呈灰白色，可见漩涡状或编织状结构。肌瘤颜色和硬度与纤维组织多少有关。

（二）镜检

肌瘤主要由梭形平滑肌细胞和不等量纤维结缔组织构成。肌细胞大小均匀，排列成漩涡状或棚状，核为杆状。

（三）特殊类型的子宫肌瘤以病理检查来诊断

与非特殊类型子宫肌瘤的区别，在于核分裂象和细胞异型程度。特殊类型的子宫肌瘤在病理组织学上，均属于良性肿瘤。

（1）富于细胞平滑肌瘤：肿瘤中有丰富的平滑肌细胞，排列紧密，细胞大小及形态尚一致，仅个别细胞有异形，偶见（1~4）个/10个高倍视野的分裂象。

（2）奇怪型平滑肌瘤：肿瘤以圆形或多边形细胞为主，胞质嗜酸性，核周呈透亮空隙。其特征为细胞多形性，核异型甚至出现巨核细胞。但无分裂象可见。临床呈良性表现。

（3）血管平滑肌瘤：平滑肌瘤中血管丰富，瘤细胞围绕血管排列，与血管平滑肌紧密相连。肌瘤也可向脉管内生长，促使脉管的平滑肌组织增生后突向管腔，该类型子宫肌瘤可以累及静脉、淋巴管，甚至心脏和肺血管。肿瘤切面色泽较红。

（4）腹腔弥漫型平滑肌瘤病：平滑肌瘤弥漫分布于腹膜、大网膜、肠系膜、直肠子宫凹陷及盆腹腔器官表面。大体上较难与腹膜转移癌和胃肠道间质肿瘤相鉴别，但 HE 染色可发现增生的梭形细胞排列成漩涡状，波形蛋白、ER 和 PR 表达可阳性。

（5）上皮样平滑肌瘤：平滑肌瘤以圆形或多边形细胞组成，常排列成上皮样索或巢状。肌瘤呈黄色或灰色。应注意其边缘部分是否有肌层浸润，若有浸润应视为恶性。

（6）神经纤维样平滑肌瘤：肿瘤细胞核呈栅栏状排列，似神经纤维瘤。

（7）脂肪平滑肌瘤：镜下见平滑肌细胞与脂肪细胞形成的小叶互相掺杂在一起。

四、肌瘤变性

肌瘤变性是指肌瘤失去原有的典型结构。

（一）玻璃样变性

又称透明变性，最常见。肌瘤剖面漩涡状结构消失，被均匀透明样物质取代。镜下见病变区肌细胞消失，为均匀透明无结构区。

（二）囊性变性

继发于玻璃样变性，肌细胞坏死液化即可发生囊性变性，此时子宫肌瘤变软，很难与妊娠子宫或卵巢囊肿区别。肌瘤内出现大小不等的囊腔，其间有结缔组织相隔，数个囊腔也可融合成大囊腔，腔内含清亮无色液体，也可凝固成胶冻状。镜下见囊腔为玻璃样变性的肌瘤组织构成，内壁无上皮覆盖。

（三）红色变性

多见于妊娠或产褥期，为肌瘤的一种特殊类型坏死，发生机制不清，可能与肌瘤内小血管退行性变引起血栓及溶血，血红蛋白渗入肌瘤内有关。患者可有剧烈腹痛伴恶心呕吐、发热，白细胞计数升高，检查发现肌瘤迅速增大、压痛。肌瘤剖面为暗红色，如半熟的牛肉，有腥臭味，质软漩涡状结构消失。镜检见组织高度水肿，假包膜内大静脉及瘤体内小静脉血栓形成，广泛出血伴溶血，肌细胞减少，细胞核常溶解消失，并有较多脂肪小球沉积。

（四）肉瘤样变

肌瘤恶变即为肉瘤样变，少见，仅为 0.1% 左右，多见于绝经后妇女。肌瘤在短期内迅速长大或伴有不规则出血者应考虑恶变。若绝经后妇女肌瘤增大更应警惕恶性变可能。肌瘤恶变后，组织变软而且脆，切面灰黄色，似生鱼肉状，与周围组织界限不清。镜下见平滑肌细胞增生，排列紊乱，漩涡状结构消失，细胞有异型性。

（五）钙化

多见于蒂部细小血供不足的浆膜下肌瘤以及绝经后妇女的肌瘤。常在脂肪变性后进一步分解成三酰甘油，再与钙盐结合，沉积在肌瘤内。X 线检查可清楚看到钙化阴影。镜下可见钙化区为层状沉积，呈圆形，有深蓝色微细颗粒。

五、临床表现

（一）症状

多无明显症状，仅在体检时偶然发现。症状与肌瘤部位、大小、有无变性相关。

（1）经量增多及经期延长：多见于大的肌壁间肌瘤及黏膜下肌瘤者，肌瘤使宫腔增大、子宫内膜面积增加，并影响子宫收缩可有经量增多、经期延长等症状。此外，肌瘤可能使肿瘤附近的静脉受挤压，导致子宫内膜静脉丛充血与扩张，从而引起月经过多。黏膜下肌瘤伴坏死感染时，可有不规则阴道流血或血样脓性排液。长期经量增多可导致继发贫血、乏力、心悸等症状。

（2）下腹包块：肌瘤初起时腹部摸不到肿块，当肌瘤逐渐增大使子宫超过 3 个月妊娠大小而较易从腹部触及。肿块居下腹正中部位，实性、可活动、无压痛、生长缓慢。巨大的黏膜下肌瘤脱出阴道外，患者可因外阴脱出肿物而就医。

（3）白带增多：肌壁间肌瘤使宫腔面积增大，内膜腺体分泌增多，并伴有盆腔充血致使白带增多；子宫黏膜下肌瘤一旦感染可有大量脓样白带，如有溃烂、坏死、出血时可有血性或脓血性恶臭的阴道溢液。

（4）压迫症状：子宫前壁下段肌瘤可压迫膀胱引起尿频、尿急；子宫颈肌瘤可引起排尿困难、尿潴留；子宫后壁肌瘤（峡部或后壁）可引起下腹坠胀不适、便秘等症状。阔韧带肌瘤或宫颈巨型肌瘤向侧方发展嵌入盆腔内压迫输尿管使上泌尿路受阻，形成输尿管扩张甚至发生肾盂积水。

（5）其他：常见下腹坠胀、腰酸背痛，经期加重。黏膜下肌瘤、引起宫腔变形和压迫输卵管的肌瘤可引起不孕或流产。肌瘤红色变性时有急性下腹痛，伴呕吐、发热及肿瘤局部压痛；浆膜下肌瘤蒂扭转可有急性腹痛；子宫黏膜下肌瘤由宫腔向外排出时也可引起腹痛。

（二）体征

与肌瘤大小、位置、数目及有无变性相关。大肌瘤可在下腹部扪及实质性不规则肿块。妇科检查子宫增大，表面不规则单个或多个结节状突起。浆膜下肌瘤可扪及单个实质性球状肿块与子宫有蒂相连。黏膜下肌瘤位于宫腔内者子宫均匀增大；黏膜下肌瘤脱出子宫颈外口，检查即可看到子宫颈口处有肿物，粉红色，表面光滑，宫颈四周边缘清楚。伴感染时可有坏死、出血及脓性分泌物。宫颈肌瘤患者体检时，可发现宫颈变形，颈口扁平，后穹隆消失，探针无法进入宫腔。

六、诊断与鉴别诊断

（一）诊断

一般患者会因为不规则阴道出血、不孕等症状就医，根据病史、妇科体检和辅助诊断（包括超声检查、宫腔镜检查、磁共振成像等），诊断多无困难。

（二）鉴别诊断

1. 妊娠子宫

注意肌瘤囊性变性与妊娠子宫先兆流产鉴别。妊娠时有停经史，早孕反应，子宫随停经月份增大变软，借助尿或血 hCG 测定、B 超可确诊。

2. 卵巢肿瘤

多无月经改变，呈囊性位于子宫一侧。在某些特定的情况下，两者可能难以鉴别。浆膜下肌瘤可能误诊为卵巢实体或部分实体肿瘤，囊性变的浆膜下肌瘤与卵巢囊肿可能在一般临床检查中不易区别。可借助 B 超、磁共振或腹腔镜检查鉴别浆膜下肌瘤、阔韧带肌瘤与卵巢肿瘤，检查时应特别注意肿块与子宫的关系。

3. 子宫腺肌病

局限性子宫腺肌病类似子宫肌壁间肌瘤，质硬，可有经量增多、子宫增大等症状、体征。但子宫腺肌病有继发性渐进性痛经史，子宫多呈均匀增大，很少超过 3 个月妊娠大小，有时经前与经后子宫大小可有变化。B 超检查有助于鉴别诊断。有时子宫腺肌病可和子宫肌瘤并存。

4. 子宫内膜息肉

主要表现为月经量多、经期延长及不规则阴道流血等症状，这些症状与子宫黏膜下肌瘤有相似之处，特别是 B 超检查均显示出有宫腔内占位。一般可通过经阴道彩色多普勒超声检查或经阴道宫腔声学造影来进行区别。最为可靠鉴别子宫内膜息肉及子宫黏膜下肌瘤的方法是进行宫腔镜检查。

5. 排卵障碍相关的异常子宫出血

主要表现为不规则阴道出血，临床症状与子宫肌瘤有相似之处。较大的肌瘤、子宫明显增大，多发性肌瘤、子宫增大不规则，以及浆膜下肌瘤、子宫表面有结节性突出等体征，一般较易与排卵障碍相关的异常子宫出血患者相鉴别。鉴别较困难者为子宫肌瘤小，而出血症状又比较明显的病例，可以通过 B 超、诊断性刮宫或宫腔镜检查对两者进行鉴别诊断。

6. 子宫恶性肿瘤

（1）子宫肉瘤：好发于老年妇女，生长迅速，多有腹痛和不规则阴道流血，侵犯周围组织时出现腰腿痛等压迫症状。B 超及磁共振检查有助于鉴别。

（2）宫颈癌：有不规则阴道流血及白带增多或不正常排液等症状，外生型较易鉴别，内生型宫颈癌则应与宫颈管黏膜下肌瘤鉴别。宫颈黏膜下肌瘤突出宫颈口、并伴有坏死感染时，外观有时很难与宫颈癌区别，但阴道检查可发现前者肿瘤仍较规则，有时可扪及根蒂。可借助于 B 超检查、宫颈细胞学刮片检查、宫颈活组织检查、宫颈管搔刮及分段诊刮术等鉴别。

（3）子宫内膜癌：以绝经后阴道流血为主要症状，好发于老年妇女，子宫呈均匀增大或正常，质软。应注意子宫肌瘤合并子宫内膜癌患者。诊断性刮宫或宫腔镜有助于鉴别。

7. 其他

卵巢巧克力囊肿、盆腔炎性包块、子宫畸形等可根据病史、体征及 B 超检查鉴别。

七、治疗

治疗应根据患者年龄，生育要求，症状及肌瘤的部位、数目全面考虑。

（一）随访观察

无症状或症状轻微患者，一般不需要治疗，特别是近绝经期妇女，绝经后肌瘤多可萎缩或逐渐消失。每 3~6 个月随访 1 次，进行妇科检查和 B 超检查，必要时行彩色多普勒超声检查，检测肌瘤的血流信号。若肌瘤明显增大或出现症状，可考虑进一步治疗。对未孕的患者，尤其要重视定期随访，若评估肌瘤可能引起不孕和流产时，应及早手术治疗，以免对今后妊娠产生不良影响。

（二）药物治疗

症状轻，近绝经年龄或全身情况不宜手术者或在手术前控制肌瘤的大小以减少手术难度，可给予药物对症治疗。但因为是非根治性治疗，停药后一般肌瘤会重新增大。

1. 促性腺激素释放激素类似物（GnRHa）

采用大剂量连续或长期非脉冲式给药可产生抑制 FSH 和 LH 分泌作用，降低雌二醇到绝经水平，以缓解症状并抑制肌瘤生长使其萎缩。但停药后又逐渐增大到原来大小。一般应用长效制剂，间隔 4 周皮下注射 1 次。常用药物有亮丙瑞林每次 3.75 mg，或戈舍瑞林每次 3.6 mg。目前临床多用于以下几方面。①术前辅助治疗 3～6 个月，待控制症状、纠正贫血、肌瘤缩小后手术，降低手术难度，减少术中出血，避免输血；②对近绝经期患者有提前过渡到自然绝经作用；③因子宫肌瘤引起不孕的患者，孕前用药使肌瘤缩小以利自然妊娠。用药 6 个月以上可产生绝经期综合征、骨质疏松等不良反应，故长期用药受限。有学者指出，在 GnRHa 用药 3 个月加用小剂量雌孕激素，即反向添加治疗，能有效减少症状且可减少这种不良反应。

2. 米非司酮

为人工合成的 19-去甲基睾酮衍生物，具有强抗孕酮作用，也可用于子宫肌瘤治疗。每天 5～10 mg 口服，连续服用 3～6 个月，作为术前用药或提前绝经使用。但停药后肌瘤会重新增大，且不宜长期使用，以防其拮抗糖皮质激素的不良反应。

3. 其他药物

在子宫肌瘤患者的经期，可以使用雄激素减少子宫出血量。雄激素可对抗雌激素，使子宫内膜萎缩；也可直接作用于子宫，使肌层和血管平滑肌收缩，从而减少出血量。在近绝经期应用雄激素可提前绝经。常用药物丙酸睾酮 25 mg 肌内注射，每 5 天 1 次，经期 25 mg/d，共 3 次，每月总量不超过 300 mg，可用 3～6 个月；甲睾酮 10 mg/d，舌下含服，连用 3 个月。其他减少子宫出血量的辅助药物还包括子宫收缩剂（缩宫素）和止血药（如氨甲环酸、酚磺乙胺、巴曲酶等）。

（三）手术治疗

适应证为月经过多继发贫血、有膀胱、直肠压迫症状或肌瘤生长较快疑有恶变者、保守治疗失败、不孕或反复流产排除其他原因。手术途径可经腹、经阴道或宫腔镜及腹腔镜下手术。

1. 肌瘤切除术

适用于希望保留子宫的患者。多经腹或腹腔镜下切除；黏膜下肌瘤或大部分突向宫腔的肌壁间肌瘤可宫腔镜下切除。宫颈肌瘤和突入阴道的黏膜下肌瘤可经阴道摘除。部分患者在术后会复发，其中约 1/2 患者需要再次手术。肌瘤术后复发的高危因素有：患者年龄在 30～40 岁，有 ≥2 个的子宫肌瘤，子宫体积增大如孕 10 周以上。

2. 子宫切除术

不要求保留生育功能，或疑有恶变者，可行子宫切除术，包括全子宫切除和次全子宫切除，多经腹、经阴道或腹腔镜下切除。术前应宫颈细胞学检查排除宫颈恶性病变。绝经过渡期的子宫肌瘤要注意排除合并子宫内膜癌。必要时可于术中行冰冻切片组织学检查。依具体情况决定是否保留双侧附件。

3. 子宫动脉栓塞术（UAE）

子宫动脉栓塞术是经皮的微创介入治疗。治疗原理为由于肌瘤组织与正常子宫组织相比生长分裂活跃，耗氧量大，对无氧代谢耐受力差；子宫血供的特殊性导致子宫正常组织有丰富的血管交通网，并且对血栓的溶解能力较肌瘤组织强；通过对子宫肌瘤供血动脉的栓塞，以达到阻断瘤体血供，瘤组织坏死萎缩，使瘤细胞总数减少，从而达到缓解症状的目的。适用于有症状性的肌壁间肌瘤（非带蒂肌瘤），希望保留子宫但传统非手术治疗失败又不耐受手术的患者，肌瘤数目 <6 个或无生育要求的患者。手术的绝对禁忌证相对较少，包括有生育要求，未明确性质的盆腔肿块或子宫病变、凝血功能障碍等。该手术不良反应少，常见的并发症有穿刺相关并发症、栓塞后综合征、感染、非靶向栓塞等。但动脉栓塞术后 5 年内的再次干预率较高，达到 28% ~32%，再次干预包括再次子宫动脉栓塞、肌瘤切除术或子宫切除术，主要原因是子宫肌瘤供血的不完全阻断。

（四）其他治疗

1. 高强度聚焦超声（HIFU）

HIFU 是利用超声波聚焦子宫肌瘤病灶，通过超声波产生的热效应、机械效应、空化效应准确消融目标肌瘤。根据治疗监控方式的不同，HIFU 分为磁共振监控的 HIFU（MRg-FUS）和超声监控的 HIFU（USgHIFU）两类。有生育要求的肌瘤患者慎用。

2. 射频消融术（RFVTA）

射频消融术是在 B 超引导下的、利用射频对子宫肌瘤进行消融的门诊无创手术，肌瘤不受大小、位置的限制，体积 <1 cm 或位置在肌层深部的肌瘤都可以被消融。禁忌证是有生育要求的患者。临床研究显示，肌壁间肌瘤患者经过治疗后，月经量明显减少；消融术后，3 年内的再次干预治疗率为 11%，临床效果良好。

3. 左炔诺孕酮宫内缓释系统（LNG-IUS）

LNG-IUS 是一种能稳定释放左炔诺孕酮的 T 型节育环，释放的左炔诺孕酮局部作用于子宫内膜使其萎缩从而减少月经量。因此，在肌瘤较小、合并月经过多的患者中，可考虑宫内 LNG-IUS 的治疗。

八、子宫肌瘤合并妊娠的相关处理

肌瘤合并妊娠占肌瘤患者 0.5% ~1%，占妊娠 0.3% ~0.5%，肌瘤小又无症状者常被忽略，故实际发病率高于报道。

（一）肌瘤对妊娠的影响

与肌瘤生长部位有关，黏膜下肌瘤可影响受精卵着床导致早期流产；肌壁间肌瘤过大因机械压迫，宫腔变形或内膜供血不足可引起流产。据报道，在不孕症妇女中，以子宫肌瘤作为不孕的独立因素者占 1% ~3%，在反复自然流产中占 7%。因此有文献建议有子宫肌瘤的不孕妇女经过 1 年不孕相关治疗后仍未妊娠，行肌瘤剔除术可能会有帮助。

（二）妊娠对肌瘤的影响

子宫肌瘤合并妊娠属于高危妊娠范畴，妊娠期子宫血供丰富，肌瘤在妊娠期及产褥期易发生红色变性，表现为肌瘤迅速长大，剧烈腹痛，发热和白细胞计数升高，通常采用保守治疗能缓解。

（三）肌瘤对分娩的影响

妊娠合并子宫肌瘤多能自然分娩，但胎儿娩出后易因胎盘粘连、附着面大或排出困难及子宫收缩不良导致产后出血，甚至发生产后感染。妊娠后期及分娩时胎位异常、胎盘低置或前置、产道梗阻等难产应做剖宫产，术中是否同时切除肌瘤，需根据肌瘤大小、部位和患者情况决定。

九、临床特殊情况的思考和建议

（一）妊娠合并子宫肌瘤患者剖宫产同时是否可行肌瘤切除术

足月妊娠时，子宫肌瘤边界清晰，容易分离，而且对催产素敏感性高。Hassiakos 等研究了 141 例因妊娠合并子宫肌瘤实施剖宫产术的患者，其中 47 例在剖宫产同时行肌瘤切除术。与剖宫产术时未行肌瘤切除术的患者相比，剖宫产术同时行肌瘤切除术的患者手术时间和住院天数延长，但两者在术中出血、术后感染等并发症方面的差异无统计学意义。妊娠合并子宫肌瘤患者在剖宫产同时行子宫肌瘤切除术的意义在于：①避免短期内再次手术，使患者心理上和生理上得到恢复；②肌瘤剔除术后子宫收缩更为协调，有利于子宫修复，对减少术后出血及盆腔感染可能也有一定的作用。但剖宫产术同时行肌瘤切除术需在术前和术中做好充分准备。术前应行 B 超检查，了解肌瘤与胎盘位置以决定是否同时行肌瘤切除术，若切除，需要选择适合的切口及手术方式，并备有充足血源。术中要求手术者技术娴熟，能处理髂内动脉或子宫动脉结扎术或子宫切除术。术中一般先做剖宫产（除黏膜下肌瘤外）、缝合剖宫产切口，然后行肌瘤切除术。肌瘤挖除前先在瘤体周围或基底部注射缩宫素，可有效减少手术出血量。对一些粟粒大小肌瘤可应用高频电刀，使其炭化，临床上效果良好。

（二）40 岁以上无生育要求的多发性子宫肌瘤患者是否可行子宫肌瘤切除术

对于此类患者，临床上一般采取金子宫或次全子宫切除术。但近年来，越来越多的患者提出了保留子宫的要求。因为子宫不仅是生育的器官，同时也是性器官，甚至有研究表明可能具有一定的分泌功能，有些妇女对于子宫的缺失具有巨大的心理负担。因此，无生育要求的多发性子宫肌瘤患者若对保留子宫有强烈的愿望，可以行子宫肌瘤切除术，但需告知其术后复发的风险，并强调定期随访的重要性。同时，术前可通过阴道用米索前列醇或术中瘤体内注射垂体后叶素、丁哌卡因联合肾上腺素等药物以及放置止血带等方法减少术中出血。

（三）子宫肌瘤的激素替代治疗的思考

研究发现，绝经后使用激素替代疗法的妇女，无论是单用雌激素还是雌、孕激素联合应用均有促进子宫肌瘤生长的作用，但一般不会引起绝经后流血等临床症状。目前认为，绝经期子宫肌瘤妇女使用激素治疗不是绝对禁忌证，而是属于慎用范围。对于有绝经期症状者可以采用激素治疗，使用时注意孕激素用量不宜过大，雌激素和孕激素采用小剂量、个体化治疗，且口服比经皮用药对肌瘤的生长刺激作用为弱。但对绝经期使用激素治疗的子宫肌瘤妇女要强调知情同意和定期检查及随访的重要性，治疗期间应注意观察有无异常阴道流血等临床症状的出现，同时定期行 B 超检查子宫肌瘤大小和子宫内膜厚度。一旦发现子宫肌瘤增大或出现异常阴道流血可停药，并进一步检查异常阴道流血的原因。

（四）子宫肌瘤不孕患者治疗的思考

约有30%子宫肌瘤患者表现为不孕，这与肌瘤生长的部位有关。如子宫角部的肌瘤可造成输卵管扭曲、变形，影响精子或受精卵通过，减少受孕机会。黏膜下子宫肌瘤占据宫腔的位置、影响受精卵着床。而较大的肌壁间肌瘤既可改变宫腔的正常形态，又可压迫输卵管。对于这些患者，应考虑行肌瘤切除术。一般肌壁间肌瘤切除术后建议避孕1年，黏膜下肌瘤宫腔无损者避孕4~6个月后考虑妊娠。妊娠后加强管理，警惕妊娠中、晚期子宫破裂，适当放宽剖宫产指征。

有关行辅助生育技术前子宫肌瘤不孕者是否先做肌瘤切除术，尚无统一意见。需要综合考虑患者年龄、不孕时间、卵巢储备功能、肌瘤部位和患者的意愿。若肌瘤随访患者，在备孕期间可监测排卵，指导性生活，提高备孕效率；对于有排卵障碍者可使用促排卵药物助孕。目前对于肌瘤小、宫腔未变形，或为浆膜下肌瘤的患者，一般可直接采用IVF-ET。

（五）腹腔镜下旋切播散的预防

自从1995年美国FDA正式批准旋切器在腹腔镜中应用以来，腹腔镜下旋切器得到了极大的推广应用。但在2014年4月17日FDA发布了一个安全警告"腹腔镜下粉碎在子宫切除术和肌瘤切除术中的应用"，因为目前尚无可靠的方法来预测肌瘤是否为子宫肉瘤，建议临床医生彻底讨论所有患者治疗的益处和风险，并告知患者腹腔镜粉碎术可能造成肌瘤包含意外的癌组织的播散，使预后显著恶化。因此，建议临床使用旋切袋，将瘤体放在袋中进行旋切，取出袋体后，反复冲洗盆腔，以尽可能避免旋切器在粉碎中发生的潜在并发症。

（六）特殊类型子宫肌瘤的治疗

特殊类型子宫肌瘤，如富于细胞性平滑肌瘤、奇异性平滑肌瘤、上皮样平滑肌瘤和弥漫型平滑肌瘤，属良性肿瘤，以个体化治疗为主。手术治疗主要取决于患者年龄、有无生育要求及肌瘤本身特点，按良性子宫肌瘤的手术治疗原则处理，避免过度诊治。有生育要求的患者可以行肌瘤剔除术，无生育要求的患者可行全子宫切除术，其中病灶超过子宫范围的患者，可行全子宫+双附件+子宫外肿瘤切除术。术后要加强长期随访，以便发现复发病例，及时处理。一旦复发，要做扩大范围的手术，必要时放化疗，防止肉瘤样变。其他治疗方法还包括GnRHa、子宫动脉栓塞术和高强度聚焦超声治疗。

（王笑妍　马春霞）

第二节　子宫内膜癌

子宫内膜癌是一组来源于子宫内膜的上皮性恶性肿瘤，多来源于子宫内膜腺体上皮。子宫内膜癌是女性生殖系统三大恶性肿瘤之一，其发生与社会经济水平、饮食环境密切相关，在发达国家和地区，其发生率已超过宫颈癌和卵巢癌，成为影响妇女最常见的妇科恶性肿瘤。

一、流行病学特点

子宫内膜癌是世界范围内影响妇女第六位最常见的恶性肿瘤，每年新发病例约319 600例。其发病率有明确的地区差异，与地区经济发达程度及生活水平密切相关。从出生到

74 岁妇女累计发病风险在发达国家和发展中国家相差达 3 倍，分别为 1.8% 和 0.6%，而累计死亡率接近，分别为 0.3% 和 0.2%。根据 2010 年中国恶性肿瘤年报报道，子宫体癌发病率为 5.84/10 万，其发病率低于宫颈癌，居妇女恶性肿瘤的第八位。然而在上海、北京等经济发达城市，子宫体癌已经超过宫颈癌，成为发病率最高的妇科恶性肿瘤。

二、高危与保护因素

子宫内膜癌危险因素是暴露于无孕激素拮抗的持续外源性或内源性雌激素环境。其他危险因素还包括他莫昔芬摄入，肥胖，糖尿病和高血压、高糖饮食、初潮早、不孕等。

子宫内膜癌的保护因素包括妊娠、含孕激素的避孕药剂、吸烟、运动、咖啡因及阿司匹林等。

三、病理

Bokhman 建议将子宫内膜癌分为 Ⅰ 型和 Ⅱ 型两类。Ⅰ 型内膜癌为低级别（G1 ~ G2）内膜样腺癌，可能发生于不典型增生过长，与无拮抗的雌激素刺激有关。Ⅱ 型内膜癌包括内膜样腺癌 G3 以及非内膜样组织学类型恶性肿瘤，多在萎缩子宫内膜基础上发生。

（一）子宫内膜增生过长不伴不典型性增生

WHO 2014 病理分类中将子宫内膜单纯性增生过长和复杂性增生过长合并为子宫内膜增生过长。子宫内膜增生过长镜下病理表现为子宫内膜腺体过度增生伴腺体大小和形状不规则，与增生期内膜相比，腺体/间质比例增加，不伴显著的细胞不典型性。子宫内膜增生过长进展为分化良好的内膜癌的风险为 1% ~ 3%。

（二）子宫内膜不典型性增生，子宫内膜上皮内瘤变（AH/EIN）

子宫内膜增生过长基础上出现细胞不典型性。平均发病年龄 53 岁。有 25% ~ 40% 的子宫内膜不典型性增生患者同时存在子宫内膜癌。有 1/4 ~ 1/3 的 AH/EIN 患者在诊断后立即进行全子宫切除或诊断后 1 年随访期内诊断为子宫内膜癌。子宫内膜不典型性增生患子宫内膜癌的长期风险增加 14 ~ 45 倍。

（三）内膜样腺癌

常见类型的内膜样腺癌是腺体肿瘤，呈现腺体样、乳头状或部分实质结构，但缺乏内膜浆液性癌的细胞核特征。内膜样腺癌占宫体恶性肿瘤的 70% ~ 80%。平均发病年龄 63 岁。病理巨检可见肿瘤形成一个或更多独立的黄褐色结节，也可呈弥漫外生性改变。可有坏死和出血。一部分肿瘤起源于子宫下段。镜下呈典型的腺体样或绒毛腺体结构，腺腔由分层柱状上皮构成，形成拥挤、复杂的分支状结构。构成腺腔的细胞常为柱状，顶端与邻近细胞平齐，构成光滑的腺腔结构。肿瘤细胞细胞质为嗜酸性和颗粒状。除分化差的癌外，细胞核不典型常为轻到中度，核仁不明显。有丝分裂指数高度不一致。

1. 分级

国际妇产科协会（FIGO，1988 年）将内膜样癌根据其结构分为三级。1 级（G1）实质结构 ≤5%；2 级（G2）实质结构 6% ~ 50%；3 级（G3）实质结构 >50%。如肿瘤中超过 50% 出现 G3 细胞核，提示肿瘤具有侵袭性，应提升一个分级。

2. 内膜样癌伴鳞状分化

10%~25%内膜样癌存在局灶的鳞状细胞分化，表现为角化珠形成，细胞间桥或实质细胞巢伴丰富的多边形致密嗜酸胞浆以及清晰的细胞膜。

3. 内膜样癌伴分泌性分化

少于2%结构典型的内膜样腺癌包含具有单个大的核下或核上糖原空泡而非嗜酸性胞浆的柱状细胞，类似于分泌期子宫内膜腺体。该形态偶见于年轻育龄妇女或接受孕激素治疗的妇女，更常见于未经治疗的绝经后妇女。经典的内膜样癌伴分泌性分化几乎都是分化良好的。

4. 遗传特征

最常见的是 PTEN 基因的突变或失活（>50%），PIK3CA（30%），PIK3R1（20%~43%），ARID1A（低级别肿瘤中40%），KRAS（20%~26%），TP53（内膜样腺癌 G3 中30%）。约35%肿瘤显示微卫星不稳定。在散发性肿瘤中，微卫星不稳定最常见的原因是 MLH1 基因启动子高甲基化。

5. 预后和预测因子

FIGO 分期、年龄、组织学级别、肌层浸润深度和淋巴血管累及是最重要的预测淋巴转移及预后因素。淋巴结转移和肌层浸润深度与复发相关。外 1/2 肌层浸润与预后不良显著相关。

（四）黏液性癌

超过50%肿瘤由黏液细胞构成的内膜癌。黏液性癌占子宫内膜癌的 1%~9%。肉眼见肿瘤组织较多胶冻或黏液成分。镜下见肿瘤呈现腺体或纤毛腺体结构，内壁衬以形态一致的黏液柱状细胞伴微分层。黏液呈嗜碱性小球或略显灰白的胞浆颗粒，黏液胭脂红和 CEA 染色阳性。鳞状分化常见。细胞核不典型轻到中度，有丝分裂活性低。肌层浸润常局限在浅肌层。约50%的肿瘤中小片区域肿瘤类似于子宫颈内腺体，可能与子宫颈内肿瘤混淆。可通过免疫组化进行鉴别：雌孕激素受体阳性倾向于内膜来源；如雌孕激素受体阴性伴弥漫性 P16 阳性及 HPV 原位杂交阳性则为宫颈来源。黏液性癌中 KRAS 突变常见。这类肿瘤多为分化良好，预后较好。

（五）浆液性癌

浆液性癌又称子宫浆液性癌，浆液性腺癌，不再推荐称为子宫乳头状浆液性癌。以复杂的乳头状和（或）腺体结构伴弥漫的显著的核多形性为特点。为典型的 Ⅱ 型子宫内膜癌，患者中多产、正在抽烟、输卵管结扎术后，乳腺癌病史和（或）他莫昔芬使用史更常见，体型较内膜样腺癌患者为瘦。多见于绝经后老年妇女。因此，大体标本见子宫较小，但可因肿瘤而增大，宫腔有时被肿瘤撑大，但大部分肿瘤发生于内膜息肉表面而无法肉眼识别。浆液性子宫内膜上皮内癌（SEIC）常发生于息肉或萎缩子宫内膜表面，当其仅局限于上皮时称为 SEIC。应注意 SEIC 是癌症，即使没有明确的浸润，但 SEIC 仍是癌细胞，也可能发生细胞脱落和广泛的子宫外转移。单纯的浆液性癌的特点为镜下复杂的乳头状结构，有时可看到实质性生长和腺体结构。有大量有丝分裂象。病灶中超过 75% 肿瘤细胞 p53 阳性。Ki-67 高表达。BRCA1/2 种系突变患者与浆液性癌发生有关。局限于子宫内膜的浆液性癌预后较好。出现宫腔外播散者复发死亡率增加。

（六）透明细胞癌

由胞浆透明或为嗜酸性的多边形或鞋钉状细胞构成，细胞排列成乳头状、囊状或实性结构，至少局部存在高级别核不典型。较少见，占子宫内膜癌的2%，是Ⅱ型内膜癌中的一种。多产和抽烟患者更常见，糖尿病和肥胖较内膜样腺癌患者少。多发生于萎缩性子宫内膜或息肉。30%~40%透明细胞癌存在PTEN和TP53体细胞突变。总体生存率相差巨大，从21%~75%，可能因与其他类型肿瘤误判有关。大多数报道5年生存率低于50%。

（七）神经内分泌肿瘤

具有神经内分泌类型的一组肿瘤，包括低级别神经内分泌肿瘤（类癌），高级别神经内分泌癌（小细胞神经内分泌癌）和大细胞神经内分泌癌。这类肿瘤占子宫内膜癌的不到1%，多见于绝经后妇女。小细胞神经内分泌癌平均诊断年龄60岁，大细胞神经内分泌癌为55岁。预后极差，肿瘤局限于内膜息肉者预后可能较好。

（八）混合细胞腺癌

由两种或多种不同病理类型的子宫内膜癌构成，其中至少1种为Ⅱ型内膜癌。其生物学行为与级别最高的组成成分有关，只要肿瘤中有超过5%的浆液性成分即导致不良预后。

（九）未分化和去分化癌

子宫内膜未分化癌为恶性上皮性肿瘤不伴细胞分化。去分化癌由未分化癌和FIGO 1级或2级内膜样腺癌构成。可能与林奇综合征有关。肿瘤具有高度侵袭性，复发和死亡率为55%~95%。

四、转移途径

子宫内膜癌的转移途径以直接蔓延和淋巴转移为主，晚期可出现血行转移。

（一）直接蔓延

病灶初期沿子宫内膜蔓延生长，向上可经宫角累及输卵管，向下经宫颈管至阴道。向肌层浸润可穿透整个肌层累及子宫浆膜面。肿瘤可经输卵管或经肌层—子宫浆膜面向腹腔内播散，种植于卵巢、直肠子宫陷凹、肠曲和大网膜等表面，形成盆腹腔的广泛种植和转移。

（二）淋巴转移

淋巴转移是子宫内膜癌重要的转移途径之一，引流内膜的主要淋巴干包括骨盆漏斗韧带、宫旁、骶前，分别引流入髂内、髂外、髂总、骶前和腹主动脉旁淋巴结。内膜癌转移途径与肿瘤病灶所在部位有关。位于宫底部肿瘤常沿骨盆漏斗韧带转移，子宫下段和累及宫颈的病灶淋巴转移途径与宫颈癌相似，可累及宫旁、闭孔、髂内、髂外及髂总淋巴结。子宫后壁癌灶可沿宫骶韧带转移至直肠淋巴结。研究显示，临床Ⅰ期和Ⅱ期内膜癌淋巴结转移率为11%（9%盆腔，6%腹主动脉旁），附件和腹膜转移率分别为5%和4%（$n=1\,109$）。虽然解剖和前哨淋巴结研究均提示内膜癌可经骨盆漏斗韧带直接转移至腹主动脉旁淋巴结，但这种情形并不常见。

（三）血行转移

血行转移少见，晚期可经血行转移至肺、肝、骨等处。

五、临床表现

异常子宫出血是子宫内膜癌典型的临床表现，绝经过渡期及绝经后妇女异常子宫出血尤应引起重视，及时进行内膜癌筛查。

（一）异常子宫出血

子宫内膜癌患者75%~90%存在异常子宫出血。绝经后出血患者中3%~20%存在子宫内膜癌。既往月经规律，近3~6个月内出现经间期出血，月经周期缩短或延长（<21天或>35天），出血量增多，出血时间延长（>7天）等情况均应进行内膜癌筛查。

（二）阴道排液

可为血性、浆液性分泌物，合并感染时出现脓性分泌物。

（三）下腹疼痛

可因肿瘤合并感染或晚期肿瘤浸润周围组织或压迫神经出现下腹部疼痛及腰骶部疼痛。晚期可出现贫血、消瘦及恶病质等症状。

（四）子宫颈脱落细胞学检查异常

宫颈脱落细胞学检查发现腺癌或非典型腺体细胞时应通过子宫内膜活检及颈管内活检进一步检查。

（五）影像学检查偶然发现

部分患者因其他原因进行超声、CT或MRI检查时发现子宫内膜增厚或占位，即使患者无其他症状体征，也应对子宫内膜进行进一步评估。

（六）手术切除子宫病理检查发现

患者因其他疾病或子宫内膜增生过长接受全子宫切除术，术后病理检查发现子宫内膜癌。诊断性刮宫发现子宫内膜不典型性增生患者25%~40%在切除子宫后发现同时存在子宫内膜癌。对这部分患者应进一步评估内膜癌子宫外转移的可能性。

六、评估与诊断

对疑有子宫内膜病变患者应通过体检、实验室检查、影像学检查及子宫内膜病理检查进行评估。子宫内膜活检或全子宫切除病理检查作出组织学诊断。

（一）体格检查

首先应明确出血或阴道排液来源，排除其他原因导致的出血或排液。应评估子宫大小、活动性，还应评估子宫屈度以助内膜活检操作。子宫内膜癌或增生过长患者子宫可正常大小或增大。癌灶浸润周围组织时，子宫可增大固定或宫旁扪及不规则结节状物。应触诊锁骨下淋巴结了解有无远处转移。

（二）实验室检查

育龄异常子宫出血患者首先应进行尿妊娠试验或血清人绒毛膜促性腺激素检测，排除妊娠可能。大量出血患者还应行血常规及凝血功能检测。肿瘤标志物CA125检测有助于判断病情和随访治疗效果。

（三）影像学检查

1. 超声检查

对疑有子宫内膜病变患者，超声检查是一线影像学检查方式。超声检查可用于评估子宫和附件器质性病变，并协助筛选需行宫腔镜检查的病例。

（1）绝经后妇女：无任何症状绝经后妇女子宫内膜厚度小于 4 mm 时内膜癌发生概率低。超声提示任何内膜局灶性病灶不论内膜厚度均需进行内膜活检。绝经后出血患者超声检查子宫内膜厚度≤4 mm 时判断为非恶性病变的敏感度为 94.8%（95% CI：86.1～98.2），特异度 46.7%（95% CI：38.3～55.2），但如对症治疗后症状持续存在，应行内膜活检。绝经后内膜≤3 mm 伴单纯积液可进行随访。内膜≥4 mm 伴积液者应行内膜取样。需注意 5%～20% 内膜癌患者无阴道出血症状。子宫内膜厚度 6～10 mm，无症状且无宫腔积液，排除高危因素后可行内膜活检或严密随访。子宫内膜厚度≥11 mm 者内膜癌风险 6.7%，应行内膜取样。仅盆腔疼痛不伴其他异常不是内膜评估的指征。

（2）绝经前妇女：应在月经刚干净时进行超声评估（出血周期的第 4～6 天进行），一般增殖期子宫内膜厚度（双层）4～8 mm，分泌期 8～14 mm。当超声提示子宫内膜结构异常或患者合并异常子宫出血对症治疗无效时，均应进行内膜活检。异常子宫出血症状持续存在时，即使超声检查未见内膜异常也应进行内膜活检。但需注意单独子宫内膜厚度不能作为内膜活检的指征，需综合考虑以下因素，宫颈细胞学腺体异常/内膜细胞；雌激素过多/不排卵；内膜癌高危因素；内膜增厚。

2. 生理盐水灌注超声检查（宫腔超声造影）

非一线评估方法，可用于发现经阴道超声或盲法活检易漏诊的宫腔微小病灶。生理盐水灌注超声和经阴道超声对发现内膜息肉的敏感度分别为 93% 和 75%，特异度分别为 94% 和 76%。盲法活检联合生理盐水灌注超声检查可诊断大多数异常子宫出血女性的原因，而不需更侵入性的操作，如宫腔镜。但应注意该法造成肿瘤腹腔内播散的可能。生理盐水灌注超声适用于活检后诊断仍不明确或存在诊断性刮宫和宫腔镜检查相对禁忌证者。

3. 磁共振成像（MRI）

盆、腹腔磁共振增强扫描可用于评估子宫内膜癌肌层及宫颈浸润、子宫外累及、后腹膜淋巴结转移情况。磁共振和二维超声判断子宫内膜癌肌层浸润的准确度分别为 84%（95% CI：75～90）和 75%（95% CI：65～82），用于判断内膜癌宫颈浸润的准确度分别为 85%（95% CI：76～91）和 80%（95% CI：71～87）。但应注意诊断性刮宫后短期内行超声或 MRI 影像学检查可能因诊断性刮宫导致的子宫内膜基底层损伤，影像学检查见子宫内膜结合带不完整而误判为子宫内膜癌肌层浸润。应通过宫腔镜定位活检等方式予以鉴别。

（四）子宫内膜活检

子宫内膜活检的方式包括子宫内膜吸取活检，诊断性刮宫和宫腔镜下子宫内膜取样。其中内膜吸取活检是一线筛查手段。

1. 子宫内膜吸取活检

采用直径 3 mm 负压吸引管伸入宫腔吸取子宫内膜进行病理检查。欧美国家通常采用 pipelle 管。不需或仅需轻度扩张宫颈管，不需或仅需局部麻醉，门诊可完成，具有价格便宜，操作时间短，为 5～15 秒，子宫穿孔风险降低（相对危险度 0.1%～0.2% vs 诊断性刮宫 0.3%～2.6%），有宫内节育器时也可进行活检等优势。可取样 5%～15% 面积的内膜，内膜病变大于 50% 者进行内膜取样最为可靠，90% 患者可获得充分样本。取样满意程度与取样医生的技术熟练度有关。绝经后子宫内膜及宫颈萎缩妇女取样较困难，局灶性病变影响取样充分性。一项对 7 914 名妇女的荟萃分析比较了内膜取样和诊断性刮宫/宫腔镜/全子宫切除术对内膜癌诊断的效果，与后者相比，内膜取样用于绝经后妇女内膜癌诊断的敏感度 99.6%，绝经前 91%；不典型性增生 81%；内膜取样用于内膜癌诊断特异度 98%～100%。

少于 5% 患者内膜取样样本不足。如内膜吸取样本不足，患者为绝经后不再出血，超声内膜 ≤4 mm，可暂时随访；超声显示内膜厚或持续出血或绝经过渡期或绝经后出血者应行诊断性刮宫（或同时宫腔镜）。吸取病理诊断为良性（萎缩，增殖/分泌期，不同步，内膜炎），但对症治疗后出血或症状持续存在或高度怀疑内膜癌时应进一步评估。进一步评估方法包括再次吸取取样；宫腔镜+诊断性刮宫；经阴道超声+子宫超声显像术。

2. 诊断性刮宫

诊断性刮宫用于诊断的指征：①患者无法耐受子宫内膜吸取活检（如由于疼痛或焦虑），需要在全身麻醉下接受手术；②内膜吸取活检无诊断意义，而患者为内膜癌高危人群；③内膜吸取活检为良性病变，但患者异常阴道出血持续存在；④内膜吸取活检为子宫内膜增生过长，需排除更重病变；⑤内膜吸取活检获取组织不够；⑥宫颈狭窄无法完成内膜吸取活检。

3. 宫腔镜

宫腔镜的优势在于可在直视下对子宫内膜进行定位活检或可疑病灶切除。应对所有病变和随机背景内膜活检。不应仅行宫腔镜检查而不同时行内膜活检。研究显示单独宫腔镜检查会漏诊 10/29（34.5%）内膜癌（$n = 1 286$）。治疗性宫腔镜应仅用于子宫内膜癌风险低，以及宫腔镜下病变切除价值明确的女性（即绝经前大量出血但希望保留生育能力的女性）。对于可疑癌症的患者应进行诊断性操作，随后进行根治性治疗。有研究评估了 672 例术前行宫腔镜检查及 1 300 例未行宫腔镜检查子宫内膜癌患者情况，术后病理显示两组Ⅲ期及以上患者比例分别为 7.1% 和 6.5%（$P = 0.38$），死亡率分别为 13.2% 和 15.2%（$P = 0.25$），其中因生殖道恶性肿瘤死亡患者比例 46.1% vs 42.1%（$P = 0.53$），均无统计学差异。这提示宫腔镜导致子宫内膜癌扩散促进疾病进展风险不大。

七、鉴别诊断

异常出血为子宫内膜癌的最主要临床表现，首先应与宫腔以外的其他部位所致异常出血进行鉴别。应通过体格检查排除其他原因如直肠、尿道、阴道或宫颈病变所致异常出血。宫颈脱落细胞学检查有助于鉴别宫颈病变所致异常出血，如检查发现异常鳞状细胞，应进行阴道镜宫颈活检排除宫颈鳞癌可能。宫颈脱落细胞学检查为腺癌或不典型性腺上皮时，应进行颈管搔刮或宫腔镜鉴别宫颈或内膜病变。其次应与任何造成异常子宫出血的疾病进行鉴别。子宫内膜息肉应通过病理检查鉴别。子宫腺肌瘤、子宫肌瘤在排除内膜病变前提下通过影像学检查或病理鉴别。凝血功能障碍、排卵障碍所致异常子宫出血在排除内膜病变基础上通过凝血功能检测、排卵监测、生殖内分泌激素评估进行鉴别。

八、治疗

子宫内膜癌的治疗以手术、放疗、化疗和内分泌治疗为主要治疗方法。根据患者病理类型、病变范围、一般情况、年龄、生育要求等因素进行综合评估，制订个体化治疗方案。

（一）手术

手术分期为首选治疗方法。

（1）手术方式：开腹、腹腔镜、机器人手术均可实施。

（2）探查：进腹后立即结扎或闭合输卵管避免肿瘤受压力影响经输卵管扩散。进行盆腹腔冲洗细胞学检查。仔细探查触摸包括腹腔内脏器、大网膜、肝、直肠子宫陷凹、附件表面，寻找可能的转移灶。仔细探查和触摸可疑或增大的盆腔和腹主动脉旁淋巴结。

（3）标准手术步骤包括：筋膜外全子宫双侧输卵管卵巢切除。对于宫颈间质累及病例NCCN（2016 年）指南建议行广泛全子宫双附件切除术，但 FIGO 肿瘤报告（2015 年）认为切缘阴性的单纯全子宫切除加盆腔淋巴结清扫已足够。

（4）淋巴清扫：尽管分期手术需要进行淋巴清扫，但是否行盆腔和腹主动脉旁淋巴清扫仍存在争议。低危患者（内膜样腺癌Ⅰ期，G1～2，病灶局限于内膜层或浅肌层浸润）可行淋巴活检。研究显示，低危患者淋巴结转移率为 2.4%。高危患者仍应行完整的淋巴清扫。手术分期通常需要切除髂内、髂外、髂总及闭孔淋巴结。对于高危患者（如怀疑腹主动脉或髂总淋巴结转移，存在附件转移、盆腔淋巴结转移、深肌层浸润、组织学为高级别、浆液性癌、透明细胞癌或癌肉瘤）还应行腹主动脉旁肠系膜下动脉下区域和肾静脉下区域清扫。前哨淋巴结活检可用于肿瘤明显局限于子宫，影像学检查无子宫外转移证据的病例，高危组织学类型（浆液性癌、透明细胞癌和癌肉瘤患者）慎用该技术。

（5）浆液性癌、透明细胞癌或癌肉瘤者应行大网膜活检。

（二）放疗

低危患者（内膜样腺癌Ⅰ期，G1～2，病灶局限于内膜层或浅肌层浸润）或仅有一个危险因素的患者不需要放疗。中、高危因素（至少 2 个危险因素：年龄 >60 岁，深肌层浸润，G3，浆液性或透明细胞癌，癌肉瘤，脉管累及）应行放疗。阴道近距离照射是较盆腔外照射更好的选择，前者可有效控制阴道复发且不影响生活质量。高危患者（3 个或更多危险因素，Ⅱ和Ⅲ期）辅助化疗加或不加放疗的作用正在被研究。盆腔外照射或阴道近距离照射可降低中、高危患者复发率（中危患者复发率降低 22%，其中 15% 为局部复发），但不改善患者的总体生存率。

（三）系统治疗

用于复发、转移或高危患者。

1. 化疗

在患者能够耐受的情况下，尽量使用多药联合化疗。

（1）多药联合化疗方案：卡铂/紫杉醇，卡铂/多西紫杉醇，顺铂/多柔比星，异环磷酰胺/紫杉醇（癌肉瘤为 1 级证据），顺铂/多柔比星/紫杉醇，顺铂/异环磷酰胺（用于癌肉瘤）。

（2）化疗方案：卡铂 + 紫杉醇（1 级证据）；针对癌肉瘤选用紫杉醇 + 异环磷酰胺

（1级证据）（紫杉醇 135 mg/m², 第 1 天；异环磷酰胺 1.6 g/m², 静脉输注，第 1~3 天，Mesna 解毒。6~8 个疗程）。

（3）放化疗联用方案：TP（紫杉醇＋卡铂）化疗 1~2 次后，DDP 静脉输注，维持 1~2 小时，第 1 天和第 22 天，盆腔外照射每周 5 天，共 6 周。同步放化疗至少 3 周后，再化疗 2~4 次。

（4）单药化疗方案：顺铂，拓扑替康，卡铂，贝伐单抗，多柔比星，西罗莫司，脂质体阿霉素，多西紫杉醇（2B 类证据），紫杉醇，异环磷酰胺（用于癌肉瘤）。

2. 激素治疗

包括甲地孕酮/他莫昔芬交替使用、孕激素制剂、芳香化酶抑制剂、他莫昔芬。对 6 项随机对照试验的荟萃分析结果显示辅助孕激素治疗对患者预后无改善。

（四）子宫内膜癌的综合个体化治疗

1. 子宫内膜样腺癌的处理

（1）手术：病灶局限于子宫体者，能耐受手术者，行全子宫双输卵管卵巢切除加手术分期。子宫内膜样腺癌 G1~2，病灶局限于内膜或浅肌层浸润，癌灶直径小于 2 cm 者可考虑不做盆腔淋巴结切除术。但如术前影像学或术中触摸提示有可疑或增大的盆腔和（或）腹主动脉旁淋巴结均需切除。

术前如果怀疑有宫颈间质累及，应做宫颈活检或 MRI，如果为阴性，行全子宫双输卵管卵巢切除加手术分期。如病理提示间质累及或大块病灶累及，NCCN（2016）建议行广泛全子宫切除 + 双附件切除 + 手术分期；或放疗（75~80Gy A 点/宫旁剂量），6 周后筋膜外全子宫 + 双附件切除 + 手术分期。如宫颈累及不适合一期手术，给予肿瘤靶向放疗 + 化疗或化疗，治疗后如可手术予手术治疗。

怀疑子宫外有转移病变：术前应用 CT/MRI，CA125 评估，采用手术、放疗、化疗的综合治疗。如果是腹腔内累及（比如腹腔积液，大网膜、淋巴结，附件包块，腹膜包块），行全子宫切除 + 双附件切除 + 手术分期，尽可能做满意的瘤体减灭术，可考虑术前化疗。无法切除的子宫外盆腔内病变（阴道、宫旁转移、膀胱/直肠病变）：行盆腔放疗 + 阴道近距离放疗、化疗、手术综合治疗。腹腔外转移、肝转移，予化疗和（或）放疗和（或）激素治疗，可考虑姑息性全子宫 + 双附件切除术。

（2）完全手术病理分期后处理：根据手术病理分期及是否具有高危因素制定术后辅助治疗方案。高危因素包括病理为高级别、浆液性癌、透明细胞癌或癌肉瘤，深肌层浸润，年龄 >60 岁，淋巴血管累及，肿瘤直径大于宫腔一半（或直径大于 2 cm），子宫下段受累。

Ⅰ A G1 无高危因素：观察。

Ⅰ A G1 有高危因素，Ⅰ AG2~3 和 Ⅰ B G1~2 无高危因素：观察或阴道近距离放疗。

Ⅰ A G2~3 和 Ⅰ B G1~2 有高危因素：观察或阴道近距离放疗 + 盆腔外照射。

Ⅰ B G3 无高危因素：阴道近距离放疗 + 盆腔外照射或观察。

Ⅰ B G3 有高危因素：盆腔外照射 + 阴道近距离放疗 + 化疗（支持化疗的证据：2B）。

Ⅱ G1~2：阴道近距离放疗 + 盆腔外照射，对于无高危因素的 Ⅱ G1~2，广泛手术后切缘没有累及者，观察或单纯阴道近距离放疗是可以接受的选择。

Ⅱ G3：盆腔外照射 + 阴道近距离放疗 + 化疗（支持化疗的证据：2B）。

Ⅲ A：化疗 + 放疗或肿瘤靶向放疗 + 化疗或盆腔外照射 + 阴道近距离放疗。

ⅢB～C：化疗和（或）肿瘤靶向放疗。

Ⅳ：肿瘤细胞减灭术后无残留或仅有腹腔内显微镜下残留灶者予化疗＋放疗。

（3）不完全手术分期：ⅠA G1～2，浅肌层浸润，无淋巴血管转移，病灶直径＜2 cm者，定期随访。其余病例行分期手术或影像学检查。如影像学检查无阳性发现，按手术病理分期Ⅰ期或Ⅱ期处理；如影像学检查阳性或可疑，应予以再次分期手术或病理检查明确转移者，按相应手术病理分期进行辅助治疗。

2. 子宫内膜浆液性癌、透明细胞癌或癌肉瘤的处理

手术分期同卵巢癌，尽可能行满意的瘤体减灭术。ⅠA观察或化疗＋阴道近距离放疗或肿瘤靶向放疗。其余病例行化疗＋肿瘤靶向放疗。

3. 复发或转移性子宫内膜癌的治疗

子宫内膜癌的复发率约20%，其中70%的复发局限于盆腔，30%为远处转移。

局部复发无远处转移，复发部位无放疗史者，或复发部位仅有腔内照射史者，放疗加腔内照射或手术探查病灶切除加术中放疗。术中探查如肿瘤局限于阴道，阴道外累及但盆腔淋巴结无转移，予以肿瘤靶向放疗＋阴道近距离放疗＋化疗；如阴道外累及伴腹主动脉旁淋巴结或髂总淋巴结转移，行肿瘤靶向放疗＋化疗；有上腹部或腹膜显微镜下累及者，予以化疗＋肿瘤靶向放疗；上腹部大块病灶残留者处理同播散性转移。复发部位有外照射史者行手术探查病灶切除＋术中放疗或激素治疗或化疗。

孤立性转移者考虑手术切除和或放疗或消融治疗，可考虑激素治疗或化疗。

播散性转移者肿瘤为低级别或无症状或 ER/PR 阳性者酌情激素治疗，其余予以化疗或姑息放疗。

（五）子宫内膜增生过长、早期子宫内膜癌及子宫内膜不典型性增生保留生育功能治疗

1. 子宫内膜增生过长治疗

不伴不典型的增生过长患者进展为子宫内膜癌的风险低（1%～3%）。治疗的目标是防止少数女性进展为癌症和控制异常子宫出血。可供选择的治疗方案如下。

（1）安宫黄体酮［醋酸甲羟孕酮（MPA）］周期用药方案：月经周期第10～12天起，MPA 10 mg/d，口服，共12～14天。孕激素后半周期疗法每月至少用药12天。在一项纳入376例不同程度的子宫内膜增生过长女性的病例系列研究中，女性每月接受孕激素治疗7天、10天或13天，并持续3～6个月，获得完全逆转的患者分别有81%、98%和100%。

（2）MPA 连续治疗方案：10 mg/d，口服，持续3～6个月。与周期性用药方案相比，连续给药方案较为简便，但疗效不如后半周期治疗，在治疗期间可能出现点滴阴道出血，患者依从性较差。

（3）左炔诺孕酮宫内缓释系统（LNG-IUS）：使用这种孕激素释放系统对于要求使用该避孕方式的女性尤其有用。子宫内膜活检可在宫内节育器在适当位置的情况下进行。一项包含24项观察性研究（共纳入1 001例女性）的系统评价发现使用 LNG-IUS 治疗，相比于口服孕激素类，对复杂性（92% vs 66%）和不典型（90% vs 69%）增生都具有明显较高的逆转率。

（4）雌激素—孕激素联合口服避孕药：这种选择适用于需要使用这种避孕方式和（或）不能耐受孕激素类治疗的女性。我们的临床实践显示对于绝经过渡期雌激素水平较低，单纯

服用孕激素不能诱发撤退性出血的患者也可考虑采用含少量雌激素的口服避孕药物治疗。

（5）微粒化黄体酮（100～200 mg）阴道用药：在一项研究中，月经周期第10～25天使用该药物，共3～6个月，约91%不伴不典型的子宫内膜增生过长逆转为正常子宫内膜，治疗后6个月的复发率为6%。

（6）诱导排卵：使育龄期女性黄体形成从而使子宫内膜暴露于孕激素环境。对于希望妊娠的不伴不典型的子宫内膜增生女性可能是一个不错的选择。但需注意可能由于内膜病变尚未治愈而导致不易妊娠或流产。另外，对于近期无生育要求的妇女，过度诱导排卵可能导致卵巢功能耗竭。因此，医生在决定启动诱导排卵前应进行慎重评估。

治疗期间随访：应采用子宫内膜取样进行随访。建议每3～6个月进行1次超声检查及子宫内膜取样评估治疗效果。如果治疗3～6个月后没有逆转为正常子宫内膜，可以增加孕激素剂量或可采用联合全身性激素和LNG-IUS。如果进展为不典型增生或子宫内膜癌，应给予恰当治疗。

2. 早期子宫内膜癌及子宫内膜不典型性增生保留生育功能治疗

有29%的子宫内膜不典型增生患者会进展为子宫内膜癌。若没有生育要求，全子宫切除术是患子宫内膜不典型增生过长和早期子宫内膜癌的首选治疗方法。保留生育功能治疗仅适用于经严格选择的有强烈保留生育功能愿望的患者。

（1）适应证：诊断性刮宫病理诊断为子宫内膜不典型性增生或内膜样腺癌G1，并经病理专家会诊；影像学检查（最好为MRI）证实病灶局限于子宫内膜，无肌层浸润、附件累及或远处转移证据；无药物治疗或妊娠禁忌证，有良好的依从性，并充分告知保留生育功能治疗并非标准治疗方案。

（2）禁忌证：合并严重内科疾病，肝肾功能严重受损者，合并其他类型的子宫内膜癌或其他生殖系统恶性肿瘤者，合并乳腺癌或其他不能应用孕激素的激素依赖性肿瘤，深静脉血栓、脑卒中、心肌梗死高风险者，年龄大于35岁吸烟者。

3. 药物治疗

（1）醋酸甲地孕酮（MA）：160 mg，每天1次为初始剂量，口服及胃肠外给药途径均有效。治疗期最少3个月，根据治疗效果延长给药时间，一般不超过1年，根据治疗效果给药剂量可增加至320 mg，每天1次。

（2）MPA 200～1 800 mg，口服，每天1次，一般初始剂量为500 mg，每天1次。

（3）LNG-IUS：对1 001例病例观察性研究显示LNG-IUS对子宫内膜复杂增生转化率为92%，不典型性增生为90%。

治疗期间应每3个月进行1次内膜活检评估治疗效果。如治疗过程中病情进展或治疗9～12个月仍无改善，认为治疗无效，应切除子宫或改用其他治疗方案。如内膜逆转尽早行辅助生育治疗，完成生育者或随访内膜活检发现病情进展者应行全子宫双输卵管卵巢切除加手术分期。

一项荟萃研究分析了45项研究共391例病例，其中72%为子宫内膜样腺癌1级，大多数患者（74%）采用醋酸甲羟孕酮或醋酸甲地孕酮治疗，结果如下：完全反应率为78%，中位反应时间为6个月。自然怀孕率为36%。复发率为25%，中位复发时间为24个月。

九、随访

治疗后定期随访，75%～95%复发在术后 2～3 年内。术后 2～3 年内每 3～6 个月随访 1 次，此后每 6～12 个月随访 1 次。随访内容主要为妇科检查及盆腔超声检查，可随访 CA125，必要时行 CT 及 MRI 检查。应给予患者有关性生活卫生、阴道扩张、阴道润滑剂等的健康教育。疑有遗传性疾病或明显内膜癌/结肠癌家族史者应进行遗传咨询。

十、预防

大部分子宫内膜癌起因于长期无孕激素保护的雌激素刺激，以异常子宫出血为常见临床表现。因此，出现临床症状及时就诊，给予孕激素保证内膜规则剥脱出血是预防内膜癌发生的主要策略。

十一、子宫内膜癌术后激素治疗

切除子宫的子宫内膜癌Ⅰ期和Ⅱ期患者给予雌激素治疗的随机对照试验显示随访 35.7 个月后雌激素组和安慰剂组肿瘤复发和新生肿瘤比例无差异。NCCN（2016）建议对于肿瘤复发低危患者可以在向患者充分告知，并排除激素应用禁忌证（吸烟、乳腺癌病史、脑卒中病史等）后予以雌激素治疗。如患者接受辅助治疗，应在辅助治疗结束后 6～12 个月启动激素治疗。选择性雌激素受体拮抗剂可能是激素治疗更好的选择。

十二、子宫内膜癌遗传咨询

林奇综合征也称遗传性非息肉病性结直肠癌（HNPCC），是一种常染色体显性遗传疾病，由某个 DNA 错配修复基因（MSH2，MLH1，MSH6，PMS2）发生遗传突变，导致微卫星不稳定，DNA 修复障碍所致。林奇综合征占所有内膜癌的 2%～5%，但林奇综合征妇女一生患内膜癌的风险高达 27%～71%，发生结肠癌和卵巢癌的风险分别为 80% 和 3%～14%，而一般人群发生内膜癌风险仅为 3%。建议对所有子宫内膜癌患者进行林奇综合征评估，包括分子肿瘤学检查［微卫星不稳定检测和（或）免疫组织化学检测］和（或）家族史评估，对提示林奇综合征者应进行遗传咨询。对已完成生育的林奇综合征女性，建议行预防性全子宫切除。对绝经前女性，同时行双侧输卵管卵巢切除。因结直肠癌手术者建议同时行预防性全子宫和（或）双附件切除。对无症状的林奇综合征妇女，应从 30～35 岁开始每年进行 1 次内膜活检和超声检查，每半年进行 1 次 CA125 筛查内膜癌和卵巢癌，或从家族成员首次确诊任一林奇综合征相关癌症的最早年龄的 5～10 年前开始进行筛查。绝经前林奇综合征妇女可使用口服避孕药预防内膜癌发生。

十三、早期子宫内膜癌保留生育功能治疗后辅助生育相关问题

子宫内膜癌和不典型性增生保留生育功能治疗成功后应立即启动辅助生育治疗。需明确该类患者自然妊娠率低，等待过程中有内膜病变复发风险，应积极进行辅助生育治疗。辅助生殖治疗后的活产率远高于自然妊娠（34.9% vs 14.9%）。

开始辅助生育治疗前应根据患者年龄、身高、体重等一般状况，不孕年限，卵巢储备功能，是否有自发排卵，男方精液质量以及经济状况，家庭支持等进行多因素分析。

对于小于 35 岁，双侧输卵管通畅，有自发性排卵，男方精液检查正常的患者，建议自然周期卵泡监测，指导同房 2～3 个周期，如果未孕改做体外受精—胚胎移植（IVF-ET）治疗。对于小于 35 岁，双侧输卵管通畅，稀发排卵，男方精液检查正常的患者，建议促排卵，卵泡监测，指导同房 2～3 个周期，如果未孕改做 IVF-ET 治疗。对于 35 岁以上，和（或）输卵管不通畅，和（或）男方少精弱精症的患者，建议直接做 IVF-ET 治疗。

关于促排卵药物的选择，建议来曲唑作为一线促排卵药物。来曲唑是第三代非甾体类芳香化酶抑制剂，通过特异性地抑制芳香化酶，阻断雄烯二酮及睾酮向雌激素的转化，从而抑制雌激素的生物合成。来曲唑半衰期短，通过外周和中枢两方面发挥促排卵作用；能够提高卵巢反应不良患者对促排卵药物的敏感性，促排卵效果好；通过非受体机制发挥作用，无直接抗雌激素作用，对宫颈黏液、子宫内膜和性激素水平影响小；对胎儿无明显致畸作用。

内膜病变患者保留生育功能治疗成功后的 IVF-ET 策略，理想的促排卵方案应该是缩短卵巢刺激的时间；降低卵巢刺激期间的体内雌激素水平；尽可能少的刺激周期数。建议卵泡期孕激素状态下的促排卵＋全胚冷冻＋冷冻胚胎复苏移植。卵泡期促排卵过程中加用孕激素，其主要作用于下丘脑的孕激素受体，不干扰垂体促性腺激素释放激素（GnRH）受体的功能，能够有效抑制早发性黄体生成素（LH）峰，适用于合并子宫内膜病变的 IVF 患者，同时由于不抑制卵巢功能，适用于卵巢储备低下者。对于卵巢低反应的患者，也可以采用自然周期＋黄体期两次取卵，可以有效增加获卵率，进而提高有效胚胎率和妊娠率。在冷冻胚胎复苏移植之前，需要常规进行再次宫腔镜检查评估子宫腔和子宫内膜状况，等待病理报告提示无异常时方可进行内膜准备和胚胎移植。

十四、临床特殊情况的思考和建议

随着生活和饮食习惯的改变，年轻患者中子宫内膜癌和子宫内膜不典型性增生患者日益增加，对这类患者保留生育功能治疗也日益成为临床关注的问题。本节已较为详细地论述了子宫内膜癌和不典型性增生保留生育功能治疗方式。但需注意很多此类患者同时合并代谢综合征、糖尿病，部分患者还可能因肥胖、脂肪肝合并肝功能损伤。因此，在启动药物治疗前应对患者进行全面充分评估，对高血压、糖尿病等血栓高危人群，可选用 LNG-IUS、GnRHa 等血栓风险较小的药物，如采用大剂量孕激素治疗，需采用阿司匹林等药物预防血栓形成。LNG-IUS、GnRHa 同样适用于肝功能不良患者。治疗过程中应对患者凝血功能、肝功能等进行监测，同时给予减重和控制饮食、锻炼的指导。

（王笑妍　马春霞）

第三节　子宫肉瘤

子宫肉瘤是非常罕见的恶性间叶源性肿瘤，占子宫恶性肿瘤的 2%～4%。来源于子宫平滑肌、肌层内结缔组织和子宫内膜间质，多见于 40～60 岁妇女。

一、组织发生及病理

根据 2014 年出版的世界卫生组织女性生殖道肿瘤的分类，常见的子宫肉瘤的组织发生和病理如下。

（一）子宫平滑肌肉瘤（LMS）

LMS 较常见，占子宫肉瘤的 45%，是由具有平滑肌分化的细胞组成的子宫恶性肿瘤。恶性程度高，易发生盆腔血管、淋巴结及肺转移。平滑肌肉瘤又分原发性和继发性者两种。原发性平滑肌肉瘤发生自子宫肌壁或肌壁间血管壁的平滑肌组织。此种肉瘤呈弥漫性生长，与子宫壁之间无明显界限，无包膜。继发性平滑肌肉瘤为原已存在的平滑肌瘤恶变。肌瘤恶变常自肌瘤中心部分开始，向周围扩展直到整个肌瘤发展为肉瘤，此时往往侵及包膜。切面为均匀一致的黄色或红色结构，呈鱼肉状或豆渣样，因不存在漩涡状编织样结构，有时很难与肌瘤的红色样变区别，病理组织检查可确诊。镜下平滑肌肉瘤细胞呈梭形，细胞大小不一致，形态各异，排列紊乱，有核异型，染色质深，核仁明显，细胞质呈碱性，有时见巨细胞，1/3 以上伴有坏死。核分裂象 >5 个/10HP。继发性子宫平滑肌肉瘤的预后比原发性者好。组织病理类型以梭形细胞平滑肌肉瘤最常见，其次还有上皮样平滑肌肉瘤和黏液样平滑肌肉瘤。

（二）子宫内膜间质肉瘤（ESS）

肿瘤来自子宫内膜间质细胞，分两类。

1. 低级别子宫内膜间质肉瘤

占子宫肉瘤的 15%，为第二常见的类型。有宫旁组织转移倾向，较少发生淋巴结及肺转移。大体见子宫球状增大，有颗粒或小团块状突起，质如橡皮，富有弹性。切面见肿瘤呈息肉状或结节状，自子宫内膜突向宫腔或侵入肌层，有时息肉有长蒂可达宫颈口外。瘤组织呈鱼肉状，均匀一致，呈黄色。镜下瘤细胞类似增生期子宫内膜间质细胞，侵入肌层肌束间，细胞形态大小一致，无或者轻度核异形，细胞质少，核分裂象少（通常 <10 个/10HP）。ERa、PR 和 CD10 多为阳性。多达一半的肿瘤携带 JAZF-SU212（JJZA1）融合基因。其他报道的基因重排包括 PHF1-JAZF1，EPC1-PHF1 和 MEAF6-PHF1。

2. 高级别子宫内膜间质肉瘤

罕见，确切的发生率不明，原因是既往一部分被诊断为未分化子宫肉瘤的可能属于这种类型。恶性度较高，预后差。大体见肿瘤多发生在子宫底部的内膜，呈息肉状向宫腔突起，质软而脆，常伴有出血坏死。切面呈灰黄色，鱼肉状。当侵入肌层时，肌壁则呈局限性或弥漫性增厚。镜下肿瘤细胞分化程度差，细胞小圆形，核深染，异型性明显，核分裂象多（>10 个/10HP），可以包含低级别子宫肉瘤的区域。ER 和 PR、CD10 常为阴性，70% 的细胞核 Cyclin D1 阳性。常携带 YWHAE-FAM22 A/B 融合基因。

（三）未分化子宫肉瘤（UUS）

UUS 罕见，常发生在绝经后妇女，平均发病年龄 60 岁。这是一类起源于子宫内膜或肌层的肿瘤，和增生期子宫内膜没有相似性，具有高级别肿瘤细胞的特征，但没有特异的分化。

（四）上皮和间质混合性肿瘤

1. 癌肉瘤

又称恶性米勒管混合肿瘤（MMMT），占子宫肉瘤的 40%～50%。同时含有恶性上皮和间质成分，恶性程度高。平均发病年龄 70 岁（40～90 岁）。上皮成分 2/3 为浆液性/高级别癌，1/3 内膜样；间质成分梭状细胞肉瘤无明确分化，几乎均为高级别，最常见异源性成分为软骨，平滑肌来源。大体见肿瘤呈息肉状生长，突向宫腔，常为多发性或分叶状。可以侵入肌层或周围组织，切片灰白色，常有出血坏死。目前癌肉瘤分期和治疗同Ⅱ型子宫内膜癌。

2. 腺肉瘤

占子宫肉瘤的5%～10%。混合性上皮和间质肿瘤，上皮成分为良性或不典型性，间质成分为低级别恶性。当至少25%的肿瘤包含高级别肉瘤样成分时，被分类为"腺肉瘤伴肉瘤性过度生长"。多发生于内膜，子宫下段，少数见于宫颈内膜（5%～10%）或宫外。典型的息肉样外观，罕见为肌壁间或浆膜下。平均直径6.5 cm，如有肉瘤样过度生长，更可能出现肌层浸润，肿瘤切面鱼肉样、伴出血和坏死。间质围绕腺体形成富细胞的腺体周围袖套。细胞轻度异型，核分裂象2～4个/10HP。

（五）其他肉瘤

1. 血管周上皮样肿瘤（PEComa）

PEComa罕见，为间质性肿瘤，常包含上皮样细胞伴透明状嗜酸性、颗粒样细胞质，显示其黑色素细胞样和平滑肌细胞分化，可能来源于所谓的血管周上皮样细胞。HMB-45阳性（92%），包括良性和恶性两种类型。

2. 横纹肌肉瘤（RMS）

RMS罕见，但是最常见的子宫异源性肉瘤。在成年女性生殖系统，宫体是继宫颈第二常见的横纹肌肉瘤发病部位。为恶性、异源性间叶肿瘤，显示骨骼肌分化表现。

二、临床分期与转移

（一）临床分期

目前有国际抗癌协会（UICC）分期、美国癌症联合会（AJCC）TNM分期、国际妇产科联盟（FIGO）分期，临床上多采用AJCC TNM分期和FIGO（2009）分期。

（二）转移方式

血行播散（最常见部位是肺）、直接蔓延及淋巴转移。

三、临床表现

（一）症状

早期症状不明显，随着病情发展可出现下列表现。

（1）阴道不规则流血：最常见，量多少不等。

（2）腹痛：肉瘤生长快，子宫迅速增长或瘤内出血、坏死、子宫肌壁破裂引起急性腹痛。

（3）腹部包块：患者常诉下腹部块物迅速增大。

（4）压迫症状及其他：可有膀胱或直肠受压出现尿频、尿急、尿潴留、大便困难等泌尿道和肠道症状。晚期患者出现全身消瘦、贫血、低热或出现肺、脑转移相应症状。宫颈肉瘤或肿瘤自宫颈脱垂至阴道内常有大量恶臭分泌物。

子宫平滑肌肉瘤患者阴道流血、盆腔包块和疼痛的发生率分别为56%、54%和22%。这些表现和平滑肌瘤的症状重叠，因此对于绝经期的未用激素替代的患者发现肿瘤增大要警惕恶性的可能。

低级别子宫内膜间质肉瘤以阴道流血和腹痛为主要症状，有时没有这些表现，却以转移灶的症状为首发症状（最常见是卵巢和肺），附件累及和淋巴结转移率分别可高达 10% 和 30% 。长期的雌激素刺激包括他莫昔芬的应用和盆腔放疗史可能与发病相关。

（二）体征

子宫增大，外形不规则；宫颈口有息肉或肌瘤样肿块，呈紫红色，极易出血；继发感染后有坏死及脓性分泌物。晚期肉瘤可累及盆侧壁，子宫固定不活动，可转移至肠管及腹腔，但腹腔积液少见。

四、诊断

因子宫肉瘤临床表现与子宫肌瘤及其他恶性肿瘤相似，术前诊断较困难。对绝经后妇女及幼女的宫颈赘生物、迅速长大伴疼痛的子宫肌瘤均应考虑肉瘤的可能。辅助诊断可选用阴道彩色脉冲多普勒超声检查，增强 CT、增强磁共振（MRI）、PET-CT、宫腔镜等，但目前尚无一种影像学检查能为患者提供可靠的依据，MRI 检查目前被认为是最有用的鉴别诊断的方法之一，阴性预测值较高。通过这些检查明确肿瘤是局限于子宫还是扩散至子宫外十分重要。诊断性刮宫对癌肉瘤和腺肉瘤以及子宫内膜间质肉瘤有较大的诊断价值，但对平滑肌肉瘤敏感性低于 20% 。

五、治疗

初始治疗以手术为主。同时手术有助于了解肿瘤侵犯，病理分期、类型及分化程度，以决定下一步治疗方案。根据 2016 年 NCCN 子宫肉瘤临床实践指南，治疗前大致可把子宫肉瘤分为局限在子宫的或已经扩散到子宫外的。

（一）初始治疗

1. 手术治疗

（1）对于局限在子宫的患者，能行手术者则行全子宫 + 双附件切除（年轻 I 期子宫平滑肌肉瘤患者在充分知情同意情况下可考虑保留卵巢）。对于已知或怀疑子宫外病变根据症状和指征行 MRI 或 CT 检查，是否手术要根据症状、病变范围、病灶的可切除性来决定，能手术者行全子宫双附件切除和（或）转移病灶的局部切除。是否淋巴清扫术还存在争议。一般平滑肌肉瘤和高级别子宫内膜间质肉瘤以血行转移为主，淋巴转移不常见，不考虑淋巴结清扫术。肉瘤手术强调是整体切除，禁忌瘤体粉碎术。

（2）对于全子宫切除术或次全子宫切除术后偶然发现的肉瘤病例，建议再行影像学检查，如果有残余宫颈，考虑再次手术切除；如果保留了卵巢及输卵管，考虑手术切除尤其是低级别子宫内膜间质肉瘤。对于肌瘤切除术后发现的肉瘤或者怀疑肉瘤的患者可以考虑全子宫 + 双附件切除，如果发现子宫外转移灶，加行转移灶切除。

2. 手术后治疗

根据病理类型和分期，制订个体化治疗方案。

（1）低级别子宫内膜间质肉瘤：含有雌孕激素受体，对孕激素治疗有一定效果，I 期患者手术治疗后无残留病灶证据者可考虑随访或者激素治疗。Ⅱ、Ⅲ、Ⅳ期患者给予激素治

疗 + 放疗。放疗辅助放疗可降低局部复发率，但对总体生存率没有影响。子宫切除术后的阴道放疗，时间不晚于术后 12 周。可选用的激素包括甲地孕酮，醋酸甲羟孕酮，芳香化酶抑制剂来曲唑以及 GnRH 类似物等。常用药物和剂量包括：醋酸甲羟孕酮，250 mg，口服，每天 1 次（200 ~ 800 mg/d）；醋酸甲地孕酮 160 mg，口服，每天 1 次；来曲唑 1 mg，每天 1 次。

（2）高级别子宫内膜间质肉瘤，子宫平滑肌肉瘤和未分化子宫肉瘤：Ⅰ 期选择观察或化疗；Ⅱ ~ Ⅳ 期选择化疗和或放疗。常规术后放疗不再被推荐作为 Ⅰ 期子宫平滑肌肉瘤和高级别子宫内膜间质肉瘤、未分化子宫肉瘤的辅助治疗方案。对于 Ⅱ 期及以上病例，放疗的选择应基于对病理标本的仔细分析进行个体化的选择。化疗方案和药物选择见系统治疗部分。

3. 放疗及系统治疗

对于不能手术的患者初始治疗可选择盆腔放疗 + 阴道近距离放疗和（或）系统治疗。

（1）放疗：肿瘤定向放疗是针对肿瘤已知或可疑侵犯部位的放疗，可包括外照射放疗（EBRT）和（或）近距离放疗。肿瘤定向的外照射放疗是针对盆腔加或不加腹主动脉旁区域。近距离放疗可用于以下情况。①有子宫者，包括术前或手术时未切除子宫者；②更常见于子宫切除术后的阴道放疗。

如果存在大块病灶，盆腔放疗需指向该区域，放射野需覆盖髂总血管下段，髂外血管，髂内血管，宫旁，阴道上段或阴道旁组织和骶前淋巴结（针对宫颈受累的患者）。放疗延伸野需包括整个盆腔、髂总血管全部区域及腹主动脉旁淋巴结区，至少需达到肾血管水平。

根据患者的临床状态个体化设计治疗方案中近距离放疗的剂量。对于有大块病灶的 ⅡB 期患者的术前放疗，一般推荐与肿瘤体积相对应的总剂量为 75 ~ 80Gy 的低剂量率放疗。阴道近距离放疗剂量根据是否行外照射放疗，确定覆盖阴道表面或阴道表面下 0.5 cm 的组织。

（2）系统治疗：包括联合化疗、单药治疗、激素治疗等。一般用于子宫外转移患者的辅助治疗。

1）化疗常用的有效药物包括吉西他滨、多西他赛、异环磷酰胺、表柔比星、艾瑞布林等。常用联合化疗方案如下。①吉西他滨 900 mg/m^2，静脉滴注 90 分钟，第 1 天、第 8 天，共 2 次；多西他赛 100 mg/m^2，静脉推注，维持 60 分钟，第 8 天，每 21 天重复，GCSF 第 9 ~ 15 天支持，共 6 个疗程。此方案为子宫平滑肌肉瘤的首选。②多柔比星 75 mg/m^2，维持 48 小时；异环磷酰胺 2.5 g/（m^2·d），第 1 ~ 3 天，每 21 天 1 个疗程，共 6 个疗程，注意使用美司钠保护膀胱黏膜。③吉西他滨 10 mg/（m^2·min），静脉滴注持续 180 分钟；达卡巴嗪 500 mg/m^2，静脉滴注持续 20 分钟，每 2 周 1 次。

2）常用单药治疗方案：①单药达卡巴嗪 1 200 mg/m^2，静脉推注，维持 20 分钟，21 天重复，8 个疗程；②吉西他滨 1 200 mg/m^2，第 1 天、第 8 天［或者 10 mg/（m^2·min），静脉推注，维持 120 分钟］，每 21 天重复；③多柔比星 60 mg/m^2，每 3 周重复（最大剂量 480 mg/m^2）。在 2016 NCCN 中艾瑞布林和曲贝替定被作为 2A 证据推荐。曲贝替定对再无化疗方案可选择的患者可能有效，总体生存时间为 13.9 个月；可用于接受过蒽环类抗生素化疗后肿瘤无法切除或转移的子宫平滑肌肉瘤。

3）激素治疗：对于 ER、PR 阳性的生长较为缓慢的平滑肌肉瘤患者可以用激素治疗

（2016 NCCN），药物选择同低级别子宫内膜间质肉瘤，其中来曲唑为 2A 级证据，其余为 2B 级证据。

4）靶向治疗：一项Ⅲ期临床研究发现对于用吉西他滨和多西紫杉醇的患者加用贝伐单抗不能改善无病生存期和总生存期。在另一项三期临床试验中发现帕唑帕尼（Pazopanib）和安慰剂相比，能延长晚期肉瘤患者的疾病无进展生存期，剂量是 800 mg/d，口服，应用于化疗无效患者。

（二）复发的治疗

子宫平滑肌肉瘤是侵袭性较强的恶性肿瘤，预后较差，即使早期发现，其复发率仍可高达 53% ~71%。

（1）经 CT 检查胸、腹、盆腔均阴性的阴道局部复发、既往未接受放疗者，可以选择：①手术探查加病灶切除＋术中放疗；②肿瘤靶向放疗＋系统治疗。若选择方案①，根据术中情况确定补充治疗，病灶仅局限在阴道时或仅限于盆腔时，术后行肿瘤靶向放疗。

若已扩散至盆腔外，可行系统治疗。局部复发既往曾接受放疗者，可以选择：①手术探查加病灶切除＋术中放疗＋化疗；②系统治疗；③肿瘤靶向放疗。

（2）孤立转移灶：可切除者可考虑手术切除或局部消融治疗加术后系统治疗或者术后放疗，不可切除者考虑系统治疗＋局部治疗（肿瘤靶向放疗或局部消融治疗）。

（3）播散性转移：系统治疗＋姑息性放疗或支持治疗。

六、术后随访

前 2 年每 3 个月体检 1 次，以后每半年或 1 年体检 1 次；可考虑每 3 ~6 个月行 1 次 CT 检查（胸部/腹部/盆腔），共 2 ~3 年。2 年后每 6 个月 1 次，5 年后高级别肉瘤每年 1 次 CT 检查。

七、预后

子宫肉瘤复发率高，预后差，5 年生存率 20% ~30%。预后与肉瘤类型、恶性程度、肿瘤分期、有无血管、淋巴转移及治疗方法的选用有关。但是也有资料表明子宫肉瘤的预后仅与其手术分期有关，而且虽然在过去的 20 年各种手术和辅助治疗有了很大发展，但是子宫肉瘤的总体生存率并未见改善。

继发性子宫平滑肌肉瘤及低度恶性子宫内膜间质肉瘤预后较好，可能出现远期复发；高度恶性子宫内膜间质肉瘤及恶性中胚叶混合瘤预后差。

约 30% 子宫腺肉瘤病例可能会局部复发，几乎均为肌层浸润或肉瘤过度生长病例，尤其是阴道内、盆腔复发，复发可早可晚。深肌层浸润是复发的危险因素。转移多与肉瘤过度生长有关，这部分患者预后不佳。

PEComa 影响预后因素包括肿瘤 >5 cm，浸润性边界，高级别核不典型，富细胞性，有丝分裂指数（>1/50HPF），坏死和血管浸润。伴核多形性和（或）单纯的多核巨细胞或肿瘤 >5 cm 被分类为"恶性潜能未定"。肿瘤存在 2 个或更多高危因素者被认为侵袭性行为高度危险。临床上侵袭性肿瘤播散至肺，有时发生局部复发、骨转移和极少见的淋巴转移。

横纹肌肉瘤以多形性和肺泡性较胚胎性预后更差，可能与其常侵及肌层和淋巴血管内有关。年龄大（＞20岁）和晚期也被报道为独立不良预后因素。

八、临床特殊情况的思考和建议

（一）对要求保留生育功能患者的治疗

对于希望保留生育功能的年轻妇女能否切除肿瘤保留子宫还有争议。有文献报道，如果肿瘤较小，低度恶性尤其是继发性平滑肌瘤瘤为原已存在的平滑肌瘤恶变者，在患者充分知情同意的情况下，可以考虑保留子宫。但是目前保留子宫且完成生育的报道极少。临床医生必须注意原则上对于平滑肌肉瘤，癌肉瘤和子宫内膜间质肉瘤建议全子宫切除。

（二）要求保留卵巢患者的治疗

年轻子宫肉瘤患者能否保留卵巢的问题一直受关注，目前认为保留卵巢仅限于临床期别早的平滑肌肉瘤，特别是原已存在的平滑肌瘤恶变的年轻患者，就手术而言，至今对保留卵巢是否会增加预后风险的意见仍未达成一致，切除附件是否增加生存优势也有待证实，目前对于35岁以下，肿瘤小于3 cm的患者要求保留卵巢功能的可考虑不切除卵巢。癌肉瘤患者建议全子宫切除。子宫内膜间质肉瘤因其表达雌激素受体，卵巢留体类激素可以刺激肿瘤生长，应常规切除卵巢，但是对于早期子宫内膜间质肉瘤可以考虑保留卵巢，但必须完全切除瘤体。子宫恶性中胚叶混合瘤恶性程度高，即使是临床Ⅰ、Ⅱ期的患者也应常规切除卵巢。

（三）关于复发性子宫肉瘤的手术治疗

子宫平滑肌肉瘤是侵袭性较强的恶性肿瘤，预后较差，即便早期发现，其复发率仍可高达53%～71%。对复发性子宫肉瘤的治疗目前倾向于手术联合化疗、放射治疗等多手段的综合治疗。复发者术前PET-CT检查明确复发病灶。对于低度恶性子宫内膜间质肉瘤的复发患者应积极治疗，即使有肺转移或者宫旁及附近脏器广泛转移，仍应再次做较广泛的手术治疗，将复发转移病灶尽可能切除。但是目前对于复发性子宫肉瘤再次手术的指征还没有明确。临床上对于年轻的复发性子宫肉瘤的患者，医生也往往建议如果身体条件允许的情况下再次进行手术治疗。

（四）腹腔镜在子宫肉瘤手术中的问题

目前腹腔镜手术在妇科手术中广泛普及，许多子宫肉瘤在术前都是误作为子宫肌瘤进行手术，腹腔镜术中应用旋切器粉碎子宫肌瘤，术后病理才得出子宫平滑肌肉瘤的诊断。已有肿瘤粉碎容易导致肉瘤在腹、盆腔种植转移的报道。尽管肉瘤的发生率低，但在腹腔镜手术普遍开展的今天，为了避免医源性种植及医疗纠纷，提高子宫肉瘤术前诊断的准确性非常重要。

（爱伦高娃　李玉玲）

第四节　子宫颈癌

子宫颈癌又称宫颈癌，是最常见的妇科恶性肿瘤。高发年龄为50～55岁。由于子宫颈癌筛查的普及，子宫颈癌和癌前病变得以早期发现和治疗，其发病率和病死率明显下降。

一、发病相关因素

流行病学调查发现，子宫颈癌与人乳头瘤病毒（HPV）感染、多个性伴侣、吸烟、性生活过早（<16 岁）、性传播疾病、经济状况低下和免疫抑制等因素相关。

二、组织发生和发展

子宫颈鳞状上皮内病变（SIL）形成后继续发展，突破上皮下基底膜，浸润间质，形成子宫颈浸润癌（图 5 - 1）。

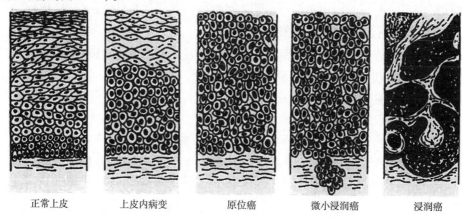

| 正常上皮 | 上皮内病变 | 原位癌 | 微小浸润癌 | 浸润癌 |

图 5 - 1 子宫颈正常上皮—上皮内病变—浸润癌

三、病理

（一）浸润性鳞状细胞癌

浸润性鳞状细胞癌占子宫颈癌的 75% ~80%。

1. 巨检

微小浸润性鳞状细胞癌肉眼观察无明显异常或类似子宫颈柱状上皮异位。随着病变发展，可形成 4 种类型（图 5 -2）。

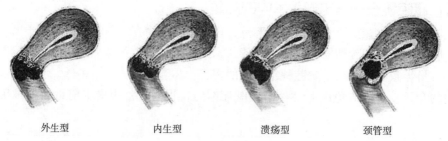

| 外生型 | 内生型 | 溃疡型 | 颈管型 |

图 5 - 2 子宫颈癌的类型（巨检）

（1）外生型：最常见，癌灶向外生长呈乳头状或菜花样，组织脆，触之易出血。常累及阴道。

（2）内生型：癌灶向子宫颈深部组织浸润，子宫颈表面光滑或仅有柱状上皮异位，子宫颈肥大变硬，呈桶状。常累及宫旁组织。

（3）溃疡型：上述两型癌组织继续发展合并感染坏死，脱落后形成溃疡或空洞，似火山口状。

（4）颈管型：癌灶发生于子宫颈管内，常侵入子宫颈管和子宫峡部供血层及转移至盆腔淋巴结。

2. 显微镜检查

（1）微小浸润性鳞状细胞癌：在原位癌基础上镜检发现小滴状、锯齿状癌细胞团突破基底膜，浸润间质。诊断标准见临床分期。

（2）浸润性鳞状细胞癌：癌灶浸润间质范围超出微小浸润癌，多呈网状或团块状浸润间质。根据癌细胞核的多形性与大小及核分裂程度等可将鳞状细胞癌分为高分化（Ⅰ级）、中分化（Ⅱ级）、低分化（Ⅲ级）3种，这种分级法可能提供了肿瘤对化疗和放疗相关的预后信息，但目前更倾向于分为角化型和非角化型。角化型：大致相当于高分化鳞状细胞癌，细胞体积大，有明显角化珠形成，可见细胞间桥，细胞异型性较轻，无核分裂象或核分裂象罕见。非角化型：大致相当于中分化和低分化鳞状细胞癌。细胞体积大或较小，可有单细胞角化但无角化珠，细胞间桥不明显，细胞异型性常明显，核分裂象多见。除上述最常见的两种亚型外还有以下亚型：乳头状鳞状细胞癌、基底细胞样鳞状细胞癌、湿疣样癌、疣状癌、鳞状移形细胞癌和淋巴上皮样瘤样癌。

（二）腺癌

近年来子宫颈腺癌的发生率有上升趋势，占子宫颈癌的 20%～25%。

1. 巨检

来自子宫颈管内，浸润管壁；或自子宫颈管内向子宫颈外口突出生长；常可侵犯宫旁组织；病灶向子宫颈管内生长时，子宫颈外观可正常，但因子宫颈管膨大，形如桶状。

2. 显微镜检

（1）普通型宫颈腺癌：最常见的组织学业型，约占宫颈腺癌的90%。虽然来源于子宫颈管柱状黏液细胞，偶尔间质内可见黏液池形成，但肿瘤细胞内见不到明确黏液，细胞质双嗜性或嗜酸性。镜下见腺体结构复杂，呈筛状和乳头状，腺上皮细胞增生呈复层，核异型性明显，核分裂象多见。该亚型绝大部分呈高—中分化。

（2）黏液性腺癌：该亚型的特征是细胞内可见明确黏液，又进一步分为胃型、肠型、印戒细胞样和非特指型。其中，高分化的胃型腺癌，既往称为微偏腺癌（minimal deviation adenocarcinoma，MDA），虽然分化非常好，但几乎是所有宫颈腺癌中预后最差的一种亚型，5年生存率仅为普通宫颈腺癌的一半。

（三）其他

少见类型如腺鳞癌、腺样基底细胞癌、绒毛状管状腺癌、内膜样癌等上皮性癌，神经内分泌肿瘤，间叶性肿瘤等。

四、转移途径

子宫颈癌主要为直接蔓延和淋巴转移，血行转移极少见。

（一）直接蔓延

最常见，癌组织向邻近器官及组织扩散。常向下累及阴道壁，极少向上累及宫腔。向两侧扩散可累及子宫主韧带及子宫颈旁、阴道旁组织直至骨盆壁；癌灶压迫或侵及输尿管，可引起输尿管阻塞及肾积水。晚期可向前、后蔓延，侵及膀胱或直肠。

（二）淋巴转移

癌灶侵入淋巴管，形成瘤栓，随淋巴液引流进入局部淋巴结。淋巴转移一级组包括子宫旁、闭孔、髂内、髂外、髂总、骶前淋巴结；二级组包括腹股沟深浅淋巴结、腹主动脉旁淋巴结。

（三）血行转移

极少见，晚期可转移至肺、肝或骨骼等。

五、临床分期

采用国际妇产科联盟（FIGO，2009 年）的临床分期标准（表 5 - 1）。临床分期在治疗前进行，治疗后不再更改（图 5 - 3）。

表 5 - 1　子宫颈癌临床分期（FIGO，2009 年）

分期	表现
Ⅰ 期	肿瘤局限在子宫颈（扩展至宫体应被忽略）
Ⅰ A 期	镜下浸润癌（所有肉眼可见的病灶，包括表浅浸润，均为 Ⅰ B 期）
	间质浸润深度 < 5 mm，宽度 ≤ 7 mm
Ⅰ A1 期	间质浸润深度 ≤ 3 mm，宽度 ≤ 7 mm
Ⅰ A2 期	间质浸润深度 > 3 mm 且 < 5 mm，宽度 ≤ 7 mm
Ⅰ B 期	临床可见癌灶局限于子宫颈，或者镜下病灶 > Ⅰ A 期
Ⅰ B1 期	临床可见癌灶 ≤ 4 cm
Ⅰ B2 期	临床可见癌灶 > 4 cm
Ⅱ 期	肿瘤超越子宫，但未达骨盆壁或未达阴道下 1/3
Ⅱ A 期	肿瘤侵犯阴道上 2/3，无明显宫旁浸润
Ⅱ A1 期	临床可见癌灶 ≤ 4 cm
Ⅱ A2 期	临床可见癌灶 > 4 cm
Ⅱ B 期	有明显宫旁浸润，但未达到盆壁
Ⅲ 期	肿瘤已扩展到骨盆壁，在进行直肠指检时，在肿瘤和盆壁之间无间隙。肿瘤累及阴道下 1/3。由肿瘤引起的肾盂积水或肾无功能的所有病例，除非已知道由他原因引起
Ⅲ A 期	肿瘤累及阴道下 1/3，没有扩展到骨盆壁
Ⅲ B 期	肿瘤扩展到骨盆壁，或引起肾盂积水或肾无功能
Ⅳ 期	肿瘤超出了真骨盆范围，或侵犯膀胱和（或）直肠黏膜
Ⅳ A 期	肿瘤侵犯邻近的盆腔器官
Ⅳ B 期	远处转移

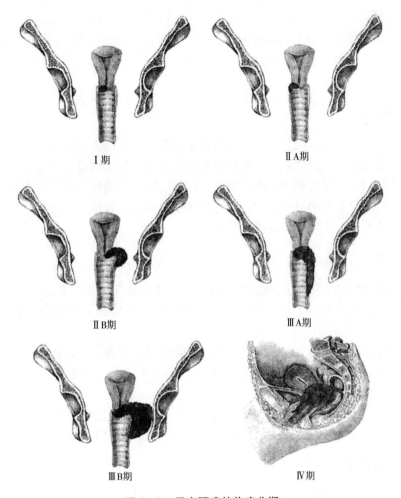

图5-3　子宫颈癌的临床分期

六、临床表现

早期子宫颈癌常无明显症状和体征。颈管型患者因子宫颈外观正常易漏诊或误诊。随着病变发展，可以出现以下症状和体征。

（一）症状

1. 阴道流血

常表现为接触性出血，即性生活或妇科检查后阴道流血。也可表现为不规则阴道流血，或经期延长、经量增多。老年患者常为绝经后不规则阴道流血。出血量根据病灶大小、侵及间质内血管情况而不同，若侵蚀大血管可引起大出血。一般外生型癌出血较早、量多，内生型癌出血较晚。

2. 阴道排液

多数患者有白色或血性、稀薄如水样或米泔状、有腥臭味的阴道排液。晚期患者因癌组织坏死伴感染，可有大量米泔样或脓性恶臭白带。

3. 晚期症状

根据癌灶累及范围出现不同的继发性症状，如尿频、尿急、便秘、下肢肿痛等；癌肿压迫或累及输尿管，可以引起输尿管梗阻、肾盂积水及尿毒症；晚期可有贫血、恶病质等全身衰竭症状。

（二）体征

微小浸润癌可无明显病灶，子宫颈光滑或糜烂样改变。随着病情发展，可以出现不同体征。外生型子宫颈癌可见息肉状、菜花状赘生物，常伴感染，质脆易出血；内生型表现为子宫颈肥大、质硬、子宫颈管膨大；晚期癌组织坏死脱落，形成溃疡或空洞伴恶臭。阴道壁受累时，可见赘生物生长或阴道壁变硬；宫旁组织受累时，双合诊、三合诊检查可扪及子宫颈旁组织增厚、结节状、质硬或形成冰冻骨盆状。

七、诊断

早期病例的诊断应采用子宫颈细胞学检查和（或）HPV 检测、阴道镜检查、子宫颈活组织检查的"三阶梯"程序，确诊依据为组织学诊断。子宫颈有明显病灶者，可直接在癌灶取材。

对子宫颈活检为高级别上皮内瘤样变但不能除外浸润癌者，或活检为可疑微小浸润癌需要测量肿瘤范围或除外进展期浸润癌者，需行子宫颈锥切术。切除组织应做连续病理切片（24 ~ 36 张）检查。

确诊后根据具体情况选择胸部 X 线或 CT 平扫、静脉肾盂造影、膀胱镜检查、直肠镜检查、超声检查及盆腔或腹腔增强 CT 或磁共振、PET – CT 等影像学检查。

八、鉴别诊断

主要依据子宫颈活组织病理检查，与有类似临床症状、体征的各种子宫颈病变鉴别。包括：①子宫颈良性病变，如子宫颈柱状上皮异位、子宫颈息肉、子宫颈子宫内膜异位症和子宫颈结核性溃疡等；②子宫颈良性肿瘤，如子宫颈管肌瘤、子宫颈乳头瘤；③子宫颈转移性癌等。

九、治疗

根据临床分期、患者年龄、生育要求、全身情况、医疗技术水平及设备条件等，综合考虑制订适当的个体化治疗方案。采用手术和放疗为主、化疗为辅的综合治疗。

（一）手术治疗

手术的优点是年轻患者可保留卵巢及阴道功能。主要用于早期子宫颈癌（ⅠA ~ ⅡA期）患者。①ⅠA1 期：无淋巴脉管间隙浸润者行筋膜外全子宫切除术，有淋巴脉管间隙浸润者按ⅠA2 期处理。②ⅠA2 期：行改良广泛性子宫切除术及盆腔淋巴结切除术或考虑前哨淋巴结绘图活检。③ⅠB1期和ⅡA1 期：行广泛性子宫切除术及盆腔淋巴结切除术或考虑前哨淋巴结绘图活检，必要时行腹主动脉旁淋巴取样。④部分ⅠB2 期和ⅡA2 期：行广泛性子宫切除术及盆腔淋巴结切除术和选择性腹主动脉旁淋巴结取样；或同期放、化疗后行全子宫切除术；也有采用新辅助化疗后行广泛性子宫切除术及盆腔淋巴结切除术和选择性腹主动脉旁淋巴结取样。未绝经、<45 岁的鳞状细胞癌患者可保留卵巢。要求保留生育功能的年轻患者，ⅠA1 期无淋巴脉管间隙浸润者可行子宫颈锥形切除术（至少 3mm 阴性切缘）；ⅠA1 期有淋巴脉管间隙浸润和ⅠA2 期可行子宫颈锥形切除术加盆腔淋巴结切除术或考虑前哨淋巴结绘图活检，和ⅠB1 期处理相同；一般推荐肿瘤直径 <2cm 的ⅠB1 期行广泛性子宫颈切除术及盆腔淋巴结切除术或考虑前哨淋巴结绘图活检，但若经腹或腹腔镜途径手术，肿瘤直径也可扩展至 2~4 cm。

（二）放疗

①根治性放疗：适用于部分ⅠB2 期和ⅡA2 期和ⅡB~ⅣA 期患者和全身情况不适宜手术的（ⅠA1~ⅠB1）/ⅡA1 期患者。②辅助放疗：适用于手术后病理检查发现有中、高危因素的患者。③姑息性放疗：适用于晚期患者局部减瘤放疗或对转移病灶姑息放疗。放疗包括体外照射和腔内放疗。外照射放疗以三维适形放疗及调强放疗为主，主要针对子宫、宫旁及转移淋巴结。腔内放疗多采用铱－192（^{192}Ir）高剂量率腔内及组织间插值放疗，主要针对宫颈、阴道及部分宫旁组织给以大剂量照射。外照射和腔内放疗的合理结合，使病变部位的剂量分布更符合肿瘤生物学特点，可提高局部控制率。

（三）全身治疗

全身治疗包括全身化疗和靶向治疗、免疫治疗。化疗主要用于晚期、复发转移患者和根治性同期放化疗，也可用于手术前后的辅助治疗。常用抗癌药物有顺铂、卡铂、紫杉醇、拓扑替康等，多采用静脉联合化疗，也可用动脉局部灌注化疗。靶向药物主要是贝伐珠单抗，常与化疗联合应用。方案有顺铂/紫杉醇/贝伐珠单抗、顺铂/紫杉醇、拓扑替康/紫杉醇/贝伐珠单抗、卡铂/紫杉醇方案等。免疫治疗如 PD－1/PD－L1 抑制剂等也已在临床试用中。

十、预后

与临床分期、病理类型等密切相关，有淋巴结转移者预后差。

十一、随访

治疗后 2 年内应每 3~6 个月复查 1 次；3~5 年内每 6 个月复查 1 次；第 6 年开始每年复查 1 次。随访内容包括妇科检查、阴道脱落细胞学检查、胸部 X 线检查、血常规及子宫颈鳞状细胞癌抗原（SCCA）、超声、CT 或磁共振检查等。

十二、预防

子宫颈癌是可以预防的肿瘤。①推广 HPV 预防性疫苗接种（一级预防），通过阻断 HPV 感染预防子宫颈癌的发生。②普及、规范子宫颈癌筛查，早期发现 SIL（二级预防）；及时治疗高级别病变，阻断子宫颈浸润癌的发生（三级预防）。③开展预防子宫颈癌知识宣教，提高预防性疫苗注射率和筛查率，建立健康的生活方式。

十三、子宫颈癌合并妊娠

子宫颈癌合并妊娠较少见。妊娠期出现阴道流血时，在排除产科因素引起的出血后，应做详细的妇科检查，对子宫颈可疑病变做子宫颈细胞学检查、HPV 检测、阴道镜检查，必要时进行子宫颈活检明确诊断。子宫颈锥切可能引起出血、流产和早产，只有在细胞学和组织学提示可能是浸润癌时，才做子宫颈锥切。

治疗方案的选择取决于患者期别、孕周和本人及其家属对维持妊娠的意愿，采用个体化治疗。对于不要求维持妊娠者，其治疗原则和非妊娠期子宫颈癌基本相同。对于要求维持妊娠者，妊娠 20 周之前经锥切确诊的 I A1 期可以延迟治疗，一般不影响孕妇的预后，其中锥切切缘阴性可延迟到产后治疗；妊娠 20 周之前诊断的 I A2 期及其以上患者应终止妊娠并立即接受治疗。妊娠 28 周后诊断的各期子宫颈癌可以延迟至胎儿成熟再行治疗。对于妊娠 20～28 周诊断的患者，可以根据患者及其家属的意愿采用延迟治疗或终止妊娠立即接受治疗，延迟治疗至少不明显影响 I A2 期及 I B1 期子宫颈癌的预后。I B2 期及以上期别决定延迟治疗者，建议采用新辅助化疗来延缓疾病进展。在延迟治疗期间，应密切观察病情，如肿瘤进展，应及时终止妊娠。除 I A1 期外，延迟治疗应在妊娠 34 周前终止妊娠。分娩方式一般采用子宫体部剖宫产。

（爱伦高娃　李玉玲）

第五节　卵巢肿瘤

卵巢肿瘤是一种极为常见的妇科肿瘤，可以发生于各个年龄阶段的妇女群体中。因为卵巢的组织结构和成分很复杂，所以由它所产生的肿瘤也种类繁多。根据它的成分不同，至少有十几种，总体上来讲可以分为良性肿瘤和恶性肿瘤两大类。良性肿瘤如果长得很大，一般没有明显症状，但是在发生蒂扭转时可以引起剧烈的腹痛。部分良性卵巢肿瘤可以转变成恶假肿瘤，一旦变成恶性肿瘤，病情就会迅速发展，而且肿瘤可以穿破囊壁，发生肿瘤破裂，这时会引起腹痛症状。在所有卵巢肿瘤中仅有 25% 左右为恶性肿瘤，其余的 75% 左右为良性肿瘤。妇科所有恶性瘤中约有 15% 是卵巢恶性肿瘤，但由于通常到晚期这些恶性肿瘤才会被发现，因此从整体看来预测将会造成不良的后果。

目前，关于卵巢肿瘤的确切病因还不是十分清楚。卵巢肿瘤发病与卵巢肿瘤家族史、不孕不育史、长时间大剂量地服用促排卵药物、生活环境等各种高危因素密不可分。其中遗传因素在卵巢肿瘤的致病因素中较为重要。

一、临床表现

卵巢良性肿瘤早期并没有明显的症状，通常会于妇科检查时被偶然发现，或待肿瘤达到一定大小或发生并发症时才被患者觉察。卵巢恶性肿瘤早期也可以不表现出特殊的症状，但由于其生长迅速，易早期播散，短期内症状便会显露。卵巢肿瘤的症状与体征，因肿瘤为良性或者恶性，肿瘤生长的部位、大小、发生时期的长短、有无继发变性或并发症不同症状等而表现不一，其一般性（共同的）临床表现如下。

（一）下腹部不适

常是卵巢良、恶性肿瘤的最初症状，有时表现为下腹部或盆腔下坠感。本症状的出现可能是肿瘤移动时牵扯瘤蒂及骨盆韧带所致。

消化不良、恶心及上腹部隐约不适等也可为卵巢恶性肿的常发症状，但往往被患者及医生疏忽，单纯从胃炎、胃肠功能紊乱施治，造成延误。

（二）腹部包块

卵巢良性肿瘤多从下腹一侧向上生长，大部分能够活动，呈球形，并可随体位发生变动。肿块有时为良性卵巢肿瘤的唯一表现。卵巢恶性肿瘤尽管处于早期，但由于脱落癌细胞的作用及病灶周围正常腹膜体液交换的失衡，也能出现腹腔积液。因此，腹部可出现肿块或无肿块，但均有腹部膨胀的现象。

（三）局部压迫症状

巨大的卵巢良性肿瘤以及伴发的巨量腹腔积液恶性卵巢肿瘤均能引起压迫症状。压迫横膈，导致呼吸困难、心悸、气短；腹腔内压增加，会影响下肢静脉回流。

二、卵巢内分泌

（一）卵巢分泌的主要激素种类

（1）雌激素：包括雌酮及雌二醇。
（2）孕激素：即黄体酮。
（3）雄激素：包括睾酮、雄烯二酮、去氢表雄酮。

（二）几种主要卵巢激素的合成

卵巢能将乙酰辅酶 A 合成为胆固醇，然后经一系列变化而产生各种激素。此外，卵巢还可直接利用血浆中的胆固醇合成激素。雌二醇主要在卵泡膜细胞中合成，黄体细胞也合成相当数量的雌二醇。雌酮在黄体细胞中合成。黄体酮主要在黄体细胞中合成，卵巢间质细胞、卵泡膜细胞、粒层细胞也同时合成少量的黄体酮。在卵巢间质细胞中主要合成雄激素，黄体细胞也合成雄烯二酮及睾酮。上述细胞均富于光面内质网、线粒体、高尔基器。卵巢类固醇激素在光面内质网中合成。

（三）垂体对激素合成的控制作用

腺垂体分泌的促黄体激素促使卵巢合成黄体酮和雌激素，促卵泡激素与促黄体激素相互协同起作用时，使卵巢雌激素合成增加。

（四）卵巢激素在血浆中的存在形式、血浆浓度和生理作用

1. 存在形式

激素进入血液后，绝大部分以结合的形式存在，没有显著的生物学活性，少部分以游离态存在，具有生物学活性。

结合形式的激素主要与血浆白蛋白相结合，虽然白蛋白与激素结合的容量较大，但同时却降低了亲和力。睾酮和雌二醇与之有差异，它们有一部分与特异性的 β - 球蛋白 - TeBG，如睾酮、雌二醇结合球蛋白等相结合，TeBG 与激素亲和力强然而容量却比较低。正常妇女血浆中99%的睾酮呈结合态，其中78%与 TeBG 结合。

2. 血浆浓度

（1）雌激素及黄体酮：卵泡期血浆浓度依次为雌二醇 0.07 ng/mL、雌酮 0.06 ng/mL、黄体酮 0.50 ng/mL；黄体期血浆浓度依次为 0.17 ng/mL、0.12 ng/mL、10.00 ng/mL。

（2）雄激素血浆浓度：睾酮 0.3 ng/mL，雄烯二酮 1.6 ng/mL，去氢表雄酮 250 ~ 530 ng/100mL，去氢表雄酮硫酸盐 160 ~ 280 ng/100mL。以上数值系多种来源的性激素数量

的反映，此值仅为近似值，它包括卵巢性激素分泌量、其他器官如肾上腺、胎盘等所分泌的性激素以及在血液、皮肤等处互相转化的性激素的数量等。此外，上述血浆中各种激素并非固定不变，它们随时都在互相转化，故此值仅是各种易变物质的不稳定动态变化的反映。

3. 生理作用

（1）雌激素的生理作用：其中以雌二醇最强，雌酮居中，雌醇代谢产生的雌三醇作用最弱。雌激素主要是发挥促进女性生殖器官、乳腺发育的作用，促进卵泡的成熟，促进女性第二性征的发育，影响使女性骨盆宽大等的骨质代谢，促进体内的合成代谢等一系列生理作用。

（2）黄体酮的生理作用：使增殖期子宫内膜发展为分泌期子宫内膜，后者为受精卵着床的必备条件。促进乳腺发育及小叶的成长，完成泌乳的准备。黄体酮有抑制卵泡成熟及排卵作用。黄体酮和性激素还会导致水、盐潴留，这是一些妇女行经前体重增加、出现水肿的主要原因。

（3）雄激素的生理作用：正常妇女体内雄激素量很少，除有促进蛋白质合成的作用外，无其他明显的生理作用。当女性患有男性化卵巢及肾上腺肿瘤等疾患时，雄激素分泌量高度增加，可引起一系列男性化表现。

（五）卵巢激素的体内代谢和排泄

1. 黄体酮

分泌入血的黄体酮仅有少量（游离态）达靶器官发挥作用，多数贮存于脂肪中，部分入肝脏进行代谢。上述过程很迅速，故黄体酮在血液中存在时间很短，半衰期仅为2秒。结合态黄体酮脱去结合的蛋白分子形成游离态后进入肝，在肝细胞内还原为孕二醇而从尿排出（故尿中不含黄体酮）。少量黄体酮转化为孕三醇从尿排出。孕二醇、孕三醇以与醛糖酸或硫酸结合的形式从尿中排出。

2. 雌激素

分泌入血后，仅少量作用于靶器官，多数在脱去结合的蛋白质分子后进入组织（以肝为主，其次进入肾等组织）。雌酮在组织中可转变为雌二醇。雌酮、雌二醇、雌三醇在肝脏等组织内与醛糖酸或硫酸结合，从尿排出的主要是结合态者。

此外，肝可将一部分雌激素经胆总管排入肠道，其中大部分被肠壁吸收，经肝门静脉进入肝脏再行代谢，少部分以游离态从粪便排出，从粪便排出的雌激素为总量的7%～10%。

3. 雄激素

睾酮、雄烯二醇、去氢表雄酮在肝、胎盘、肺、皮肤等组织中进行代谢，雄激素及其代谢产物大部分与醛糖酸或硫酸结合，少部分呈游离态从尿中排出。

三、鉴别诊断和注意事项

卵巢恶性肿瘤大多为实质性的，而且发展很快。几个月内，肿瘤虽不算很大，但也会穿破卵巢表面，首先转移到腹腔各处生长引起很广泛的扩散、转移。这时瘤腔内可能产生大量液体（腹腔积液），从而消耗患者的体能量，引起明显的症状。最后，肿瘤可以沿着淋巴管或血管转移到全身各个重要器官，导致患者死亡。

卵巢恶性肿瘤在早期还没有扩散到卵巢以外时，大多数没有明显症状。即使有些很轻的症状如轻微腹胀、腹痛也不易引起人们的注意，等到症状比较明显再去检查经常已发展至晚期，失去治疗的最好时机。早期的卵巢肿瘤深藏在骨盆腔中，不容易被发现。

（一）根据肿瘤类型进行诊断

1. 卵巢良性肿瘤的鉴别诊断

卵巢良性肿瘤多为单侧、囊性、可活动的肿物，一般为中等大小，但有些可很大而成为卵巢巨大肿瘤。卵巢良性肿瘤常需与卵巢非赘生性囊肿及结核性腹膜炎等情况进行鉴别。

（1）卵巢非赘生性囊肿：在卵巢非赘生性囊肿中，以滤泡囊肿和黄体囊肿最常见。前者是出于成熟卵泡不破裂、不排卵或不闭锁而持续存在，使滤泡腔内液体潴留所致；后者是由于黄体持续存在或黄体内较多量的血经吸收后形成的。

输卵管卵巢脓肿和输卵管积液患者多有急、慢性盆腔炎史和不孕史，肿物多为双侧发生，由于炎性粘连常使其活动受限且边界不清。

（2）结核性腹膜炎：巨大卵巢囊肿应与结核性腹膜炎形成的包裹性积液和腹腔积液相鉴别。

2. 恶性卵巢肿瘤的鉴别诊断

（1）子宫内膜异位症：盆腔子宫内膜异位症和卵巢子宫内膜异位囊肿由于局部的反复出血和纤维化及囊肿壁的破裂并与周围组织形成致密的粘连，使其所形成的肿块多不活动，而且肿块边界欠清。

（2）直肠子宫陷凹处：尤其是宫颈韧带处，常有散在的触痛性的结节，易误诊为恶性卵巢肿瘤。因此，需详细询问病史，前者多有继发性进行性加重的痛经史，以孕激素或内美通等试验性治疗后症状缓解，肿物缩小则可提示为卵巢子宫内膜异位囊肿的诊断。

（二）临床盆器检查

在妇科检查中，目前卵巢肿瘤临床诊断使用的主要方法为双合诊检查，可以检查出卵巢的大小、形状及硬度。大部分良性肿瘤表面光滑，有囊性感，中等硬度，呈圆形或椭圆形，可活动；恶性肿瘤质硬或软硬不一，形状不规则或呈结节状。后穹隆部可触及嵌入盆腔的肿瘤下界，呈阶梯感，固定，有轻微的压痛感，或可触及散在的硬结。晚期卵巢癌多呈不规则结节状包块，两侧界限不明。肿瘤较小时，多位于盆腔深部的直肠子宫陷凹内，配合三合诊检查或直肠指检更易触及。更年期患者，因卵巢萎缩不能触及，提示有肿瘤的可能性。应做近期复查对比，若肿块迅速增长者，多为恶性肿瘤，应早期确诊，及时治疗。

幼儿、少女的卵巢肿瘤约 1/3 为恶性，多发生于 1 岁以下、10 岁以上。通常会由于不明确病情，症状隐晦，幼儿、少女正常腹部又较丰满，检查时不易合作，所以诊断较成人更困难。

幼儿、少女盆腔检查一般用腹部直肠双合诊，年龄越小，直肠指检范围越大。由于卵巢位于盆腔深部，临床前期的卵巢肿瘤盆器检查仅 1/10 000 阳性机会，误诊率高达 50%。下列情况均属于高危病例，应进行辅助检查，进一步确诊。盆腔检查主要包括：①性早熟、发育延迟以及不排卵，先期与延缓绝经等卵巢功能障碍；②良性卵巢肿瘤；③性质不清的盆腔包块及子宫肌瘤；④绝经后可触及卵巢综合征（PMPO）；⑤更年期、绝经期出现子宫出血；⑥40 岁以上的患有久治不愈的附件炎者；⑦既往曾行保留单侧或双侧卵巢的保守性盆器手术；⑧乳腺癌及胃癌手术史。

以上情况26%最终会被诊断为恶性肿瘤。

（三）辅助检查

1. 细胞学诊断

此法准确、简便、安全、经济，并能达到早期诊断的目的。若卵巢在盆腔较深部位，取材受到限制，影响确诊率。

（1）阴道细胞检查：子宫外的肿瘤细胞，常可脱落于阴道内，其中大约有73%源自于卵巢。一些无症状、微小的低恶性卵巢肿瘤患者的阴道涂片中，也可以发现癌细胞。近年来，观察到阴道涂片中出现"钙化小体"或称之为"砂粒体"，对卵巢浆液性肿瘤的诊断具有诊断学意义。

（2）腹腔液穿刺细胞学检查：吸取腹腔渗出液或冲洗液做细胞学检查，也可诊断卵巢肿瘤的性质。癌的阳性检出率可高达70%～80%。对术中肉眼难以辨认其良、恶性质的卵巢肿瘤，其脱落细胞学诊断符合率为85%～90%。

（3）肿瘤穿刺细胞学检查（细针穿刺活检）：此法适用于腹腔或盆腔可触及的肿瘤。可经腹壁、直肠或阴道进行穿刺吸取标本，以明确肿瘤性质。由于卵巢恶性肿瘤瘤体的实质部分多位于盆腔，故适于经阴道穿刺，比经直肠穿刺感染率低。超出盆腔的肿瘤可经腹壁避开肠管穿刺，穿刺标本诊断准确率可达85%。但这种方法容易使癌细胞扩散、种植而增加死亡率。位于盆腔深部的小型卵巢肿瘤穿刺诊断应用更有困难。

经阴道后穹隆穿刺取子宫直肠内的渗出液或冲洗液做细胞学检查损伤性小、安全，可在门诊操作，不需特殊设备，能鉴别良、恶性肿瘤，并进一步分型。但所取标本难以反映肿瘤全部情况，故阴性涂片不能完全除外恶性肿瘤。有时腹内纤维粘连，妨碍癌细胞脱落，并游离到直肠子宫陷凹内，呈假阴性。粘连间隙形成无效腔，内储陈旧的红细胞、吞噬细胞、变性间皮细胞等，可影响涂片质量，造成误诊。

2. 超声波诊断

此诊断可用回声与声像图进行。特别是腹壁过厚、阴道狭长而使双合诊检查不满意时，可探查出肿瘤大小，囊性、实性及良、恶性均可显示不同的波形与图像。其诊断符合率可达90%～95%。波形及图像强弱与肿瘤密度有关。若肿瘤微小，则回波低而少，诊断困难。单纯囊肿出血，且增生较多，容易误诊为实性肿物，或实性肿物出现部分囊性变时，可误作良性囊肿。目前只能结合临床做辅助诊断加以判断。

3. 腹腔镜检查

纤维内窥镜使腹腔镜检查技术扩大了应用范围，除直视检查盆、腹腔情况外，尚能做到肿痛活检，穿刺抽液，比盲目穿刺既准确又安全，能提高肿瘤的诊断准确率。其适应证为：①盆腔肿块的鉴别诊断；②了解治疗前肿瘤扩散情况；③随访疗效可代替二次探查术；④早期发现复发癌。

4. X线检查

难以早期诊断卵巢肿瘤，但有助于确定肿瘤的确切来源、与周围器官的关系、血液供应情况、有无转移等，属于常规检查。包括腹部平片、盆腔充气造影、盆腔血管造影、盆腔淋巴造影，以及胃肠道钡剂检查，且最好是应用多种方法顺序检查为宜，诊断时须参考病史并结合临床所见进行。

（1）盆腔充气造影：增大的卵巢肿痛在充气造影片上显示一圆形或椭圆形密度均匀的

软组织阴影，边缘光滑，若周围有粘连，可见粘连条影，同时做子宫输卵管造影，可更清楚地观察生殖器官的病变部位、形态、性质与周围器官的关系；或做膀胱直肠充气，使脏器产生对比度，或根据膀胱形态诊断肿瘤位置。

（2）盆腔血管造影：根据血管走行可确定子宫形态及其与临界器官的位置关系，患卵巢肿瘤时，可见卵巢输卵管血管呈弓形，实性肿痛内可见血管，对肿瘤鉴别诊断有困难者有所帮助。

（3）盆腔淋巴造影：主要用于确定卵巢恶性肿瘤的病变范围、分期及转移情况，是可靠而实用的方法。转移的直接征象为淋巴结表现边缘不整齐，内部蚕食缺损，而淋巴结融合成团或环状排列则为间接征象。

（四）免疫学检查

此种诊断方法较多，现处于研究阶段。已用于临床者有癌胚抗原（CEA）、甲胎球蛋白（AFP）等测定，以及白细胞移动免疫测定、细胞毒性试验、血清免疫抑制效应试验和电泳移动试验等。

1. CEA

对上皮性肿痛敏感，卵巢癌的检出率高，腹腔液与血清多相符合，但前者更为敏感，故可经后穹隆穿刺取腹腔液测定进行早期诊断。生殖细胞组肿瘤 CEA 可呈阳性，但其值升高不显著。血清值与卵巢肿瘤分期、分级、类型等有一定规律，其 CEA 水平与预后有关。随访中 CEA 持续升高，预后不良，预示可能有肿瘤残存或复发或发生远处转移。对一般炎性疾患、大量吸烟、健康的高龄妇女及酒精中毒者呈阳性时，应除外假阳性。

2. AFP

与 CEA 相反，对上皮性肿痛敏感度差，呈低值，而对卵巢生殖细胞组肿瘤、胚胎癌及卵黄囊瘤高度敏感，有诊断价值。肿瘤摘除后可见 AFP 迅速下降，复发时，则又升高。故可作为早期发现复发癌或评价化疗的指标。

3. 细胞移动免疫测定

近年来已常用于卵巢肿瘤的诊断，结合盆腔肛门及包块，可作为卵巢癌早期诊断的依据。

4. 电泳运动试验

卵巢癌患者的淋巴细胞被癌细胞中提取的癌基础蛋白（CaBP）刺激，依肿瘤类型、生长部位及扩散程度而释放各种可溶性因子，这些因子能抑制淋巴细胞与巨噬细胞在电泳中的移行速度，通过测定其抑制值，可以作出卵巢肿瘤的早期诊断。

5. 人绒毛促性腺激素（hCG）免疫测定

尿内 hCG 含量高于 1：4 096，则滋养叶细胞疾患癌变率极高，尿中 hCG 值在 10^5U/L 时，即应视为可能发生滋养叶细胞癌的高危病例，可用于卵巢生殖细胞瘤中混有绒癌成分者。

6. 血清免疫抑制效应试验

可早期诊断卵巢癌，其免疫效应明显高于健康者或良性肿瘤患者，当肿瘤达 5 cm × 5 cm × 5 cm 时，其血清效应即已升高。

（五）内分泌诊断

测定雌激素水平可协助诊断卵巢肿瘤的类型与性质。约 1/3 卵巢癌患者的阴道细胞涂片成熟指数异常。30%～60%雌激素水平升高。阴道细胞涂片中，角化细胞增多时，可疑及卵巢癌、复发癌或其他癌。绝经后阴道细胞涂片显示激素高度影响时，应考虑颗粒细胞瘤或卵泡膜细胞瘤的可能性，恶性肿瘤患者可见 17－酮类固醇与 17－羟类固醇的明显改变，以及随着肿瘤病程的发展，可见雄激素的分泌减少，可作为综合诊断的参考。

（六）生物化学诊断

对卵巢癌患者周围血或后穹隆穿刺腹腔液的生化分析，发现血中钙、磷、尿素氮、尿酸、胆固醇、总蛋白、白蛋白、胆红素、酸性磷酸酶、谷草转氨酶和乳酸脱氢酶等，都有不同程度的增高，尤其是尿素氮、胆固醇、胆红素、乳酸脱氢酶更具有诊断价值。乳酸脱氢酶为细胞内糖分解酶，当肿瘤增长迅速时，细胞渗透压改变，而使其活性增高。故任何盆腔肿块伴血清乳酸脱氢酶增高的患者，不能除外卵巢癌。当确诊为卵巢癌而血清乳酸脱氢酶值正常时，应怀疑卵巢病变是继发性的，要进一步检查乳腺、消化道、子宫及输卵管，以便发现原发癌灶。当病理检查判断肿瘤良、恶程度有困难时，血清乳酸脱氢酶高者，可考虑为恶性肿瘤。恶性肿瘤组织有凝血及纤溶性能，患者血清中常可出现纤维蛋白变性产物（FDP），故通过测定其血清含量，可以确定肿瘤的性质，特别是黏液性囊腺癌呈阳性者多于浆液性囊腺瘤。

（七）细胞遗传学的诊断

此种诊断可以确切地鉴别炎症或肿瘤，卵巢良性肿瘤绝大部分为二倍体细胞，卵巢癌的细胞则有两类染色体组型，低分化卵巢癌和有转移卵巢肿瘤者，则多显示为亚三倍体型，染色体数为 60～74，偶然会呈现出亚四倍体或形态异常；而呈现亚二倍体型的高分化卵巢癌的预后效果较为良好，染色体数为 39～44；腹腔积液中瘤细胞染色体可以与瘤体自身染色体相一致，也可以有差别，可能并非来自母瘤脱落，或沿不同语系生长发育所致。细胞DNA 含量测定显示其与交界性和恶性的生物学行为及恶性度增高相平行。

（八）临诊注意事项

（1）对高危患者应密切随访，密切观察不明性质的消化道症状、不清性质的盆腔肿块、久治不愈的附件炎、无阳性体征的腹痛、性腺发育不良、更年期出血及更年期可触及卵巢综合征等。除此之外，不论是何种病灶，均应考虑到卵巢癌的可能性。

（2）要注意盆腔检查时的体位，是否将膀胱与直肠排空，遗漏三合诊检查和忽视近期复查随访，常是误诊的原因之一。

（3）加强临床各科医师的相互协作，能够提升卵巢癌的早期诊断率。

（4）进行广泛宣传与定期普查，要着重于筛选高危病例，并有计划地进行随访、监测，有助于肿瘤的早期发现。

四、治疗

卵巢肿瘤的治疗首选方法是手术。因为肿瘤生物特性各异，类型繁多，通常伴有女性生殖内分泌系统病变，所以制订治疗原则不仅需要丰富的手术技巧和经验，还要熟悉卵巢肿瘤的病理、化疗、放疗、流行病学、内分泌等多学科知识，争取最佳的手术效果和预后。

（一）手术原则

1. 良性肿瘤

对儿童及青年患者，多行保守性手术，可行单纯肿瘤摘除、病侧卵巢切除或病侧附件切除术，手术是唯一的治疗手段。

（1）非赘生性卵巢囊肿：直径在6cm以下的卵巢囊性肿瘤大部分属于泡囊肿、黄体囊肿、白体囊肿等非真性肿瘤，经短期随访，通常会自行消退；如果在3个月以内没有发生改变或增长者，可开腹探查。

（2）畸胎瘤：成熟囊性畸胎瘤沉重带蒂者容易发生扭转、破裂，需要进行急诊手术。良性畸胎瘤组织呈单胚层发育者，如卵巢、甲状腺肿可导致甲状腺功能亢进，手术时可酌情同时切除增生的甲状腺。

（3）突腺瘤：形状巨大者往往属于良性，性囊腺瘤也会发生恶变，所以此类肿瘤应视为高危症状，宜尽早进行手术。单侧者可做患侧附件切除，不适合采用肿瘤剔除术。良性乳头状囊腺瘤发生广泛种植时，手术只需切除主要结节，残余的部分大多数能够自行消退。

（4）实质性肿瘤：除纤维瘤、卵泡膜瘤、勃勒纳瘤及某些瘤样病变以外，大多数属于恶性肿瘤，肿瘤即使不是很大，也应该彻底切除。

手术方式的选择，通常主要依据病理类型和临床分期，同时也要考虑患者的年龄和是否期盼孕育。对青年患者应尽量保存其卵巢功能，双侧性者可做剜除术，保留部分正常卵巢组织，以维持月经与孕育功能。绝经前后患者，单侧为良性时，也应彻底切除为宜，因为极易引发残留卵巢癌。凡是良性肿瘤，保守性切除后，必须交给病理医师迅速解剖检验，在明确辨别良性或恶性之后，再决定手术方式和范围。

2. 恶性肿瘤

手术是最后确诊卵巢癌、判断临床分期和制订综合治疗方案的直接主要依据。如果单纯使用手术治疗卵巢癌，效果不理想，有20%～60%的ⅠA期患者经单纯手术后会复发，但是手术却可以减少肿瘤体积，对术后化疗或放疗很有益处，进而可以提高综合疗效。恶性卵巢肿瘤应取根治性手术，主要为子宫及双侧附件全切除术、大网膜切除术以及阑尾切除术。

（1）早期癌：ⅠA期患者病变只限于一侧卵巢，但是也会产生向对侧卵巢隐匿性转移的危险。对侧卵巢虽然外观显示为"正常"，但也有12%～43%的在镜下观察时会发现恶变。所以保留对侧卵巢意味着残留有潜伏的癌灶。子宫内膜和输卵管也是肿瘤容易扩散的部位，90%卵巢癌患者有子宫内膜癌前病变或癌变，应进行常规切除。

ⅠA期的儿童、青年患者可酌情施以保守性手术，只做病例肿瘤单侧或附件切除，以保留其孕育功能。应慎重选择此种处理方法。且应严格限于ⅠA期、无粘连、包膜完整的低度恶性肿瘤。术后应密切随访。再婚或再育后则应做二次探查，并切除子宫与残留的附件，以免除后患。凡超过ⅠA期者，不论年龄大小，是否有孕育要求，均应采取根治性手术。性母细胞瘤由于经常伴随其他遗传性缺陷及婚后不孕，宜行根治术。

（2）晚期癌：原则上应尽可能地切除全部瘤组织和全子宫及双侧附件。手术时应注意以下3点：①最大限度地切除肿瘤，减少残余肿瘤体积；②控制出血；③减少其他盆腔脏器损伤。

若认真探查，精心操作，大部分肿瘤多能获手术机会。此时卵巢癌浸润性较差，易与周围器官分离，多容易摘除。肿瘤即使累及邻近的乙状结肠或直肠壁，也可以用锐性剥离将肿瘤从肠壁肌层内剥出，这种不进入肠腔内的"套袖式"切除，可降低手术后死亡率。必要时手术范围可扩大至部分肠切除。但根治性肠切除或多段切除，因术后恢复期延长，并发症多，常导致患者过度虚弱，而推迟术后化疗，故不宜施行。

（3）卵巢癌广泛切除术：当盆腔病变范围相对较大时，可以通过腹膜后途径进行手术治疗，沿着骨盆边缘切开腹膜，进入腹腔后，先切断卵巢动、静脉，直视下分离输尿管，结扎子宫动脉，将子宫、双附件以及肿瘤一起包裹起来，形成一个类似于"包裹"状物后，全部切除。这样可减少出血量，充分暴露术野，以利于膀胱与直肠游离，避免输尿管损伤，确保安全准确地摘除主动脉及下腔静脉旁淋巴结，并减少腹腔粘连，比经小肠系膜基底部的切口摘除主动脉淋巴结发生肠梗阻的危险性小。凡已无法常规切除或复发的病例，即使病变只限于盆腔，也不宜做盆腔清扫术。ⅠA期患者，除手术前期不能明确的患者外，不采用探查术，可以选化疗或放疗手段，若对治疗敏感者，择期行广泛切除。

（二）手术步骤

（1）手术切口充分，尽可能完整地摘除肿瘤，防止术中损伤包膜，瘤细胞外送影响预后。ⅠA期卵巢癌，术后 5 年存活率，包膜完整者达 98%，穿透包膜者为 68%，术中包膜破裂者占 56%，与周围形成粘连者仅为 51%。

（2）获取腹腔积液或腹、盆腔冲洗液用于细胞学检查。

（3）探查盆腔和腹腔如肝膈间、肾区、主动脉、淋巴等的高危区，发现可疑的赘生物或增大的淋巴结之后取活检做病理检查。早期病例也应该进行常规探查。临床Ⅰ期患者会出现隐匿性肝膈区转移，此处视诊困难，应深部触诊，小病灶又易漏诊，可延长切口或用腹腔镜、结肠镜进行肝膈面检查。卵巢克鲁肯贝格瘤常保留一侧卵巢形状或表面沟回状。遇此应详细检查肠道和幽门部。

（4）切口漏斗韧带，缝扎卵巢卵管，辨认输尿管，尽量切除肿瘤、全子宫及附件。

（5）如果有必要行横结肠下大网膜切除术。

（6）阑尾切除。

（7）当腹腔积液内有癌细胞手术中肿瘤破溃、粘连、组织分化不良时，可以在下腹壁部位打洞，放置硅橡胶管，左侧达膈下，右侧达肝区，以便于为术后注射 ^{32}P 或其他化学药物提供场所。

（8）进行腹腔清洗。

（9）分层缝合。

（10）于术后 24~48 小时注入 ^{32}P 之后拔除导管。

（三）二次探查术

为明确手术和化疗疗效，探查残留肿瘤变化，是否需要改变治疗方案，以及判断治疗结果或终止治疗等，均需行二次探查术。探查时间在化疗反应良好、维持 12 个疗程后为宜，其指征如下。

（1）同一种化疗药物已达治疗最大疗效，需更换药物。

（2）经用 12~18 个疗程化疗后有待明确疗效。

（3）足量化疗已达到临床预期效果，且临床检查未发现病灶者。

（4）为保留生育功能行保守性手术并生育后的青年妇女患者。

（5）经化疗后临床估计已具备手术切除的可能性的患者。

（6）化疗与放疗过程中作为观察疗效的包块，可疑其为非肿瘤，如肠管、大网膜形成粘连，有待进一步确诊者。

凡已做过高剂量放疗者，不宜再做探查术，因手术操作困难，且易导致术后并发症。

二次探查后，如证实肿瘤已完全消失，可停止治疗。残存肿瘤直径 >2 cm 者继续化疗或改用其他抗癌药物或行联合治疗，只要活检证实尚有残存癌组织，就不宜终止化疗。

（四）术中注意事项

（1）首先应初步判断肿瘤的性质，由有经验的医师对肿瘤行剖视术，若不能确定，应立即送冰冻组织切片病理学检查，以确定恰当的治疗方式。

（2）对单侧卵巢肿瘤者，应对健侧卵巢进行探查，发现可疑时应行剖视术，尤其是畸胎瘤患者。

（3）对卵巢肿瘤体积较大者，手术切口应够大，尽可能将肿瘤完整取出。当囊肿巨大时，也可先行局部穿刺放液，待肿瘤体积缩小后取出。在操作过程中应注意保护周围组织，以免肿瘤细胞种植。同时在巨大卵巢囊肿切除时，注意不要使腹腔内压骤降，应减慢放液速度或在肿瘤取出后立即在腹部放置适量重物，否则可引起休克等不良后果，特别是心功能异常的患者。

（黄明莉 李 雪）

第六章

妇科急腹症

第一节　异位妊娠

正常妊娠时受精卵着床于子宫体腔内膜生长发育，若受精卵在子宫体腔以外着床称为异位妊娠，又称宫外孕。异位妊娠根据受精卵种植的部位不同，分为输卵管妊娠、宫颈妊娠、卵巢妊娠、腹腔妊娠、阔韧带妊娠等，其中以输卵管妊娠最常见，占异位妊娠的 90% ~ 95%。异位妊娠是妇产科常见的急腹症之一，发生率约为 1%，并有逐年增高的趋势，是孕产妇主要死亡原因之一，一直被视为是具有高度危险的妊娠早期并发症。

一、输卵管妊娠

（一）概述

输卵管妊娠是指受精卵在输卵管的某一部分着床并发育，其中壶腹部最多见，约占78%，其次为峡部、伞部，间质部妊娠较少见。

（二）病因

正常情况下，卵子在输卵管壶腹部受精，然后受精卵在输卵管内缓慢移动，经历 3 ~ 4 天的时间进入宫腔。任何因素促使受精卵运行延迟，干扰受精卵的发育、阻碍受精卵及时进入宫腔都可以导致输卵管妊娠。

1. 输卵管异常

输卵管异常包括结构和功能上的异常，是引起异位妊娠的主要原因。

（1）慢性输卵管炎：输卵管管腔狭窄，呈通而不畅的状态，影响受精卵的正常运行。

（2）输卵管发育异常：影响受精卵运送过程及着床。

（3）输卵管手术：输卵管妊娠保守性治疗、输卵管整形术、输卵管吻合术等以后，均可引起输卵管妊娠。

（4）输卵管周围疾病：不仅引起输卵管周围粘连，而且引起相关的内分泌异常、免疫异常以及盆腔局部前列腺水平、巨噬细胞数量异常使输卵管痉挛、蠕动异常。

2. 受精卵游走

卵子在一侧输卵管受精，经宫腔进入对侧输卵管后着床（受精卵内游走）；或游走于腹腔内，被对侧输卵管捡拾（受精卵外游走），由于游走时间较长，受精卵发育增大，故着床于对侧输卵管而形成输卵管妊娠。

3. 避孕失败

（1）宫内节育器：一旦带器妊娠则输卵管妊娠的可能性增加。

（2）口服避孕药：低剂量的纯孕激素不能有效地抑制排卵，却能影响输卵管的蠕动，可能引起输卵管妊娠。应用大剂量雌激素的事后避孕，如果避孕失败，输卵管妊娠的可能性增加。

4. 辅助生育技术

辅助生育技术如人工授精、促排卵药物的应用、体外受精—胚胎移植、配子输卵管移植等应用后，输卵管妊娠的危险性增加。有报道施行辅助生育技术后输卵管妊娠的发生率约为5%。

5. 其他

内分泌异常、精神紧张、吸烟等也可导致输卵管蠕动异常或痉挛而发生输卵管妊娠。

（三）病理

1. 输卵管妊娠流产

多见于妊娠8~12周输卵管壶腹部或伞端妊娠。受精卵逐渐长大向管腔膨出，以发育不良的蜕膜组织为主形成的包膜难以承受胚胎的膨胀张力，胚胎及绒毛自管壁附着处分离，落入管腔。由于比较接近伞端，通过逆蠕动挤入腹腔，则为输卵管完全流产，流血往往不多。如胚泡仅有部分剥离排出，部分绒毛仍残留管腔内，形成输卵管不全流产。

2. 输卵管妊娠破裂

多见于输卵管峡部妊娠，少数发生于输卵管间质部妊娠。输卵管峡部管腔狭窄，故发病时间较早，多在妊娠6周左右。绒毛侵蚀输卵管后穿破管壁，胚胎由裂口流出。输卵管肌层血管丰富。因此输卵管妊娠破裂的内出血较输卵管妊娠流产者严重，可致休克。也可反复出血，在阔韧带、盆腔和腹腔内形成较大的血肿。输卵管间质部局部肌肉组织较厚，妊娠可达12~16周才发生输卵管破裂，此处血管丰富，一旦破裂出血极为严重，可危及生命。

输卵管妊娠流产或破裂患者中，部分患者未能及时治疗，由于反复腹腔内出血，形成血肿，以后胚胎死亡，内出血停止，血肿机化变硬，与周围组织粘连，临床上称陈旧性宫外孕。

（四）临床表现

输卵管妊娠的临床表现与病变部位、有无流产或破裂、发病缓急以及病程长短有关。典型临床表现包括停经、腹痛及阴道流血。

1. 症状

（1）停经：除输卵管间质部妊娠停经时间较长外，多数停经6~8周。少数仅月经延迟数日，有20%~30%的患者无明显停经史，将异位妊娠时出现的不规则阴道流血误认为月经，或由于月经过期仅数天而不认为是停经。

（2）腹痛：95%以上患者以腹痛为主诉就诊。输卵管妊娠未发生流产或破裂前由于胚胎生长使输卵管膨胀而产生一侧下腹部隐痛或胀痛。当发生输卵管妊娠流产或破裂时，突感一侧下腹部撕裂样疼痛，常伴有恶心、呕吐。内出血积聚在直肠子宫陷凹，刺激直肠产生肛门坠胀感，进行性加重。随着病情的发展，疼痛可扩展至整个下腹部，甚至引起胃部疼痛或肩部放射性疼痛。血液刺激横膈，可出现肩胛部放射痛。

（3）阴道流血：多为不规则点滴状流血，量较月经少，色暗红，5%患者阴道流血量较多。流血可发生在腹痛出现前，也可发生在其后。阴道流血表明胚胎受损或已死亡，导致hCG下降，卵巢黄体分泌的激素难以维持蜕膜生长而发生剥离出血。一般常在异位妊娠病灶去除后才能停止。也有无阴道流血者。

（4）晕厥与休克：其发生与内出血的速度和量有关。出血越多越快，症状出现越迅速越严重。由于骤然内出血及剧烈腹痛，患者常感头晕眼花，恶心呕吐，心悸，并出现面色苍白，四肢发冷乃至晕厥，诊治不及时将死亡。

（5）腹部包块：输卵管妊娠流产或破裂时所形成的血肿时间较久者，由于血液凝固并与周围组织或器官（如子宫、输卵管、卵巢、肠管或大网膜等）发生粘连形成包块，包块较大者或位置较高者，腹部可扪及。

2. 体征

（1）一般情况：内出血较多者呈贫血貌。大量出血时脉搏细速，血压下降。体温一般正常，休克患者体温略低。病程长、腹腔内血液吸收时可有低热。如并发感染，则体温可升高。

（2）腹部检查：一旦发生内出血，腹部多有明显压痛及反跳痛，尤以下腹患侧最为显著，但腹肌紧张较轻。腹部叩诊可有移动性浊音，内出血多时腹部丰满膨隆。

（3）妇科检查：阴道内可有来自宫腔的少许血液，子宫颈着色可有可无，停经时间较长未发生内出血的患者子宫变软，但增大不明显，部分患者可触及膨胀的输卵管，伴有轻压痛。一旦发生内出血宫颈有明显的举痛或摇摆痛，此为输卵管妊娠的主要体征之一，是因加重对腹膜的刺激所致。内出血多时后穹隆饱满触痛，子宫有漂浮感。血肿多位于子宫后侧方或直肠子宫陷凹处，其大小、形状、质地常有变化，边界可不清楚。病程较长时血肿与周围组织粘连形成包块，机化变硬，边界逐渐清楚，当包块较大、位置较高时可在下腹部摸到压痛的肿块。

（五）诊断

根据上述临床表现，有典型破裂症状和体征的患者诊断并不困难，无内出血或症状不典型者则容易被忽略或误诊。当诊断困难时，可采用以下辅助诊断方法。

1. 妊娠试验

β-hCG 测定是早期诊断异位妊娠的重要方法，动态监测血 hCG 的变化，对诊断或鉴别宫内或宫外妊娠价值较大。由于异位妊娠时，患者体内的 β-hCG 水平较宫内妊娠低，正常妊娠时血 β-hCG 的倍增在 48 小时上升 60% 以上，而异位妊娠 48 小时上升不超过 50%。采用灵敏度较高的放射免疫法测定血 β-hCG，该实验可进行定量测定，对保守治疗的效果评价具有重要意义。

2. 超声检查

超声检查已成为诊断输卵管妊娠的重要方法之一。输卵管妊娠的声像特点：①子宫内不见妊娠囊，内膜增厚；②宫旁一侧可见边界不清、回声不均匀的混合性包块，有时可见宫旁包块内有妊娠囊、胚芽及原始血管搏动，为输卵管妊娠的直接证据；③直肠子宫陷凹处有积液。由于子宫内有时可见假妊娠囊，易误诊为宫内妊娠。

3. 经阴道后穹隆穿刺术

这是简单可靠的诊断方法，适用于疑有腹腔内出血的患者。由于直肠子宫陷凹是盆腔的最低点，少量出血即可积聚于此，当疑有内出血时，可用穿刺针经阴道后穹隆抽吸直肠子宫陷凹，若抽出物为陈旧性血液或暗红色血液放置 10 分钟左右仍不凝固，则内出血诊断较肯定。内出血量少，血肿位置较高，直肠子宫陷凹有粘连时，可能抽不出血，故穿刺阴性不能否定输卵管妊娠的存在。如有移动性浊音，可行腹腔穿刺术。

4. 腹腔镜探查术

适用于早期病例及诊断困难者。大量内出血或休克患者禁用。近年来，腹腔镜在异位妊娠中的应用日益普及，不仅可用于诊断，而且可用于治疗。

5. 子宫内膜病理检查

目前很少依靠诊断性刮宫协助诊断，只是对阴道流血较多的患者用于止血并借此排除宫内妊娠。病理切片中见到绒毛，可诊断为宫内妊娠，仅见蜕膜未见绒毛有助于诊断异位妊娠。

（六）治疗纵观

1. 超声、血清 β-hCG、孕酮测定在异位妊娠诊治的进展

（1）研究发现彩超监测附件区包块血流信号对异位妊娠早期诊断和治疗的准确性更高，并对治疗方法的选择及其预后具有重要参考意义。彩色多普勒超声血流图（CDFI）不但提供血流空间信息，有直观性，直接显示病变的性质，并能作精确定量估价。

宫腔内无妊娠囊是诊断异位妊娠的重要超声征象。超声见到宫内妊娠囊是可靠的妊娠征象，但必须与异位妊娠时因蜕膜反应引起宫腔积血形成的假妊娠囊鉴别：①假妊娠囊内无胚胎，无卵黄囊，更无胎心搏动；②假妊娠囊位于宫腔中央，似宫腔回声，真妊娠囊居于偏中央的位置，圆形或扁圆形；③假妊娠囊回声低且为单环；真妊娠囊回声偏高且为双环；④CDFI 示假妊娠囊内无血流信号；周边无环形滋养动脉血流信号。

Mahony 认为，当宫内无妊娠囊而在附件区发现包块时，宫外孕发生的危险性高于 90%。大部分异位妊娠患者可在附件区发现包块，根据其症状的轻重、妊娠的转归可分为 4 种类型，且各有其不同的声像图表现。①未破裂型，附件区可见类妊娠囊的环状高回声结构，内为小液性暗区，有时可见不均质的低回声包块，包块中心为囊性无回声区（妊娠囊）；②流产型，宫旁见边界不清的不规则小肿块，肿块内部呈不均质高回声和液性暗区，盆腔内可见少量液性暗区；③破裂型，宫旁肿块较大，边界不清晰，内部回声杂乱，不规则肿块内散在点状血流信号，有时可见类滋养层周围有血流频谱，盆腹腔内大量液性暗区；④陈旧型，宫旁见边界不清的不规则实性肿块，肿块内部呈不均质中等或高回声，血流信号不丰富，子宫往往与包块分界不清，可有少量盆腔积液。

盆腔积液是常见的异位妊娠超声表现。表现为直肠子宫陷凹内不规则液性暗区，为出血所致，积液量可多可少，液体透声可好可差。若盆腔粘连严重，血液很少流入直肠子宫陷凹或被阻，可在髂窝三角内探及液性暗区，三角底部有肠管，随呼吸上下移动。

（2）正常妊娠时 hCG 和 β-hCG 的表达，约在受精第 6 天受精卵滋养层形成时合体滋养细胞开始分泌微量 hCG，在妊娠早期分泌量增加很快，1.7～2.0 天增长 1 倍，妊娠 9～13 天 hCG 水平明显上升，妊娠 8～10 周时达高峰，持续 1～2 周后迅速下降，妊娠中、晚期以峰值 10% 的水平维持至足月，产后即明显降低，2 周内下降至正常水平。

异位妊娠时，增高幅度不如正常早孕大，且倍增时间延长，可长达 8 天。经连续 2 次或 2 次以上测血 β-hCG，根据其滴度上升幅度，可鉴别宫内妊娠和异位妊娠。研究认为，如果

间隔 48 小时血 β-hCG 升高 ≤66% 者，应结合临床表现高度怀疑异位妊娠。由于水平变异范围较大，正常妊娠与异常妊娠血清水平有很大程度的交叉，所以血清 β-hCG 用于诊断异位妊娠是观察其倍增时间而不是其绝对值，单次测定所得到的绝对值意义不大。β-hCG 水平反映滋养细胞活跃的程度，其下降速度及包块变化反映药物作用的效果。

（3）研究发现，血孕酮水平是影响药物治疗成功率的主要因素之一。异位妊娠药物治疗有效者血孕酮值明显降低，下降至正常水平的速度比血 β-hCG 快，当孕酮值 <1.5ng/mL 时不再需要进一步的药物或手术治疗。Dart 等以孕酮 <5ng/mL 作为诊断异位妊娠的标准，其诊断敏感性与特异性分别为 88% 与 44%，虽然诊断特异性较低，但对异常宫内妊娠的诊断敏感性和特异性高达 84% 与 97%。在异位妊娠患者选择药物治疗前监测血清孕酮水平，有助于选择合适的患者，提高药物治疗的成功率。

2. 无症状的早期输卵管妊娠处理

美国妇产科医师协会（ACOG，2004 年）根据妊娠试验和 B 超检查结果，判断无症状的早期输卵管妊娠，提出临床决策。

（1）血清 β-hCG 值 ≥1 500 U/L：结合阴道 B 超结果分析。①子宫外见妊娠囊、胚芽或原始心管搏动，可以诊断输卵管妊娠；②子宫内未见妊娠囊等、附件处见肿块，可以诊断输卵管妊娠；③子宫内未见妊娠囊等、附件处无肿块，可考虑 2 天后复查血清 β-hCG 及阴道 B 超，若子宫内仍未见妊娠囊，血清 β-hCG 增加或不变，也可考虑诊断输卵管妊娠。

（2）血清 β-hCG 值 <1 500 U/L：阴道 B 超未见子宫内与子宫旁妊娠囊等、未见附件肿块，可考虑 3 天后复查血清 β-hCG 及阴道 B 超。①若 β-hCG 值未倍增或下降，阴道 B 超仍未见子宫内妊娠囊等，可考虑即使宫内妊娠，也无继续存活可能（如囊胚停止发育、枯萎卵等），可按输卵管妊娠处理；②若 β-hCG 值倍增，则可等待阴道 B 型超声检查见子宫内妊娠囊或子宫旁妊娠囊等。

3. 超声引导下局部注射药物治疗异位妊娠的进展

1987 年，Feichtinger 报道了超声引导下局部注射甲氨蝶呤（MTX）成功治疗异位妊娠。超声引导下局部注射药物治疗异位妊娠的目的是抑制或杀死滋养细胞，终止异位胚胎发育，并尽可能减小对正常输卵管组织结构的损伤。与手术相比患者痛苦小，费用少，对组织的损伤小；缺点是完全缓解时间较长，并且需要较长时间随访。与全身用药相比，不良反应小，适应证范围更广，可使用的药物种类更多，如氯化钾、高渗糖，如对肝肾功能不好者及宫内外同时妊娠想保留宫内胚胎者。

（1）适应证：应用超声引导下局部注射药物治疗异位妊娠的必需条件包括异位妊娠包块超声显示清晰，包块内可见妊娠囊或妊娠囊样回声，异位妊娠包块未破裂及无活动性出血，除此之外并无绝对禁忌。但有些因素对治疗的成功率有影响：①β-hCG 值，β-hCG 值范围波动很大，从数百到数十万单位，但认为小于 5 000 U/L 时成功率较高；②异位妊娠包块大小，一般小于 4 cm，以 3 cm 以下多见；③卵黄囊及胎心的存在与否，有待进一步研究。总体来讲，文献对这些因素的影响报道不太一致，可能与操作者的经验及病例的选择有关。

（2）治疗方法：一般在经阴道或经腹部超声引导下穿刺针进入妊娠囊，抽吸其内液体，再注入适量药物即可，抽出的囊液需送病理检测是否有绒毛结构。有存活胚胎者可直接刺入胎心。局部注射的药物文献报道过的有 MTX、氯化钾、高渗糖等，目前最常用的药物是

MTX 及氯化钾。药物剂量的应用原则是最低而有效，研究认为 1 mg/kg 的 MTX 安全有效，而 0.5 mg/kg 成功率只有50%。将 MTX 溶解在生理盐水中，浓度 25 mg/mL，氯化钾浓度为20%。疗效的判定是根据 β-hCG 的下降情况。β-hCG 在几天内持续下降并逐渐至正常者为治疗成功。如下降缓慢、未下降或升高表明治疗无效，需要再次局部注射或全身用药或采取手术治疗。

（3）并发症及不良反应：大多数研究认为目前没有明显的并发症及不良反应，治疗后一小部分患者有腹部不适、腹痛，数天后缓解。少数患者因腹腔出血或治疗无效需外科手术治疗。但有学者认为15%的患者治疗后出现卵巢的多发囊肿，可能与注射 MTX 有关。

4. 药物保守治疗异位妊娠的进展

药物保守治疗异位妊娠作为一种非创伤性治疗方法，尽可能地保留了输卵管，为要求生育者提供了更多的受孕可能，且因不需开腹，易被患者接受。MTX 是目前应用最广泛、疗效肯定的药物，用于治疗输卵管以外部位的异位妊娠，如宫颈、卵巢、腹腔、阔韧带妊娠。对于这些复杂的异位妊娠，因为手术切除的困难和风险，MTX 通常被认为是第一线的药物。

由于米非司酮拮抗孕酮的作用，靶组织主要是含有高浓度孕酮受体的蜕膜组织，对其他组织细胞作用较弱，不会引起子宫、输卵管平滑肌的强烈收缩而导致妊娠的输卵管破裂，临床将其应用于异位妊娠的保守治疗。

药物治疗失败主要表现为腹痛持续存在、无缓解甚至有加重，妊娠囊增大、输卵管破裂、腹腔内出血量继续增多等，最终需要手术治疗。治疗失败的原因主要与 β-hCG 水平、是否有胎心搏动等有关。治疗前的水平越低或治疗后下降快者，成功率越高。Potter 等用 MTX 治疗 81 例异位妊娠患者，治疗前 β-hCG <1 000 U/L 者成功率 >98%，治疗前 β-hCG 为 1 000~4 999 U/L 者成功率为80%，而 β-hCG≥5 000 U/L 成功率仅为38%。有报道血清孕酮水平 35nmol/L 作为 MTX 治疗成功与否的临界值，大于此值者不宜行 MTX 治疗。

5. 腹腔镜治疗异位妊娠的进展

近期的前瞻性、随机性比较研究表明，腹腔镜手术比单次 MTX 注射更有效。腹腔镜手术优点为及时、准确、安全、易行、术后恢复快、盆腔粘连少，集诊断与治疗为一体。术后输卵管复通率及妊娠率，是输卵管妊娠保守治疗的关键问题，腹腔镜手术治疗明显高于剖腹手术及药物治疗。对于输卵管间质部妊娠，以往认为腹腔镜下治疗应慎重考虑，因易于出血，导致中转开腹。但近年来，国外不断有成功治疗的报道，以套圈套住妊娠部位边收紧边切开清除及妊娠部位底部缝扎后切开，这两种方法手术时间短、出血少。因此，建议有条件的医院将腹腔镜手术作为治疗异位妊娠的首选手术方法。只有并发腹腔内出血导致失血性休克，或严重盆腔粘连的患者，或医务人员无腹腔镜手术经验者，才采用开腹手术。

6. 持续性异位妊娠（PEP）

PEP 多见于异位妊娠经保守性手术治疗时未将滋养细胞组织完全去除，使其继续生长，血 β-hCG 水平下降缓慢或升高，再次出现腹痛、腹腔内出血等，约半数患者需进一步治疗。保守性手术后血 β-hCG 升高、术后 3 天 β-hCG 下降 <20% 或术后 2 周 β-hCG 下降 <10%，即可诊断。持续性异位妊娠的发生率报道不一，在 4%~10%，腹腔镜手术略高于开腹手术，与选择病例条件及术者手术经验有关。据报道发生率在经腹腔镜手术为5%~20%，而经腹手术为 3%~5%。不同的研究提出相同的结论：输卵管妊娠手术患者与并发 PEP 者，术前血清 β-hCG 水平并无太大差异。

保守性手术时异位妊娠部位注射 MTX 15 mg，或保守性手术后 24 小时内预防性单次 MTX（1 mg/kg）给药，可大大减少 PEP 的发生。对于保守性手术后第 3 天血 β-hCG 水平下降 <50% 者，术后第 7 天仍未下降或上升，不管出现症状与否，应加以 MTX 治疗，避免再次手术。

保守性手术治疗后是否会发生 PEP 与孕龄、盆腔粘连、术前 hCG、孕酮水平、滋养细胞活性及手术方式有关。为减少 PEP：①术前详细询问病史，术前术后监测 hCG 水平，至少每周 1 次直至正常；②权衡早期异位妊娠保守性手术的利弊；③权衡行输卵管切除术或切开术的利弊；④尽可能避免将胚囊从输卵管伞端挤出；⑤预防性应用 MTX 或米非司酮，米非司酮竞争性的与早孕蜕膜组织孕激素受体结合抑制孕酮活性，使绒毛蜕变，蜕膜萎缩坏死，还能直接抑制滋养细胞增殖，诱导和促进其凋亡发生，对侵入输卵管深肌层、浆膜层及穿破肌层进入腹腔或术中散落入腹腔的滋养叶组织细胞仍有杀死作用。

7. 辅助生育技术后异位妊娠的治疗策略

随着生殖医学辅助生育技术的开展，从最早的人工授精到体外受精—胚胎移植（IVF-ET）或配子输卵管内移植（GIFT）等，均有异位妊娠发生，且发生率约为 5%，比一般原因所致异位妊娠发生率为高。辅助生育技术后异位妊娠发生的部位包括输卵管、宫颈、卵巢、腹腔，临床以输卵管部位为多见。其相关易患因素有：①输卵管炎症或异位妊娠史；②前次盆腔手术及输卵管整形；③子宫内膜异位症；④移植胚胎的技术因素；⑤胚胎移植后的子宫收缩引发；⑥置入胚胎的数量，移植 2~6 个胚胎后易发生异位妊娠，但移植数量与发生异位妊娠的确切关系尚不明了；⑦胚胎的质量，冷冻胚胎有一定比例遭损害的裂殖细胞，倾向于种植在输卵管；⑧激素环境影响。

IVF 早期妊娠需要经验丰富的 B 超医师经阴道超声检查以排除异位妊娠并早期治疗。及早诊断和治疗 IVF-ET 术后的异位妊娠，尤其是宫内宫外同时妊娠显得尤为重要。宫内宫外同时妊娠已成为一个新问题越来越被临床医师所重视。手术切除输卵管是主要治疗方式。对于移植胚胎数目多，结合 B 超及术中探查可疑双侧输卵管同时妊娠者，可适当选择双侧输卵管切除术以免漏诊。由于 IVF-ET 术后宫内宫外同时妊娠及双侧输卵管同时妊娠概率增加，术中应仔细检查整个盆腔脏器，术后需严密追踪血 β-hCG 水平。手术需由技术熟练者施术，动作轻柔，尽量减少触碰子宫，避免过多刺激宫缩引起流产，术后安胎措施亦非常重要。此外，超声引导下局部注射药物治疗，如氯化钾，对宫内外同时妊娠想保留宫内胚胎者，亦是可选择的治疗方法。

（七）治疗方案

输卵管妊娠的治疗方法有手术治疗和非手术治疗。根据病情缓急，采取相应处理。内出血多，出现休克时，应快速备血、建立静脉通道、输血、吸氧等休克治疗，并立即进行手术。快速开腹后，迅速以卵圆钳钳夹患侧输卵管病灶，暂时控制出血，同时快速输血输液，纠正休克，清除腹腔积血后，视病变情况采取根治性或保守性手术方式。对于无内出血或仅有少量内出血、无休克、病情较轻的患者，可采用药物治疗或手术治疗。近年来，由于阴道超声检查、血 β-hCG 水平测定的广泛应用，约 80% 的异位妊娠可以在未破裂前得到诊断，早期诊断给保守治疗创造了条件。因此，目前处理更多地趋向于保守性治疗，腹腔镜微创技术和药物治疗已成为输卵管妊娠治疗的主流。

1. 手术治疗

手术是输卵管妊娠的主要治疗方法。如有休克，应在抗休克治疗的同时尽快手术，手术方式可开腹进行，也可在腹腔镜下进行。

（1）根治性手术：对无生育要求的输卵管妊娠破裂者，可行患侧输卵管切除术。开腹后迅速找到出血点，立刻钳夹止血，再进行患侧输卵管切除术，尽可能保留卵巢。腹腔镜下可以使用双极电凝、单极电凝及超声刀等切除输卵管。输卵管间质部妊娠手术应行子宫角部楔形切除及患侧输卵管切除，必要时切除子宫。

休克患者应尽量缩短手术时间。腹腔游离血多者可回收进行自体输血，但要求此类患者：①停经不超过12周，胎膜未破；②内出血不超过24小时；③血液未受污染；④镜检红细胞破坏率小于30%。回收血操作时应严格遵守无菌原则，如无自体输血设备，每100 mL血液加3.8%枸橼酸钠10 mL（或肝素600 U）抗凝，经8层纱布过滤后回输。为防止枸橼酸中毒，每回输400 mL血液，应补充10%葡萄糖酸钙10 mL。

（2）保守性手术：主要用于未产妇，以及生育能力较低但又需保留其生育能力的妇女。包括：①年龄小于35岁，无健康子女存活，或一侧输卵管已被切除；②患者病情稳定，出血不急剧，休克已纠正；③输卵管无明显炎症、粘连，无大范围输卵管损伤者。

手术仅清除妊娠物而保留输卵管。一般根据病变累及部位及其损伤程度选择术式，包括输卵管伞端妊娠物挤出、输卵管切开妊娠物清除、输卵管造口（开窗）妊娠物清除及输卵管节段切除端—端吻合。

1）输卵管伞端妊娠物挤出术：伞部妊娠可挤压妊娠物自伞端排出，易导致持续性异位妊娠，应加以注意。

2）输卵管线形切开术（开窗造口术）：切开输卵管取出胚胎后缝合管壁，是一种最适合输卵管妊娠的保守性手术。适应证：患者有生育要求，生命体征平稳；输卵管的妊娠囊直径 <6 cm；输卵管壶腹部妊娠者更适宜。禁忌证为：输卵管妊娠破裂大出血，患者明显呈休克状态者。

腹腔镜下可于局部注射稀释的垂体后叶素盐水或肾上腺素盐水，电凝切开的膨大部位，然后用电针切开输卵管1 cm左右，取出妊娠物，检查输卵管切开部位有无渗血，用双极电凝止血，切口可不缝合或仅缝合一针。

3）节段切除端端吻合输卵管成形术：峡部妊娠则可切除病灶后再吻合输卵管，操作复杂，效果不明确，临床很少用。

对于输卵管妊娠行保守性手术，若术中未完全清除囊胚，或残留有存活的滋养细胞而继续生长，导致术后发生持续性异位妊娠风险增加。术后需严密随访血 β-hCG，可结合B超检查。治疗以及时给予MTX化疗效果较好，如有腹腔大量内出血，需行手术探查。

2. 药物治疗

一些药物抑制滋养细胞，促使妊娠物最后吸收，避免手术及术后的并发症。

适应证如下。

输卵管妊娠：①无药物治疗禁忌证；②患者生命体征平稳无明显内出血情况；③输卵管妊娠包块直径≤4 cm；④血 β-hCG <2 000 U/L。

输卵管妊娠保守性手术失败：输卵管开窗术等保守性手术后4%～10%患者可能残留绒毛组织，异位妊娠持续存在，药物治疗可避免再次手术。

禁忌证：患者如出现明显的腹痛已非早期病例，腹痛与异位包块的张力及出血对腹膜的刺激以及输卵管排异时的痉挛性收缩有关，常是输卵管妊娠破裂或流产的先兆；如 B 超已观察到有胎心，不宜药物治疗；有认为血 β-hCG <5 000 U/L 均可选择药物治疗，但 β-hCG 的水平反映了滋养细胞增殖的活跃程度，随其滴度升高，药物治疗失败率增加；严重肝肾疾患或凝血机制障碍为禁忌证。

目前用于药物治疗异位妊娠主要适用于早期输卵管妊娠，要求保留生育能力的年轻患者。

（1）甲氨蝶呤（MTX）治疗：MTX 为药物治疗首选。

1）MTX 口服：0.4 mg/kg，每天 1 次，5 天为 1 个疗程。目前仅用于保守性手术治疗失败后持续性输卵管妊娠的辅助治疗。

2）MTX 肌内注射：①单次给药，剂量为 50 mg/m²，肌内注射 1 次，可不加用四氢叶酸，成功率达 87% 以上；②分次给药，MTX 0.4 mg/kg，肌内注射，每天 1 次，共 5 次。

3）MTX-CF 方案：见表 6-1。

表 6-1　MIX-CF 方案

项目	第 1 天	第 2 天	第 3 天	第 4 天	第 5 天	第 6 天	第 7 天	第 8 天
药物	MTX	CF	MTX	CF	MTX	CF	MTX	CF
剂量	1 mg/kg	0.1 mg/kg	1 mg/kg	0.1 mg/kg	1 mg/kg	0.1 mg/kg	1 mg/kg	0.1 mg/kg
给药方法	iv 或 im	im	iv 或 im	im	iv 或 im	im	iv 或 im	im

注　iv 为静脉给药，im 为肌内注射。

4）局部用药：局部注射具有用量小、疗效高、可提高局部组织的 MTX 浓度，有利于杀胚和促进胚体吸收等优点。①可采用在 B 超引导下穿刺，将 MTX 直接注入输卵管的妊娠囊内；②可在腹腔镜直视下穿刺输卵管妊娠囊，吸出部分囊液后，将 MTX 10～50 mg 注入其中，适用于未破裂输卵管，血肿直径≤3 cm，血 β-hCG≤2 000 U/mL 者；③宫腔镜直视下，经输卵管开口向间质部内注射 MTX，MTX 10～30 mg 稀释于生理盐水 2 mL 中，经导管注入输卵管内。

监测指标：①用药后 2 周内，宜每 3 天复查 1 次 β-hCG 及 B 超；②β-hCG 呈下降趋势并三次阴性，症状缓解或消失，包块缩小为有效；③若用药后 1 周 β-hCG 下降 15%～25%、B 超检查无变化，可考虑再次用药（方案同前）；④β-hCG 下降 <15%，症状不缓解或反而加重，或有内出血，应考虑手术治疗；⑤用药后 5 周，β-hCG 也可为低值，也有到用药 15 周以上者血 β-hCG 才降至正常，故用药 2 周后应每周复查 β-hCG，直至降至正常范围。

MTX 治疗注意事项如下。

MTX 的药物效应：①反应性血 β-hCG 升高，用药后 1～3 天半数患者血 β-hCG 升高，4～7 天时下降；②反应性腹痛，用药后 1 周左右，约半数患者出现一过性腹痛，多于 4～12 小时内缓解，可能系输卵管妊娠流产所致，应仔细鉴别，不要误认为是治疗失败；③附件包块增大，约 50% 患者存在；④异位妊娠破裂，与血 β-hCG 水平无明显关系，应及时发现，及时手术。

MTX 的药物不良反应：MTX 全身用药不良反应发生率在 10%～50%。主要表现在消化系统和造血系统，有胃炎、口腔炎、转氨酶升高、骨髓抑制等。多次给药不良反应高于单次给药，局部用药则极少出现上述反应。MTX 对输卵管组织无伤害，治疗后输卵管通畅率达75%。Tulandi 和 Sammour 从循证医学角度分析，认为和手术治疗相比，药物治疗恢复时间长，对患者健康和生活质量有不良影响。

（2）氟尿嘧啶（5-FU）治疗：5-FU 是对滋养细胞极为敏感的化疗药物。在体内转变成氟尿嘧啶脱氧核苷酸，抑制脱氧胸苷酸合成酶，阻止脱氧尿苷酸甲基化转变为脱氧胸苷酸，从而干扰 DNA 的生物合成，致使滋养细胞死亡。

局部注射给药途径同 MTX，可经宫腔镜、腹腔镜或阴道超声引导注射，剂量为全身用药量的 1/4 或 1/5，一次注射 5-FU 250 mg。宫腔镜下行输卵管插管，注入 5-FU 可使药物与滋养细胞直接接触，最大限度地发挥其杀胚胎作用。此外，由于液压的机械作用，药液能有效地渗入输卵管壁和滋养层之间，促进滋养层的剥离，细胞坏死和胚胎死亡。5-FU 虽可杀死胚胎，但对输卵管的正常组织却无破坏作用，病灶吸收后可保持输卵管通畅。

（3）其他药物治疗：①米非司酮为黄体期孕酮拮抗剂，可抑制滋养层发育，用法不一，口服 25～100 mg/d，共 3～8 天；或每次 25 mg，每天 2 次，总量 150 mg；或 200～600 mg 一次服用；②局部注射前列腺素，尤其是 $PGF_{2\alpha}$，能增加输卵管的蠕动及输卵管动脉痉挛，是一种溶黄体剂，使黄体产生的孕酮减少，可在腹腔镜下将 $PGF_{2\alpha}$ 0.5～1.5 mg 注入输卵管妊娠部位和卵巢黄体部位治疗输卵管妊娠，如用量大或全身用药，易产生心血管不良反应；③氯化钾相对无不良反应，主要作用于心脏，可引起心脏收缩不全和胎儿死亡，可用于有胎心搏动的异位妊娠的治疗及宫内宫外同时妊娠，保留宫内胎儿；④高渗葡萄糖局部注射，引起局部组织脱水和滋养细胞坏死，进而使妊娠产物吸收。

此外，中医采用活血化瘀、消癥杀胚药物，也有一定疗效。

3. 期待疗法

少数输卵管妊娠可能发生自然流产或溶解吸收自然消退，症状较轻无须手术或药物治疗。适应证：①无临床症状或症状轻微；②随诊可靠；③输卵管妊娠包块直径 < 3 cm；④血 β-hCG < 1 500 U/L，且持续下降；⑤无腹腔内出血。

无论药物治疗还是期待疗法，必须严格掌握指征，治疗期间密切注意临床表现、生命征，连续测定血 β-hCG、B 超、血红蛋白和红细胞计数。如连续 2 次血 β-hCG 不下降或升高，不宜观察等待，应积极处理。个别病例血 β-hCG 很低时仍可能破裂，需警惕。

输卵管间质部妊娠、严重腹腔内出血、保守治疗效果不佳均应及早手术。手术治疗和非手术治疗均应注意合理使用抗生素。

4. 输卵管妊娠治疗后的生殖状态

（1）生育史：既往有生育力低下或不育史者，输卵管妊娠治疗后宫内妊娠率为 37%～42%，再次异位妊娠率增加 8%～18%。

（2）对侧输卵管情况：对侧输卵管健康者，术后宫内妊娠率和再次异位妊娠率分别为75% 和 9% 左右，对侧输卵管有粘连或损伤者为 41%～56% 和 13%～20%。

（3）开腹手术和腹腔镜手术：研究表明，两者对异位妊娠的生殖状态没有影响。

（4）输卵管切除与输卵管保留手术：输卵管保守性手术（线形切开、造口、开窗术、妊娠物挤除），存在持续性异位妊娠发生率为 5%～10%。

二、其他部位异位妊娠

(一) 宫颈妊娠

1. 概述

宫颈妊娠指受精卵在宫颈管内着床和发育的妊娠。罕见而危险。临床上易误诊为难免流产。探查、搔刮子宫时可出现难以控制的大出血。

2. 病因

宫颈妊娠发病可能与以下因素有关：①受精卵游走速度过快或发育迟缓，子宫内膜纤毛运动亢进或子宫肌肉异常收缩；②宫腔炎症、刮宫、引产或剖宫产引起子宫内膜病变、缺损、瘢痕形成、粘连；③子宫发育不良、畸形、子宫肌瘤引起宫腔形状改变；④近年来助孕技术的应用，特别是 IVF-ET 的广泛应用，使宫颈妊娠的发病率有上升趋势。

3. 临床表现

(1) 症状：患者停经后流血时间较早，阴道流血量逐渐增多或间歇性阴道大出血，不伴腹痛是其特点。由于胚胎种植部位不良，流产时胚胎附着部位胎盘绒毛分离，而颈管组织收缩功能差，宫颈组织却无力将妊娠物迅速排出，血窦开放，血液外流，造成无痛性大出血。此时应用宫缩剂无效，可造成休克或死亡。

(2) 体征：宫颈改变的特点为：宫颈膨大、着色、变软变薄，外口扩张，内口紧闭。

4. 诊断

(1) 宫颈妊娠的临床诊断标准：①妇科检查发现膨大的宫颈上方子宫大小正常；②妊娠组织完全在宫颈管内；③分段诊刮宫腔内未发现妊娠产物。

(2) B 超显示宫颈妊娠的特点：①子宫体正常或略大，内含较厚蜕膜；②宫颈膨大如球，与宫体相连呈沙漏状，宫颈明显大于宫体；③宫颈管内可见变形的胚囊。如胚胎已死亡则结构紊乱，光团及小暗区相间但以实性为主；④子宫内口关闭，妊娠产物不超过内口。

(3) 血 β-hCG 值的检查：血值的高低与孕龄及胚胎的存活有关，β-hCG 水平增高说明胚胎活性好，胚床血运丰富，易有活动出血，所以定期复查血 β-hCG 值对诊断非常重要。

5. 治疗纵观

以往宫颈妊娠多以子宫切除告终，近年来治疗方法逐渐由子宫切除术向保守治疗过渡。

(1) 药物治疗：MTX 用于治疗宫颈妊娠，方法已经相对成熟。MTX 用于治疗宫颈妊娠的适应证：①血 β-hCG < 10 000 U/L；②妊娠时间 < 9 周；③无明显胎心搏动；④胎体长 (CRL) < 10 mm。但 MTX 宜早期应用，否则有可能因大出血而切除子宫。

用药方法有：①静脉注射，$0.5 \sim 1.0$ mg/kg，隔天 1 次，连用 4 次，每次用药后 24 小时内用四氢叶酸 0.1 mg/kg，减轻 MTX 的不良反应；②肌内注射，每次给药 50 mg/m²，如给药 $4 \sim 7$ 天后，血 β-hCG 值下降 < 15% 可重复给药；③局部用药，超声引导下羊膜囊内注射。

(2) 微创技术：有条件者可选用在宫腔镜下去除胚胎组织，创面以电凝止血。宫腔镜切除胚胎可用宫腔镜直视胚胎着床部位，能较完整切除胚胎，视野清晰，电凝止血准确。尽管宫腔镜的诊断及治疗有其明显的优越性，但它并不适用于所有的宫颈妊娠，过大的妊娠囊可能伴有宫颈的明显胀大、扭曲，有较丰富的血供，宫腔镜的治疗及操作易导致危及生命的大出血。

（3）子宫动脉栓塞：同时应用栓塞剂和 MTX。动脉栓塞术作为一种新的有效控制出血的方法，在 20 世纪 70 年代开始应用。近 20 余年逐步应用于治疗妇科和产科的急性出血、妇科肿瘤及血管畸形等疾病。经导管动脉栓塞术治疗宫颈妊娠，可以观察到活动性出血的血管，栓塞剂选择中效可吸收的新鲜明胶海绵颗粒，直接阻断宫颈病灶的血供，具有创伤小、止血快、不良反应小等特点，并且保留生育功能。但是由于动脉栓塞术尚无法直接去除病灶，而且费用较高，对技术设备有一定要求。

6. 治疗方案

宫颈妊娠虽然发病率低，但病情凶险，正确的治疗策略对患者的预后至关重要。对不需保留生育功能的年长者，可直接行全子宫切除；对需保留生育功能者，若阴道出血不多，采用 MTX 全身或局部化疗；若 MTX 治疗无效或阴道大出血者可行子宫动脉栓塞并加 MTX 化疗，化疗的成功率取决于血 β-hCG 值、妊娠囊大小及有无胎心搏动；若无介入治疗条件，可采用髂内动脉结扎术、宫颈环扎术、子宫动脉下行支结扎及颈管填塞术进行止血，并行钳刮术，无效者切除子宫。

处理原则是在有效的止血措施的保障下终止妊娠。根据阴道流血量的多少采用不同的方法。

（1）根治治疗：对已有子女无生育要求的患者为避免失血性休克和感染可行全子宫切除术。

（2）保守治疗。

1）流血量多或大出血的处理：手术医师应具有全子宫切除术的经验；做好输血准备；预备填塞宫颈管止血纱布条，刮宫时常需使用纱布条压迫填塞止血，必要时行双侧髂内动脉结扎。或直视下切开宫颈剥除胚胎，褥式缝合管壁，继而修复宫颈管。如发生失血性休克，应先抢救休克，再采用上述方法，若出血不止则及时切除子宫以挽救患者生命。

2）流血量少或无流血：病情允许时首选 MTX 用药。MTX 每天肌内注射 20 mg，共 5 天；或 MTX 单次肌内注射 50 mg/m^2；或将 MTX 50 mg 直接注入妊娠囊内。应用 MTX 治疗后，宜待血 β-hCG 值明显下降后再行刮宫术，否则仍有刮宫时大出血的可能。

（二）卵巢妊娠

卵巢妊娠极为少见，系受精卵在卵巢内着床和发育形成。卵巢妊娠的诊断标准必须包括：①双侧输卵管完整；②囊胚位于卵巢组织内；③卵巢与囊胚是以卵巢固有韧带与子宫相连；④囊胚壁上有卵巢组织。卵巢妊娠的临床表现与输卵管妊娠相似，术前很难明确诊断卵巢妊娠，手术探查时也有误诊为卵巢黄体破裂，常规病理检查才能确诊卵巢妊娠。多数卵巢妊娠有内出血和休克，手术时应根据病灶范围行卵巢部分切除术或患侧附件切除术，原则上尽量保留正常的卵巢组织和输卵管。

（三）腹腔妊娠

腹腔妊娠指位于输卵管、卵巢、阔韧带以外的腹腔内妊娠。发生率为 1/10 000 ~ 1/25 000。母体死亡率约为 5%，胎儿存活率仅为 1‰。腹腔妊娠分为原发性和继发性两类。继发性腹腔妊娠是极少数输卵管妊娠破裂或流产后，胚胎被排入腹腔，但绒毛组织大部分附着在原着床处，胚胎继续生长；或胚胎及全部绒毛组织排入腹腔后，种植于附近脏器组织，继续发育。继发性腹腔妊娠也可继发于宫内妊娠子宫破裂和卵巢妊娠破裂。原发性腹腔妊娠更为少见，指卵子在腹腔内受精并直接种植于腹膜、肠系膜、大网膜等处，诊断原发性腹腔妊娠的3个条件为：①两侧输卵管和卵巢无近期妊娠的证据；②无子宫腹膜瘘形成；③妊娠只存在于腹腔。促使受精卵原发着床于腹膜的因素可能为腹膜有子宫内膜异位灶。

患者往往有停经、早孕反应，可有输卵管妊娠流产或破裂的症状，然后流血停止、腹痛缓解；以后腹部逐渐增大，胎动时孕妇腹痛不适。腹部可清楚扪及胎儿肢体，常出现肩先露、臀先露、胎头高浮，子宫轮廓不清。即使足月后也难以临产，宫颈口不开，胎先露不下降。腹腔妊娠时胎儿往往不能存活，可被大网膜和腹腔脏器包裹，日久后可干尸化或成石胎。B超检查子宫内无胎儿，或胎儿位于子宫以外。

腹腔妊娠确诊后，应经腹取出胎儿，胎盘去留的时机和方式视其附着部位、胎儿死亡时间决定：胎盘附着在子宫、输卵管、大网膜或阔韧带，可考虑一并切除；胎儿死亡已久可试行剥离胎盘，剥离有困难则将其留置；胎儿存活或死亡不足4周，胎盘附着于肠系膜、肠曲、肝脏等易大出血及损伤部位时均不宜触动胎盘，留在腹腔里的胎盘需半年左右吸收，也有在2~3个月后因留置胎盘吸收不全发生感染等并发症再经腹取出或引流。术前需做好输血准备，术后应用抗生素预防感染。将胎盘留于腹腔内者，应定期通过B超及β-hCG来了解胎盘退化吸收程度。

（四）宫内宫外同时妊娠

宫内宫外同时妊娠指宫腔内妊娠与异位妊娠同时存在，极罕见（10 000~30 000次妊娠中1例），但辅助生育技术的开展及促排卵药物的应用使其发生率明显增高。诊断较困难，往往在人工流产确认宫内妊娠后，很快出现异位妊娠的临床症状；或异位妊娠经手术证实后，又发现宫内妊娠。B超可协助诊断，但确诊需病理检查。

（五）阔韧带妊娠

阔韧带妊娠又称腹膜外妊娠，是指妊娠囊在阔韧带两叶之间生长发育，实际上是妊娠囊在腹膜后生长发育，是一种腹膜后的腹腔妊娠，胎儿或妊娠组织在阔韧带的叶上生长，发病率很低，据报道仅为异位妊娠的1/163~1/75，或为妊娠的1/183 900。妊娠囊及胎盘破裂会导致腹腔积血和急腹症，但因为在阔韧带内血管的填塞作用，出现大出血的可能性不大。在开腹探查前很少能明确诊断，B超检查阔韧带妊娠的最可靠征象是胎儿与空的子宫腔分离。

一旦诊断成立，需进行手术治疗。手术时机尚有争议，对有生机儿尽快手术，而对胎儿已死亡者推迟6~8周手术，使胎儿循环萎缩，减少出血危险。阔韧带内出血少，且胎儿为正常有生机儿，有羊水存在，无胎儿窘迫，可严密观察下保守处理，但必须征得患者及家属同意。

（六）子宫残角妊娠

残角子宫是子宫畸形的一种，多与发育较好的宫腔不相通。受精卵经残角子宫侧输卵管进入残角子宫内妊娠，称为子宫残角妊娠。可在早孕时发生胚胎死亡类似流产症状，如胎儿继续生长，在中期妊娠时发生破裂可引起严重内出血致休克。即使至妊娠足月，临产后胎儿常死亡和引起残角破裂。一旦确诊，可行残角子宫及同侧输卵管切除，如为足月活胎，可行剖宫产后切除残角子宫。

（七）剖宫产瘢痕部位妊娠

剖宫产瘢痕部位妊娠（cesarean scar pregnancy，CSP）子宫下段剖宫产后子宫复旧，切口部位恢复为子宫峡部，剖宫产瘢痕部位妊娠即是指此处的妊娠。受精卵着床于子宫瘢痕部位，滋养细胞可直接侵入子宫肌层不断生长，绒毛与子宫肌层粘连、植入甚至穿透子宫壁，可导致子宫大出血危及生命。随着剖宫产率的增加，剖宫产瘢痕部位妊娠发生率增加。

临床表现为易出现阴道流血，易误诊为先兆流产。其诊断多根据 B 超影像：①子宫内无妊娠囊；②宫颈管内无妊娠囊；③妊娠囊生长在子宫峡部前壁；④妊娠囊与膀胱之间肌壁菲薄。

MTX 治疗剖宫产瘢痕妊娠可有效杀死早期妊娠胚胎，严格掌握适应证，以防止治疗过程中出现大出血。相对 MTX 保守治疗，经子宫动脉介入治疗无孕龄周期的限制，对孕龄较大的患者治疗也安全有效。可有效控制剖宫产瘢痕妊娠大出血；使妊娠物缺血缺氧坏死，结合化疗药杀死妊娠物更迅速有效；减少清宫时的出血风险。

手术治疗是剖宫产瘢痕妊娠最终的治疗方法，根据患者的情况、临床的条件以及医师的技术，手术方式可选择妊娠包块去除或全子宫切除术。手术途径主要通过开腹手术，也有腹腔镜治疗的报道。

（刘伟伟 热 娜）

第二节 卵巢破裂

卵巢破裂是指卵巢的成熟卵泡、黄体、黄体囊肿或其他因素引起的卵泡膜血管破裂，不能迅速止血或血液不凝固以及凝血块脱落发生出血或卵巢囊内液溢出等，严重者可造成腹腔内大量出血。

具体如卵巢炎症，卵巢脓肿；卵巢非赘生性囊肿，如囊状卵泡在卵泡生长发育为成熟卵泡时，排卵时可有卵泡破裂，滤泡囊肿，黄体囊肿，妊娠黄体囊肿。卵巢巧克力囊肿等卵巢肿瘤良性或恶性均可发生破裂。若有外力影响，如跌倒，腹部受压、被撞击，妇科检查时加压，穿刺抽吸，针刺治疗，开腹手术撞伤卵巢等时均可引起卵巢破裂。

一、卵巢黄体囊肿破裂

（一）概述

卵巢黄体囊肿破裂是临床上最为常见的卵巢破裂疾病，卵巢黄体囊肿破裂的常见原因如下。

（1）在卵巢黄体血管化时期容易破裂，一般先在内部出血，使囊内压增加，继而引起破裂、出血。

（2）原有血液病导致凝血机制障碍，易出血且不易止血。

（3）自主神经系统影响，使卵巢纤维蛋白溶酶系统活力增强，造成凝血机制障碍。

（4）外伤、卵巢受直接或间接外力作用、盆腔炎症、卵巢子宫充血等其他因素均可导致黄体囊肿破裂。

（二）诊断

黄体囊肿破裂除具有急腹症的临床特点外，还具有以下特点：①突然下腹痛多发生于月经后期，多数不伴有阴道出血；②发病前多有性交、排便及妇科检查等紧张性活动；③后穹隆穿刺有暗红色不凝血或血水样液；④尿 hCG 一般阴性，若妊娠黄体破裂可阳性，此时易误诊为异位妊娠。

（三）治疗

治疗原则：卵巢黄体囊肿破裂是卵巢的非器质性病变，大多数经保守治疗可以治愈。对初步诊断凝血功能正常的患者，应根据其保守治疗成功率高的特点，尽量采用保守治疗。对于起病急，症状重，内出血多，血红蛋白进行性下降的患者，应当机立断手术。即使手术，也要注意保护卵巢功能。

1. 保守治疗

适于出血少者，主要措施是卧床休息和应用止血药物。

（1）维生素 K_1：10 mg，肌内注射，每 8 小时 1 次。

（2）酚磺乙胺（止血敏）：0.25 g，肌内注射，每 8 小时 1 次。

（3）卡巴克洛（肾上腺色腙）：10 mg，肌内注射，每天 2 次。

（4）氨甲苯酸（止血芳酸）：0.2 g，加入 25% 葡萄糖注射液 20 mL，静脉注射，每天 2 次。

2. 手术治疗

适于出血较多者，若出现休克，在积极抗休克同时行手术治疗。术式选择原则是设法保留卵巢功能，缝合卵巢破裂部位或行部分卵巢切除修补术是首选手术方式，切除组织送病理检查。对有休克者手术切口宜采用下腹直切口。也可行腹腔镜手术，吸去腹腔积血，激光或电凝止血。术后纠正贫血。对不能排除卵巢肿瘤扭转或破裂的，腹腔镜是诊断的金指标。随着腹腔镜技术的推广和自体回输血的开展，手术治疗可有见效快、迅速明确诊断、创伤少等优点。

二、卵巢巧克力囊肿破裂

（一）概述

随着子宫内膜异位症发病率上升，卵巢子宫内膜异位囊肿（或称卵巢巧克力囊肿）的发生率也随之增多，卵巢巧克力囊肿也可发生自发或外力影响下的破裂，引起妇科急腹症，它是属于妇科领域中的一种新型急腹症，以往对它认识不足，也易被忽视，现对其认识逐渐加深，故已引起重视。卵巢巧克力囊肿破裂后陈旧性血液溢入腹腔，引起剧烈腹痛，恶心呕吐等常需急症处理。

（二）诊断

由于囊内液流入腹腔引起急腹症，容易误诊为卵巢囊肿蒂扭转、宫外孕、急性阑尾炎、急性盆腔炎等。卵巢巧克力囊肿破裂时除具有急腹症的临床特点外，还具有如下特点。

（1）既往可能有原发或继发性痛经史、原发或继发不孕史或曾经诊断子宫内膜异位症，对无痛经者也不能忽视。

（2）发生时间多在月经期或月经后半期。

（3）突发性下腹剧痛，伴恶心呕吐及腹膜刺激症状。

（4）无闭经史，无不规则阴道流血，无休克。

（5）妇科检查可在附件区触及活动性差的包块，并具有触痛，子宫直肠窝触及痛性结节。

（6）B超提示卵巢囊肿伴有盆腔积液，后穹隆穿刺抽出巧克力样液体对明确诊断有着重要意义。囊肿破裂后，囊液体流出囊肿缩小，另外由于有些患者发病到就诊时间较长，使腹腔液扩散于大网膜及肠系膜之间，使B超无法发现卵巢囊肿及盆腔积液，后穹隆穿刺无法穿出液体，是误诊原因之一。

（三）治疗

1. 治疗原则

确诊后宜立即手术，因流出的囊液可引起盆腔粘连，不育或异位内膜的再次播散和种植。手术范围应根据年龄，对生育要求，病情严重程度（包括症状与病灶范围）进行全面考虑。年轻有生育要求者应行病灶清除术或病侧附件切除术，对年龄较大者应采用附件及子宫切除术，无论何种手术，术时宜彻底清洗腹腔，尽量切除病灶，松解粘连，术后关腹前，腹腔内放入庆大霉素8万U，地塞米松5 mg，透明质酸酶1 000 U，中（低）分子右旋糖酐500 mL加异丙嗪25 mg，以防术后粘连。术后一般均仍宜服用治疗子宫内膜异位症的药物，以防止肉眼未能检出的病灶或囊液污染腹腔引起新的播散和种植病灶的产生。

2. 手术治疗

手术治疗包括保守手术、半保守手术和根治性手术。在诊断不十分明确时，进行腹腔镜检查可达到诊断和治疗双重目的。镜下视野扩大更利于病灶及囊液的清除，随着腹腔镜手术技巧的提高使各种手术均成为可能。

（1）保守手术：保留子宫及一侧或双侧卵巢，以保留患者的生育功能。①年轻未生育者在吸引和彻底冲洗，吸引溢入盆腔内的囊液后，可行巧克力囊肿剥除或卵巢部分切除成形术，术中松解盆腔粘连、矫正子宫位置。尽量保留正常卵巢组织，对维持卵巢功能和内分泌功能有助，对日后增加孕育机会也有帮助。②双侧卵巢受累，原则上也尽量做卵巢囊肿剥除术，若囊肿与周围组织粘连紧密，强行剥出易损伤脏器时，则可用无水乙醇涂在囊腔内，使囊腔内上皮坏死，避免复发。

保守性手术后复发率较高，术后辅助药物治疗3个月，可用丹那唑、内美通、促性腺激素释放激素类似物或激动剂（GnRHa）等，停药后再予促孕药物治疗。部分患者需要再次手术治疗。手术后1年内是最佳受孕期，如术后2年仍未受孕，则其妊娠机会明显减少。

（2）半保守手术：切除子宫，保留一侧或两侧正常卵巢组织，以保留患者的卵巢功能。用于无生育要求或因病情需要切除子宫而年龄在45岁以下的患者。由于保留了卵巢，术后仍有复发可能，但复发率较低，与子宫切除有关。

（3）根治性手术：对病情严重无法保留卵巢组织或年龄>45岁的患者应行根治性手术，即切除子宫及双附件。由于不保留卵巢功能，即使有小的残留病灶，以后也将自行萎缩，故无复发之忧。但绝经期综合征发生率较高，激素替代治疗不是其禁忌证。

3. 其他保守治疗方法

（1）钇铝石榴激光术：系用钇、铝结晶和涂上钕的石榴石作为激活媒质的激光器发出的激光束。国外应用它的接触性作用，对邻近组织相对无损伤和允许液体环境下操作，用圆的或平的探头涂搽囊肿壁，可精确地去除全部囊壁。在手术中可连续灌洗组织，更易止血，便于操作，不留残余病灶。

（2）腹腔镜下异位囊肿穿刺及无水乙醇固定术：在腹腔镜下做内膜异位囊肿穿刺，吸出囊液，注入生理盐水冲洗，然后注入无水乙醇 5 ~ 10 mL，再注入生理盐水冲洗后吸出。无水乙醇可使异位的子宫内膜细胞变性、坏死、囊肿硬化、缩小及粘连。据报道经这一保守手术后，术后妊娠率达 33.3%，复发率为 16.6%。

（3）阴道超声导引下子宫内膜异位囊肿穿刺及无水乙醇固定疗法：术后给予药物治疗 3 个月。

三、卵巢肿瘤破裂

（一）概述

卵巢肿瘤破裂是卵巢肿瘤常见的并发症之一，约 3% 的卵巢肿瘤会发生破裂。症状轻重取决于破裂口大小、流入腹腔内囊液性质和量。大囊性肿瘤或成熟性畸胎瘤破裂，常有突然或持续性剧烈腹痛，恶心、呕吐，有时导致内出血、腹膜炎和休克。肿瘤破裂口小时仅感轻微或中等度腹痛。

（二）诊断

（1）原有卵巢肿瘤病史。

（2）突然出现腹痛、腹壁紧张拒按，甚至休克症状。

（3）发病前多有腹部重压、妇科检查、性交等诱因。

（4）原有肿块缩小、腹部出现移动性浊音、穿刺有囊内液或血液。

（三）治疗

凡疑有或确定为卵巢肿瘤破裂应立即处理，可做腹腔镜检查或剖腹探查。术中应尽量吸尽囊液，并做细胞学检查，并清洗腹腔及盆腔，切除标本送病理学检查。疑为恶性卵巢肿瘤破裂，则做快速切片检查，特别注意是否是恶性肿瘤，后者按恶性卵巢肿瘤处理原则处理。

（刘伟伟　热　娜）

第三节　卵巢肿瘤蒂扭转

一、概述

卵巢肿瘤蒂扭转占妇科急腹症第五位，约 10% 的卵巢肿瘤并发蒂扭转。约 80% 的病例发生在 50 岁以下的女性。右侧的卵巢肿瘤较左侧卵巢肿瘤易发生蒂扭转。扭转不及 360° 时称不全扭转，不全扭转轻微，有自然松解回复的可能，如扭转 360° 称完全扭转，此时不能恢复。卵巢肿瘤蒂扭转肿瘤的性质：恶性肿瘤蒂扭转发生率低，可能为恶性肿瘤坏死与周围组织结构发生粘连而不易导致扭转。蒂扭转患者年龄一般较轻，常见的卵巢肿瘤蒂扭转良性肿瘤分别为卵巢良性畸胎瘤、输卵管囊肿、卵泡囊肿、浆液性或黏液性囊腺瘤。

二、临床特点

（1）既往有附件肿块史的患者突发性一侧下腹剧痛，持续性，阵发性加剧，常伴恶心、呕吐，甚至休克。

（2）妇科检查：扪及附件区肿物张力大，压痛，以瘤蒂部最明显。

（3）超声检查：可探及附件区肿物回声。彩色多普勒发现静脉或动脉血流消失或下降。

三、治疗

（一）治疗原则

卵巢肿瘤扭转者应早期诊断，及时治疗，立即剖腹或腹腔镜探查。传统方法是开腹行患侧附件切除术。手术时在扭转蒂部的远端钳夹，将肿瘤和扭转的瘤蒂一并切除。钳夹蒂前不可回复扭转的蒂，以防栓塞脱落进入血液循环，导致其他脏器栓塞。但临床研究证明，对于年轻妇女卵巢肿瘤蒂扭转回复扭转的蒂后，保守性卵巢手术是安全而有效的。对于保留卵巢的生殖功能及内分泌功能有着重要意义。

（二）手术时对肿块性质的判定

开腹后对附件区扭转的肿块，可依如下检查情况大体判断其来源。若有卵巢及输卵管，肿块多为加氏管（Gartner duct）囊肿；若只有卵巢，肿块多为输卵管积水；若只见输卵管匍匐于肿块上，多为卵巢肿块（肿瘤）；若卵巢、输卵管都不见，则多为炎症后的输卵管、卵巢积水。手术时肉眼判别卵巢肿瘤的良恶性，可根据单侧或双侧、多房性、乳头突起、实质区、包膜破溃、腹膜种植、腹腔积液等所列大体观来进行。凡切除的卵巢肿瘤标本，均应剖开检查。若怀疑恶性应立即行快速病理检查，以制订合理治疗方案。

（三）良性卵巢瘤手术治疗方案

1. 附件切除术

适用于扭转时间长，肉眼卵巢已坏疽者。

（1）开腹手术：娩出肿瘤后从扭转的蒂部血运较好处钳夹，切下肿瘤及蒂，残端缝扎、包埋。此类手术腹壁切口宜够大，以免取出肿瘤时挤破已变性坏死的肿瘤。手术结束时一般不放置腹腔引流物。

（2）腹腔镜手术：置入腹腔镜后探查肿瘤部位、大小、有无粘连、扭转方向等。对直径大于 10 cm 的卵巢瘤，可先打小孔，抽出瘤内液体再探查。镜下附件切除方法常用者有 3 种。①Semm 式三套法：用肠线打 Roeder 结，形成直径约 6 cm 套圈，置入腹腔，套入扭转卵巢瘤的蒂根部，用推线杆将线结推紧，结扎蒂根部 3 次，剪下瘤体取出。若为畸胎瘤，则置入袋内吸出液体，再将袋口拉出穿刺口碎切取出。②钛夹法：对瘤蒂较窄细者（宽约 1 cm，厚约 0.15 cm）用此法。将瘤体提起充分暴露其蒂，钛夹器置钛夹，使瘤蒂组织完全进入钛夹后，用力闭合钛夹，共夹 2 次。此法要点为钛夹闭合后，其开口端必须紧贴，以防组织滑脱、出血。剪下瘤体后，再电凝残端。③电凝止血法：在瘤蒂血运正常与淤血交界处，以双极电凝钳钳夹，电凝至组织变为苍白色后，在靠近瘤体部位剪下肿瘤。此法操作最为简便，但应注意双极电凝后不可立即剪开组织，应等待 1 分钟使血管彻底凝固干燥后再剪开组织，且剪开要分段、多次进行，发现有出血时再次电凝，直至完全剪下。此法不宜用于扭转周数太多及瘤蒂靠近输尿管者。

2. 蒂复位后保守性手术

国外总的报道卵巢肿瘤蒂扭转复位总数已上千例，复位后无一例发生栓塞，近年国内一些医院已开展卵巢瘤剥出术，以保留卵巢功能及盆腔解剖结构。其手术指征为：①40岁以下，肿瘤大体观为良性，表面血运良好，瘤蒂部无肿胀；②肿瘤呈浅灰色，有点状坏死，瘤蒂部有肿胀无淤血；③肿瘤表面呈黑灰花斑状，变黑区直径小于0.5 cm，瘤体部有充血水肿和轻度淤血，但无坏死破裂，可先复位剥出肿瘤，用40 ℃温盐水湿敷保留的残部，观察15分钟，如血运好转则保留；④符合上述条件，但大体观不能确定肿瘤性质者，则先复位剥下肿瘤行快速病理检查，再决定下步手术。卵巢成形术按一般手术方法进行。

张秋生报告卵巢瘤蒂扭转62例，其中24例行肿瘤剥除术，术后无栓塞、无发热，5例并发妊娠者无流产。Oelsner等回顾性调查了102例儿童及生育年龄卵巢肿瘤蒂扭转的患者，所有的患者术中都给予蒂回复。其中67例蒂回复后，行囊肿剥除，34例蒂回复后行囊液吸引术，1例由于是复发性蒂扭转故行囊肿剥除后卵巢固定术（卵巢固定于子宫浆膜、阔韧带或盆侧壁。而对侧卵巢考虑到今后生育问题，不建议行卵巢固定）。Cohen等回顾性调查了58例在腹腔镜下给予卵巢肿瘤蒂扭转外观黑紫色的坏死的附件复位后，75%的患者行卵巢囊肿剥除术，其余行患侧附件切除。Rody等对214例卵巢肿瘤蒂扭转患者行复位保守性手术，无一例附件切除。

（四）术后并发症

（1）术中术后血栓形成：目前未发现国外文献关于蒂扭转复位发生栓塞的报道。McGovern等回顾了309例卵巢肿瘤蒂扭转行蒂复位患者，以及672例患者未复位直接行蒂根部切除患侧输卵管及卵巢的文献。结果表明，卵巢肿瘤蒂扭转发生卵巢静脉栓塞的概率为0.12%，然而没有一例与复位有关。此流行病学调查显示栓塞发生率与卵巢肿瘤蒂扭转复位无关。认为传统可能过高估计了卵巢肿瘤蒂扭转发生栓塞的风险。

（2）术后卵巢功能的相关研究：已经有很多报道蒂扭转72小时，经复位后卵巢功能仍恢复正常。多名作者回顾调查病例，92%～94%蒂扭转复位，患者术后随访超声检查卵巢体积大小正常并有卵泡发育。国内张秋生报道24例术后较长时间随访无卵巢功能减退症状。

四、特殊类型的蒂扭转

（一）妊娠并发卵巢瘤蒂扭转

（1）卵巢瘤蒂扭转约60%发生于妊娠6～16周。卵巢瘤蒂扭转发病率孕期为非妊娠期的3倍。

（2）早孕时卵巢有生理性增大，直径通常小于5 cm，为单侧性，至妊娠16～18周消退。若此时怀疑有不全蒂扭转，可短期观察能否自然缓解。否则应手术治疗，并积极保胎治疗。

（3）中、晚期妊娠并发本症者皆应立即手术治疗。切口应在腹壁压痛最明显处。若有剖宫产指征（如近足月妊娠等）可先行剖宫产术，然后切除扭转之卵巢肿瘤。

（4）术中应尽量避免刺激子宫，麻醉、用药皆应顾及胎儿安全。术后给予保胎治疗。

（5）附件包块在18周后持续存在且超过6 cm的，应在妊娠中期的早期行手术切除，以减少破裂、扭转或出血并发症的发生。

（二）老年妇女卵巢囊肿蒂扭转

（1）绝经后妇女卵巢囊肿蒂扭转的发生率为6.0%。以上皮性肿瘤为主，瘤体常较大。

（2）老年妇女由于神经系统的衰退，机体对各种刺激反应力低下，症状体征不典型而容易造成误诊。

（3）及时手术对绝经后妇女尤为重要，老年妇女抵抗力减退，并发症多，如不及时处理，会造成严重后果。

（4）如果为良性肿瘤可以行患侧附件切除术；如果术中冰冻病理检查为恶性肿瘤，应酌情制订相应的手术方案，必要时术后化疗。

（5）对于老年患者，应该加强围生期的管理，减少并发症的发生。

（郭宗梁　王　奇）

第四节　盆腔脓肿

一、概述

输卵管积脓，卵巢积脓、输卵管卵巢积脓以及由急性盆腔腹膜炎与急性盆腔结缔组织炎所致的脓肿均属盆腔脓肿（TOA）。病原体以需氧菌、厌氧菌、衣原体、支原体以及大肠杆菌、脆弱杆菌等为主。

二、诊断

（1）有症状的盆腔脓肿与盆腔炎有类似表现，下腹痛、宫颈抬举痛、附件压痛和炎症性包块为常见症状组合。

（2）仍有30%～40%的盆腔脓肿没有盆腔炎史，表现多种多样，包括无症状盆腔包块。

（3）超声诊断是常用方法，可见包块，壁不规则、内回声杂乱，反光增强有不规则光点。

三、治疗

脓肿破裂是一种外科急症，需立即使用广谱抗生素的同时手术切除受累的盆腔器官，诊断或手术延迟都能造成死亡率上升。有报道称未经治疗的盆腔脓肿破裂死亡率几近100%。

（一）药物治疗

未破裂的脓肿可先给予保守药物治疗。

单用抗生素而不用手术或引流可以获得60%～80%的临床缓解率和出院率。关键因素是要选用抗菌谱广、能覆盖TOA常见病原菌的抗生素。但有些初始治疗有效的患者（20%～30%）因为持续疼痛或疼痛复发而最终需要手术处理。

抗生素治疗的临床疗效通常出现在治疗48～72小时内，表现为发热减退、疼痛和腹部压痛缓解，实验室炎症指标（如白细胞计数、C反应蛋白和红细胞沉降率）好转。治疗失败更多见于直径超过8 cm的脓肿，或者双侧附件均受累患者。

初始保守治疗失败意味着需要手术干预。治疗TOA的流程，见图6-1。

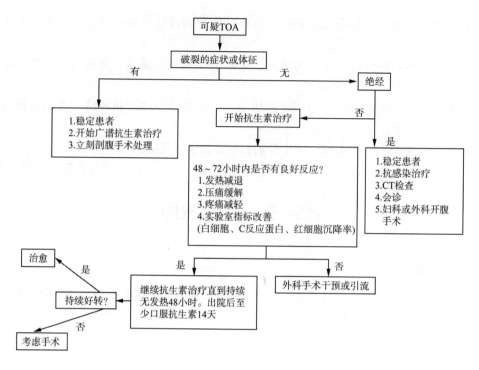

图 6-1　治疗 TOA 的流程

盆腔脓肿在绝经后妇女具有特殊意义，因为此时盆腔脓肿和胃肠道和泌尿生殖道恶性肿瘤（结肠癌、子宫内膜癌、宫颈癌和卵巢癌）有明显相关性。憩室脓肿也是一个原因。由于恶性肿瘤高发性，绝经后妇女出现盆腔脓肿时，建议稳定病情，进行抗生素治疗，并积极手术治疗。若其放置宫内节育器，也宜及时取出，因为它可引起子宫内膜压迫性坏死，造成局限性子宫内膜炎，子宫肌炎和淋巴管炎，并可因此而导致输卵管卵巢脓肿或影响治疗效果。

（二）手术治疗

适用于药物不能控制的脓肿、药物控制后的残存包块、脓肿破裂及绝经后的盆腔脓肿。

1. 手术时机的选择

一般在高热时手术危险性大，尽可能在应用抗生素及支持疗法使高热下降后 2~3 天进行手术。如高热无法控制，患者一般状况尚好，也应尽早手术，因在急性炎症过程中机体反应强烈，一旦病灶切除，则剩余的炎症病变容易控制，较慢性期间手术恢复快且彻底。

2. 手术范围

除考虑患者一般状况、年龄、对生育要求外，取决于盆腔病变程度。附件脓肿最彻底的手术是经腹全子宫及双附件切除手术，对年轻患者要考虑其日后的内分泌功能及生育问题，即使对侧附件有轻度炎症病变，也应给予保留。输卵管与卵巢血供密切相关，单独留下卵巢不但影响其内分泌功能，且也可引起囊性变、疼痛，因此宜把输卵管和卵巢视为一个单元，一并保留一并切除为好。随着新型抗生素问世，显微手术以及体外受精、胚胎移植的应用，目前倾向于保留生育功能手术而行单侧附件切除，保留子宫和一侧卵巢即可提供 IVF-ET 的条件。

3. 腹腔镜在治疗中的价值

腹腔镜加抗生素治疗早在 20 世纪 70 年代法国就有报道，近年这种方法的有效性及优点也得到许多学者的肯定。TOA 在腹腔镜直视下很容易诊断，对病变有全面的观察，在保留生殖能力方面更有价值。并根据脓肿的存在时间差异，有两种不同的治疗方法。

（1）新近发生的 TOA（病程小于 3 周）：附件往往被粘连的肠管遮挡，此时常为新生的脆性粘连，可以用无创性抓钳将肠管与子宫、卵巢和输卵管间的粘连分离。通常积聚的脓液会流出，抽吸脓液送细菌培养及药敏。此时的输卵管往往是红色肿胀的，多数卵巢是白色完整的，如果发现有功能性囊肿，此时也不能穿刺，防止卵巢内污染。用生理盐水稀释的抗生素冲洗后，附件可以保留在盆腔内，采用广谱抗生素治疗，不论输卵管是什么情况，都会在几天内恢复。行输卵管或卵巢切除术比较容易，但是没有必要，许多学者也认为没必要放置引流。

（2）病程较长（＞3 周）的 TOA：由于粘连肠管很难从盆腔器官上游离下来，附件如同致密的肿块，并与盆腔脏器及侧盆壁粘连不能松解。根据患者年龄和脓肿类型选择适当的治疗方案，可以是保守性的脓液抽吸术，也可以是（通常比较困难的）附件切除术。后者虽然治疗恢复快，随诊时间短，但是也同样暴露出更多并发症如肠穿孔肠梗阻等。目前，即使对于经产妇而言，最佳的治疗方案是保守性抽吸脓液和药物治疗，观察一段时间如果不见好转，再行附件切除术。

早期腹腔镜手术有着良好预后。印度 Nutan 对 80 名 TOA 患者行腹腔镜保守性手术治疗，90% 完全康复，病程长短远期后遗症极不相同，术后慢性疼痛的患者病程短的占 11%，病程长的占 22%，腹腔镜二次探查中；病程短的 85% 盆腔完全正常，而病程长的仅 6%。受孕情况的评估，15 名病程短的患者 9 名怀孕了，而病程长的患者 6 名中无一受孕。

4. 穿刺或切开引流

子宫直肠窝脓肿位置较低，近阴道后穹隆，阴道检查见穹隆饱满且有波动感时，可经后穹隆切开排脓，放置胶皮管引流。单纯经腹引流脓液不是理想的处理方式，只有当患者全身状况差，不能耐受手术或技术因素等才考虑，但会形成残余或复发脓肿。

近年经阴道超声引导下通过阴道壁穿刺引流，使盆腔脓肿治疗向创伤较小的方向发展。并在短期获得与腹腔镜手术相似的疗效，但是没有腹腔镜二次探查或以后受孕方面的研究。

（郭宗梁　王　奇）

第七章

子宫内膜异位症

子宫内膜异位症（EMT）是指具有生长功能的子宫内膜组织［腺体和（或）间质］，在子宫腔被覆内膜和宫体肌层以外的部位生长，浸润，并反复周期性出血，继而引发疼痛、不孕及包块等症状的一种常见妇科病。近年文献报道其临床发病率为 10% ~ 15%，且有逐年增加的趋势。本病多见于 30 岁左右的育龄妇女，生育少、生育晚的女性发病率高于多生育者。不孕症妇女中罹患此病的概率为正常妇女的 7 ~ 10 倍，发病率高达 20% ~ 40%。偶见于青春期发病，多与梗阻性生殖道畸形有关。而青春期前如婴儿、儿童或青少年极少发生。绝经后，子宫内膜异位病灶将随卵巢功能衰退而萎缩退化，再发病者极少，一旦发生多与雌激素替代有关，提示病变的发生及发展与卵巢功能密切相关。

子宫内膜异位症在组织学上是一种良性疾病，但却具有增生、浸润、种植、复发、恶变等恶性生物学潜能。约 90% 的子宫内膜异位病灶位于盆腔，特别是卵巢、直肠子宫陷凹、宫骶韧带等部位最为常见，也可以出现在阴道直肠隔、阴道、宫颈、直肠、膀胱、会阴切口部位、剖宫产切口部位、输卵管、阑尾、结肠、腹股沟管及腹膜后淋巴结等处，甚至在远离子宫的鼻腔、胸腔、脑膜、乳腺及四肢也偶有发生。子宫内膜异位症病灶分布如此之广，在良性疾病中极其罕见。

一、病因与发病机制

1860 年 Rokitansky 描述了子宫内膜异位症，虽然关于子宫内膜异位症发病机制的研究近年来已取得不少进展，但至今尚未完全阐明，主要有以下 6 种学说。

（一）经血逆流与种植学说

早在 1921 年 Sampson 提出月经期脱落的子宫内膜碎片，可随经血经输卵管逆流至盆腔，黏附并浸润种植在盆腔腹膜和卵巢表面，形成子宫内膜异位症。有学者通过手术使猴的经血直接流入腹腔，若干时日后，发现部分实验猴的腹腔内出现了典型的子宫内膜异位症病灶。研究发现，在月经期，59% ~ 79% 的妇女腹腔液中存在体外培养可成活的子宫内膜细胞，而且患有子宫内膜异位症的妇女，其逆流的经血容量及子宫内膜碎片的数量均比正常妇女多，且经血逆流现象更为常见。临床也发现生殖道畸形伴经血潴留者，常并发盆腔子宫内膜异位症；剖宫取胎术后发生于腹壁瘢痕的子宫内膜异位症，很可能是术中由手术者将小块子宫内膜带至腹壁切口内引起的。由此可见，不论是通过经血逆流或医源性扩散，子宫内膜组织均可在身体其他部位种植，并发展为子宫内膜异位症。

经血逆流是一种常见的生理现象，但并不是所有妇女都发生内膜异位症。目前研究发现，内膜异位症患者的在位子宫内膜在黏附、侵袭和血管形成等多方面有别于正常子宫内膜，其根本差异很可能基于基因表达的差异，如内膜异位症妇女在位子宫内膜存在细胞周期蛋白、糖基化蛋白、同源核基因A-10（HOXA-10）、基质金属蛋白酶（MMP）等基因的表达差异。而这些差异表达的基因可能是逆流经血中的内膜碎片发生黏附、侵袭和生长的关键因素，即不同人（患者与非患者）在位子宫内膜的差异是发生子宫内膜异位症的决定因素。故认为子宫内膜异位症是否发病取决于患者在位子宫内膜的特性，经血逆流可能只是实现这一由潜能到发病的桥梁。

（二）体腔上皮化生学说

卵巢的表面上皮、腹膜上皮、腹股沟管的疝囊上皮和胸膜上皮等，与子宫内膜及输卵管黏膜一样，均来源于原始体腔上皮。Meyer认为，原始体腔上皮有高度分化的潜能，这些来源于体腔上皮的组织，在反复受到某些因素，如炎症、激素或经血等的刺激后，可向子宫内膜组织衍化，形成子宫内膜异位症。有研究发现，癌基因k-ras的激活可能诱导了卵巢表面上皮化生为卵巢子宫内膜异位病灶的过程。这一学说似可解释病变的广泛性，但目前尚缺乏充分的临床依据和实验证明。

（三）淋巴及血行转移学说

1925年，Halban提出远离盆腔的子宫内膜异位症可能是通过淋巴扩散的。不少学者不仅在盆腔淋巴结，而且在小静脉内发现了子宫内膜组织。在盆腔子宫内膜异位症患者尸检中发现，20%的盆腔淋巴结内有异位子宫内膜。1952年Javert观察到子宫静脉内有子宫内膜组织，认为子宫内膜的腺体和间质细胞可以像恶性肿瘤那样，先侵入子宫肌层或肌束间的淋巴管及微血管，然后向邻近器官、腹膜后淋巴结及远处转移。

（四）免疫学说

1980年Weed等发现子宫内膜异位症患者的宫腔内膜组织有淋巴细胞和浆细胞浸润，以及补体C3沉积，提出子宫内膜异位症的发病与免疫有关。由于发现子宫内膜异位症患者的自身抗体检出率较高，且不少患者合并类风湿关节炎、系统性红斑狼疮等自身免疫性疾病，因而有人认为它是一种自身免疫性疾病。近年，随着免疫学研究的深入，已经证明子宫内膜异位症患者的细胞免疫和体液免疫功能均有明显变化，认为患者机体免疫系统对盆腔内各种子宫内膜细胞的免疫清除能力的下降，是导致子宫内膜异位症发生的原因之一。研究发现，患者外周血和腹腔积液中的自然杀伤细胞（NK）的细胞毒活性明显降低。病变越严重者，NK活性降低亦越明显。还有学者发现NK活性还与雌激素水平呈负相关，雌激素水平越高，NK活性则越低，细胞毒性T淋巴细胞的活性也下降。另外，有证据表明，内膜异位症与亚临床腹膜炎症有关。表现在内膜异位症患者腹腔积液量增加，腹腔积液中巨噬细胞明显增多且高度活化，释放大量具有不同生物活性的细胞因子；血清及腹腔积液中，免疫球蛋白IgG、IgA及补体C3、C4水平均增高，还出现抗子宫内膜抗体和抗卵巢组织抗体等多种自身抗体。以上免疫功能的种种变化说明子宫内膜异位症与机体免疫功能异常密切相关，但两者的因果关系仍有待进一步探讨。

（五）遗传学说

子宫内膜异位症患者中，7%～10%有家族史。直系亲属中有患子宫内膜异位症者，其发病的危险性明显增高，是正常人群的 7 倍以上，提示本病有遗传倾向。研究认为，子宫内膜异位症具有与卵巢癌相似的遗传特征，如异位内膜细胞有非整倍体核型、杂合子缺失、某些基因的突变等，推测它可能与卵巢癌类似，是以遗传为基础，多因素诱导、多基因变化的遗传性疾病。

（六）干细胞学说

上述比较广为接受的几个学说难以解释一些特殊部位的子宫内膜异位症（如膀胱内壁、肺部、鼻黏膜等处的子宫内膜异位症），更无法解释近年来屡有报道的男性子宫内膜异位症病例，并且研究发现，内膜异位症患者的异位内膜在基因和蛋白表达谱及生物学特性方面与在位内膜存在显著差异，内膜异位症为多中心起源而每一异位病灶内的细胞又呈现明显的单克隆性。这些均提示，即使在经血反流存在的情况下，有生长活性的异位内膜细胞也不完全来自在位内膜，异位病灶可能由不同的干细胞分化而来。目前已有学者从经血中成功分离出子宫内膜干细胞，并经体外诱导分化成为各种成熟细胞，这一点很好地解释了盆腔、剖宫产腹壁切口及顺产会阴切口部位的子宫内膜异位症。

目前，关于子宫内膜异位症的病因研究已深入细胞分子和基因的水平，并涌现出许多新的假说，如表观遗传改变、在位内膜决定论等，但尚无单一理论可以解释所有内膜异位症的发生。上述前 3 种学说仅能解释不同部位的子宫内膜组织的由来，但能否发展为子宫内膜异位症，可能主要决定于机体的免疫功能，尤其是细胞免疫功能、性激素以及遗传基因决定个体易感性。

二、病理

子宫内膜异位症的基本病理变化是子宫体以外的组织或器官内有内膜组织的生长，在病理形态上有子宫内膜腺体和间质两种成分存在。异位种植的子宫内膜受卵巢激素变化的影响而周期性出血，由此诱发局部的炎症反应，伴纤维细胞增生及纤维化，形成瘢痕性硬结，或与邻近器官紧密粘连。病灶反复出血或出血较多时，血液在局部组织中积聚，形成大小不等的包块，称为子宫内膜样瘤。

（一）大体特征

绝大多数的子宫内膜异位症发生在盆腔。病灶的大体外观取决于种植的部位、病灶的严重程度以及种植时间的长短。位于卵巢和腹膜的病灶以周期性出血导致周围组织纤维增生形成囊肿为主要表现，而位于直肠阴道隔，宫骶韧带等处的深部浸润性病灶，还可以出现平滑肌和纤维组织增生。

1. 卵巢内膜样囊肿

约 80% 患者病变位于一侧卵巢，20% 患者双侧卵巢受累。病灶位于卵巢深部。由于病灶反复出血，初始的卵巢表面囊泡内积血增多，并向卵巢深部扩张，逐渐形成一个灰蓝色或灰白色的卵巢囊肿，囊肿直径大多在 10 cm 以内，囊壁厚薄不均，常与盆底、子宫及阔韧带后叶及腹膜粘连，由于异位内膜在卵巢皮质内生长、周期性出血，陈旧性的血液可聚集在囊内形成暗咖啡色、黏稠状液体，似巧克力样，故又称为卵巢巧克力囊肿。需要注意的是，任何卵巢囊肿有陈旧出血时，其内容物均可呈巧克力糖浆样，故在进行诊断卵巢内膜样囊肿时需根据组织学并结合临床全面考虑。

2. 浅表子宫内膜异位症

病变可位于卵巢表浅或盆、腹膜和脏器浆膜面。由于腹腔镜的广泛应用，发现病灶呈多种形态，早期呈斑点状或小泡状突起，单个或数个呈簇，无色素沉着。病灶可因出血时间先后不等、残留脱落组织的量不同而呈不同颜色，包括红色、紫蓝色、褐黄及棕黑色等，新近有出血者，颜色较鲜红，出血较陈旧者，颜色较暗。于卵巢表面可见红色或棕褐色斑点或小囊泡。出血逐渐吸收后，病灶呈淡黄色或白色，似腹膜瘢痕。手术中辨认病灶可进行热色实验，即将可疑病变部位加热，其内的含铁血黄素可呈现出棕褐色。还有的病灶表现为局部腹膜缺损。

3. 深部浸润性子宫内膜异位症

其病灶浸润深度超过腹膜下 5 mm，可侵犯盆腔前、中、后三部分所有脏器，包括宫骶韧带、直肠阴道隔、结直肠、膀胱和输尿管等部位，可导致痛经、性交痛、非周期性的盆腔痛、尿痛、血尿，以及下消化道症状等。病灶生长活跃，病变伴有明显的平滑肌和纤维组织增生，使之形成坚硬的结节；病灶反复出血及纤维化后，与周围组织或器官发生粘连，直肠子宫陷凹常因粘连而变浅，甚至完全消失，使子宫后屈固定。病变向阴道黏膜发展时，在阴道后穹隆形成多个息肉样赘生物或结节样瘢痕。月经期有的病灶表面黏膜出现小的出血点。随病程进展，直肠阴道隔的病灶结节逐渐增大，形成包块，甚至压迫直肠。少数患者病变可累及直肠黏膜，出现月经期便血，侵入直肠或乙状结肠壁时可以诱发恶性病变或导致完全梗阻。由于 DIE 常位于腹膜外盆腔深处，常合并盆腔广泛粘连，对药物治疗不敏感，而手术治疗难度大，是目前内膜异位症治疗的难点。

（二）镜下特征

早期和较小的病灶，镜下常可见典型的子宫内膜腺体与间质，以及吞噬了大量含铁血黄素的巨噬细胞。卵巢内膜样囊肿的内壁为子宫内膜样上皮细胞覆盖。囊肿较大者，由于反复出血和囊内压力的影响，囊壁薄，内衬上皮可脱落或萎缩，因而有的仅在囊壁皱褶处发现少许残存的子宫内膜样上皮细胞和少量内膜间质细胞；有的囊肿上皮可全部脱落，囊壁仅见大量含铁血黄素细胞，或含铁血黄素沉积。现通常认为，子宫内膜异位症的异位内膜组织有4 种成分，即子宫内膜腺体、子宫内膜间质、纤维素和富含含铁血黄素的巨噬细胞，确诊需要有 2 种以上的成分。当组织学缺乏子宫内膜异位症的证据时，应结合临床进行诊断。

异位的子宫内膜组织与宫腔内膜一样，具有雌激素受体（ER）、孕激素受体（PR），但ER、PR 含量均较宫腔内膜低，且 ER 在月经周期中无明显变化。因此，在月经周期中，异位的子宫内膜组织虽也可随卵巢激素的变化而出现增生或分泌反应，但其反应程度一般不及宫腔内膜敏感，尤其对孕激素的反应更差；故异位的子宫内膜与宫腔内膜的组织学变化往往不同步，且异位子宫内膜多呈增生期改变。

（三）恶变

子宫内膜异位症是一种良性疾病，但其中少数可发生恶变，文献报告的恶变率多小于1%。恶变部位多见于卵巢，发展为卵巢内膜样腺癌、卵巢透明细胞癌、卵巢浆液性腺癌或卵巢黏液性腺癌等。流行病学研究显示，子宫内膜异位症和卵巢癌之间存在某种关联，子宫内膜异位症妇女发生卵巢癌的相对危险度为普通人群的 1.3～1.9 倍。分子生物学研究也发现，子宫内膜异位症具有与恶性肿瘤相似的一些共性，如病灶细胞的单克隆生长、抑癌基因p53 的突变等。卵巢癌，尤其是卵巢透明细胞癌和卵巢内膜样腺癌，合并子宫内膜异位症者并非少见，文献报告分别高达 17.4% ~ 53.0% 与 11% ~ 33% ，并认为合并子宫内膜异位症的卵巢癌细胞分化较好，5 年生存率较高。

三、临床表现

（一）症状

子宫内膜异位症的临床表现根据其病变部位和程度而有不同。临床上最常见的症状是慢性盆腔痛、不孕和盆腔包块，其中最典型的临床症状是盆腔疼痛，70% ~ 80% 的内膜异位症患者有不同程度的盆腔疼痛，典型的三联症是痛经、性交痛和排便困难。约 25% 的患者无症状。

1. 痛经

60% ~ 70% 的患者有痛经，常为继发性痛经伴进行性加剧。患者多于月经前 1 ~ 2 天开始出现下腹和（或）腰骶部胀痛，经期第 1 ~ 2 天症状加重，月经干净后疼痛逐渐缓解。病灶位于宫骶韧带及直肠阴道隔者，疼痛可向臀部、会阴及大腿内侧放射。病变较广泛及严重者，还可出现经常性的盆腔痛。一般痛经程度较重，常需服用止痛药，甚至必须卧床休息。通常疼痛的程度与病灶深度有关，宫骶韧带和直肠阴道隔等深部浸润性病灶，即使病灶较小，也可出现明显的痛经；卵巢内膜样囊肿，尤其是囊肿较大者，疼痛也可较轻，甚至毫无痛感。这种痛经与经前水肿以及血液和内膜碎片外渗，引起周围组织强烈的炎症反应有关，而炎症反应主要与病灶局部前列腺素（PG）增高有关。月经期异位的子宫内膜组织释放大量 PG，局部诱发炎症反应，使病灶高度充血水肿和出血，产生大量激肽类致痛物质，刺激周围的神经末梢感受器而引起疼痛。有学者报告痛经越严重者，病灶中的 PG 浓度也越高。此外，近期研究显示，子宫内膜异位症妇女异位病灶局部存在感觉神经纤维末梢的分布，并且神经纤维的分布密度高于正常对照组妇女，这提示在痛觉传导过程中，子宫内膜异位症妇女的痛经感觉可能更为严重。

2. 性交痛

病灶位于宫骶韧带，直肠子宫陷凹及直肠阴道隔的患者，因性交时触碰这些部位，可出现盆腔深部疼痛，国外报告性交痛的发生率为 30% ~ 40% 。月经前，病灶充血水肿，性交痛更明显。因子宫内膜异位症所致的严重盆腔粘连，也常引发性交痛。

3. 排便困难

当病变累及宫骶韧带、直肠子宫陷凹及直肠阴道隔时，由于月经前或月经期异位内膜的肿胀，粪便通过宫骶韧带之间时，可能出现典型的排便困难和便秘。

4. 不孕

不孕是子宫内膜异位症的主要症状之一。据统计，子宫内膜异位症中 40% ~ 60% 有不孕，不孕症中 25% ~ 40% 为子宫内膜异位症，可见两者关系密切。

子宫内膜异位症引起不孕的原因，除输卵管和卵巢周围粘连、输卵管扭曲及管腔阻塞等机械因素外，一般认为主要还与下列因素有关。

（1）盆腔微环境改变：子宫内膜异位症患者的腹腔液量增多，腹腔液中的巨噬细胞数量增多且活力增强，不仅可吞噬更多的精子，还可释放 IL-1、IL-6、IFN 等多种细胞因子，这些生物活性物质进入生殖道内，可通过不同方式影响精子的功能及卵子的质量，进而不利于受精过程及胚胎着床发生。

（2）卵巢内分泌功能异常：子宫内膜异位症患者中，约 25% 黄体功能不健全，17% ~

27%有未破裂卵泡黄素化综合征（LUFS）。Donnez 和 Thomas 发现，在腹腔镜下，中、重度子宫内膜异位症患者中分别只有28%和49%的患者有排卵滤泡小斑。这一数值显著低于正常对照组和轻微病变组的91%和85%的排卵滤泡小斑形成率。

（3）子宫内膜局部免疫功能异常：患者的体液免疫功能增强，子宫内膜上有 IgG、IgA 及补体 C3、C4 沉着，还产生抗子宫内膜抗体。后者通过补体作用可对子宫内膜造成免疫病理损伤，进而干扰受精卵的着床和发育，可能导致不孕或早期流产。

5. 月经失调

部分患者可因黄体功能不健全或无排卵而出现月经期前后阴道少量出血、经期延长或周期紊乱。有的患者因合并子宫肌瘤或子宫腺肌病，也可出现经量增多。

6. 急性腹痛

较大的卵巢内膜样囊肿，可因囊内压力骤增而破裂，囊内容物流入腹腔刺激腹膜，产生剧烈腹痛；常伴有恶心、呕吐及肠胀气，疼痛严重者甚至可出现休克。临床上需与输卵管妊娠破裂、卵巢囊肿蒂扭转等急腹症鉴别。通常，卵巢内膜样囊肿破裂多发生在月经期或月经前后。阴道后穹隆穿刺若抽出咖啡色或巧克力色液体可诊断本病。

7. 直肠、膀胱刺激症状

病灶位于阴道直肠隔、直肠或乙状结肠者，可出现与月经有关的周期性排便痛，肛门及（或）会阴部坠胀及排便次数增多。若病灶压迫肠腔，可致排便困难。少数病变累及直肠黏膜时，可出现月经期便血。

病灶位于膀胱和输尿管者，可出现尿频、尿急和周期性血尿。若病灶压迫输尿管，则可并发肾盂积水和反复发作的肾盂肾炎。

（二）体征

子宫内膜异位症的典型体征为妇科检查发现宫骶韧带及（或）子宫颈后上方、直肠子宫陷凹等处有1个或数个质地较硬的小结节，多为绿豆至黄豆大小，常有压痛。子宫大小正常，多数因与直肠前壁粘连而呈后位，活动受限。有的因合并子宫肌瘤或子宫腺肌病，其子宫也可增大。于一侧或双侧附件区可扪及囊性包块，囊壁较厚，常与子宫、阔韧带后叶及盆底粘连而固定，也可有轻压痛。

深部浸润性子宫内膜异位病灶多位于后穹隆。检查时见后穹隆黏膜呈息肉样或乳头突起，扪及瘢痕样硬性结节，单个或数个，有的结节融合并向骶韧带或阴道直肠隔内发展，形成包块，常有压痛。月经期病灶表面可见暗红色的出血点。

腹壁及会阴手术瘢痕的子宫内膜异位症，可于局部扪及硬结节或包块，边界欠清楚，常有压痛。病变较表浅或病程较长者，表面皮肤可呈紫铜色或褐黄色。患者月经期除感局部疼痛外，包块常增大，压痛更明显。

四、诊断与鉴别诊断

（一）诊断

子宫内膜异位症是妇科的常见病，典型病例根据病史和体征不难诊断，但有些患者的症状与体征可不相称，例如有明显痛经者，妇科检查并无异常发现，而盆腔有明显包块者，却可以毫无症状，因而造成诊断困难。

诊断子宫内膜异位症应行盆腔三合诊检查，特别注意宫骶韧带及直肠子宫陷凹有无触痛性结节或小包块，必要时可在月经周期的中期和月经期的第2天，各做一次妇科检查，如发现月经期结节增大且压痛更明显，或盆腔出现新的结节，可诊断为子宫内膜异位症。当临床诊断困难时，可采取以下方法协助诊断。

1. B超检查

妇科检查发现或怀疑有盆腔包块时，可进行B超检查。卵巢内膜样囊肿的图像特征多为单房囊肿，位于子宫的一侧或双侧，囊壁较厚，囊内为均匀分布的细小弱光点。若囊肿新近有出血或出血量较多时囊内可出现液性暗区；陈旧血块机化后，可见液性暗区间有小片状增强回声区。有的囊肿可有分隔或多房，囊内回声可不一致。但B超对于一些较小的囊肿、浅表子宫内膜异位症以及深部浸润性子宫内膜异位症的检出率不高。

2. 磁共振成像（MRI）

MRI为多方位成像，组织对比度较好，分辨率高。卵巢内膜样囊肿，由于囊肿反复出血，使其MRI信号呈多样性的特征，囊内形成分层状结构，囊肿边缘锐利，有学者报告根据T_1加权像显示高信号，T_2加权像部分或全部显示高低混杂信号，可以诊断为内膜样囊肿。MRI对发现深部浸润性子宫内膜异位症也有较高的敏感性和特异性。

3. 血清CA125检测

子宫内膜异位症患者血清CA125值常增高，但多数在100 U/mL以下。由于CA125的升高并无特异性，而且病变较轻者CA125值往往正常（<35 U/mL）。因此，一般认为CA125检测用于诊断子宫内膜异位症的价值不大。但Pittaway报告以血清CA125≥16 U/mL，并结合临床表现特征诊断子宫内膜异位症的敏感性达80%，特异性达94%。

4. 腹腔镜检查

目前认为腹腔镜检查是诊断子宫内膜异位症的金标准。腹腔镜检查可以发现影像学不能诊断的腹膜病灶。通常，腹膜的红色及褐色病灶容易发现，而无色素沉着的病灶和仅有腹膜粘连者，可用热—色试验加以识别，若病灶中有含铁血黄素沉着，局部加热后病灶呈棕黑色，即可确认为子宫内膜异位。必要时可取组织活检确诊。腹腔镜检查还可了解盆腔粘连的部位与程度，卵巢是否有内膜样囊肿及输卵管是否通畅等。但据资料显示，即使是腹腔镜检查，对一些早期、不典型的子宫内膜异位症病灶仍有遗漏的可能性，漏诊率可达5%～10%，能否识别出早期不典型的子宫内膜异位症病灶主要与手术医生的经验有关。

（二）鉴别诊断

1. 卵巢恶性肿瘤

患者除下腹或盆腔可扪及包块外，直肠子宫陷凹内常可扪及肿瘤结节，但与子宫内膜异位症不同的是包块较大，多为实质性或囊实性，常伴有腹腔积液，癌结节较大且无压痛。患者病程较短，一般情况较差，多数血清CA125升高更为明显，彩色多普勒超声显示肿块内部血供丰富（PI和RI指数较低），必要时抽取腹腔积液行细胞学检查，有条件也可行MRI或腹腔镜检查加以确诊。

2. 盆腔炎性包块

急性盆腔感染，若未及时和彻底治疗，可转为慢性炎症，在子宫双侧或一侧形成粘连性包块。患者常感腰骶部胀痛或痛经及不孕。但其痛经程度较轻，也不呈进行性加剧。多数有急慢性盆腔感染病史，用抗生素治疗有效。包块位置较低者，可经阴道后穹隆穿刺包块，若抽出巧克力色黏稠液体，可诊断为卵巢内膜样囊肿。

结核性盆腔炎也可在子宫旁形成包块及有压痛的盆腔结节。患者除不孕外，有的可出现经量减少或闭经，若患者有结核病病史，或胸部 X 线检查发现有陈旧性肺结核，对诊断生殖道结核有重要参考价值。进一步检查可行诊断性刮宫、子宫输卵管碘油造影以协助诊断。

3. 直肠癌

发生在直肠阴道隔的子宫内膜异位症，有时需与直肠癌鉴别。直肠癌病变最初位于直肠黏膜，患者较早出现便血和肛门坠胀，且便血与月经无关。肿瘤向肠壁及直肠阴道隔浸润而形成包块。三合诊检查包块较硬，表面高低不平，直肠黏膜不光滑，直肠指检指套有血染。子宫内膜异位症较少侵犯直肠黏膜，患者常有痛经、经期肛门坠胀或大便次数增多；病变累及黏膜者可出现经期便血。病程较长，患者一般情况较好。直肠镜检查并活检行组织学检查即可明确诊断。

4. 子宫腺肌病

痛经症状与子宫内膜异位症相似，但通常更为严重和难以缓解。妇科检查时子宫多呈均匀性增大，球形，质硬，经期检查触痛明显。本病常与子宫内膜异位症合并存在。

五、临床分期

1979 年美国生育协会（AFS）根据腹腔镜检查或腹部手术发现的病灶部位、数目、大小及盆腔粘连等情况，制定了子宫内膜异位症的分期标准，并于 1985 年重新修正（表 7-1）。修正后的分期标准（r-AFS）更简单明确，便于应用，是目前国际上较普遍采用的分期方法，但令人遗憾的仍旧是不能以期别早晚预测治疗后的妊娠率。1997 年美国生殖医学协会（ASRM）针对这一问题再次对 r-AFS 进行评估后，做如下补充建议。

表 7-1　子宫内膜异位症的分期（r-AFS）

类别	病灶位置	病灶大小			程度	粘连范围		
		<1 cm	1~3 cm	>3 cm		<1/3 包裹	1/3~2/3 包裹	>2/3 包裹
腹膜	表浅	1	2	4				
	深层	2	4	6				
卵巢	右侧表浅	1	2	4	薄膜	1	2	4
	右侧深层	4	16	20	致密	4	8	16
	左侧表浅	1	2	4	薄膜	1	2	4
	左侧深层	4	16	20	致密	4	8	16
输卵管					薄膜	1	2	4
					致密	4	8	16
					薄膜	1	2	4
					致密	4	8	16
直肠子宫	部分封闭	4						
陷凹封闭	完全封闭	40						

注　若输卵管伞全部包入应改为 16 分。此分期法将内膜异位症分为 4 期：Ⅰ期（微型），1~5 分；Ⅱ期（轻型），6~15 分；Ⅲ期（中型），16~40 分；Ⅳ期（重型），>40 分。

（1）增加一个记录病灶形态的图表，将腹膜病灶归纳为红色（包括红色、粉红色和透明病灶）、白色（包括白色、黄褐色病灶和腹膜缺损）及黑色（蓝色和黑色病灶）三类。并要求注明各类病灶所占百分比。

（2）为了评分更正确，卵巢内膜样囊肿应有组织学证明，否则必须符合以下4点：①囊肿直径>2 cm；②囊肿与盆壁或阔韧带粘连；③卵巢表面见子宫内膜异位病灶；④囊内容物为柏油样稠厚的巧克力色液体。

（3）进一步明确直肠子宫陷凹封闭情况的划分，若在宫骶韧带下方仍可见到部分正常腹膜，应定为直肠子宫陷凹部分封闭，否则为完全封闭。

鉴于子宫内膜异位症与不孕关系密切，但r-AFS分期存在对患者生育能力的预估不足，学者Adamson和Pasta通过对子宫内膜异位症合并不孕患者的前瞻性研究，提出了子宫内膜异位症生育指数（EFI）及最低功能（LF）评分标准（表7-2、表7-3）。EFI客观地评价了与女性生殖能力密切相关的输卵管、输卵管伞端、卵巢的功能，提出了LF的概念，并且对患者的年龄、不孕时间、既往生育情况、输卵管、卵巢和子宫的功能以及EMT的程度（r-AFS分期）做量化评分及综合评估，最后作出生育能力的预测和提出治疗建议。

表7-2　EFI总评分标准

类别	描述	分值（分）	类别	描述	分值（分）
病史因素			手术因素		
年龄	≤35岁	2	LF评分	7~8分	3
	35~39岁	1		4~6分	2
	≥40岁	0		1~3分	0
不孕时间	≤3年	2	AFS-EMT评分	<16分	1
	>3年	0		≥16分	0
妊娠史	有	1	AFS总分	<71分	1
	无	0		≥71分	0

注　EFI评分=病史总分+手术总分。AFS评分标准参考r-AFS分期标准。

表7-3　LF评分标准

器官	功能	描述	评分
输卵管	正常	外观正常	4
	轻	浆膜轻度损伤	3
	中	浆肌层中度损伤，活动性中度受限	2
	重	输卵管纤维化，轻至中度结节性输卵管下部炎症（SIN），活动性严重受限	1
	无功能	输卵管完全阻塞，广泛纤维化或SIN	0
输卵管伞端	正常	外观正常	4
	轻	伞端轻度受损，瘢痕轻微	3
	中	伞端中度受损，瘢痕中度，伞端结构中度丧失，伞端内中度纤维化	2
	重	伞端重度受损，瘢痕重度，伞端结构重度丧失，伞端内中度纤维化	1
	无功能	伞端严重受损，瘢痕广泛，伞端结构完全丧失，输卵管完全阻塞或输卵管积液	0

续表

器官	功能	描述	评分
卵巢	正常	外观正常	4
	轻	卵巢正常大小或接近正常，浆膜轻微或轻度损害	3
	中	卵巢体积减少1/3或以上，表面中度损害	2
	重	卵巢体积减少2/3或以上，表面严重损害	1
	无功能	卵巢缺如，或卵巢完全包裹于粘连组织内	0

注　将左右两侧的输卵管和卵巢分别评分，左右两侧相加的分值等于LF评分。若一侧卵巢缺如，则将对侧卵巢评分的两倍作为LF的评分。

六、治疗

迄今为止，尚无一种理想的根治方法。无论是药物治疗还是保守性手术治疗，术后的复发率仍相当高。而根治则须以切除全子宫双附件为代价。因此，应根据患者年龄、生育要求、症状轻重、病变部位和范围，以及有无并发症等全面考虑，给予个体化治疗。

（一）一般原则

1. 要求生育者，尤其合并不孕的患者

建议积极进行腹腔镜检查，依据术后的EFI评分，进行生育的指导。内膜异位症合并不孕的治疗流程见图7-1。

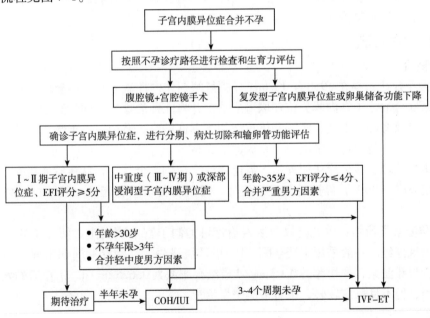

图7-1　内膜异位症不孕诊治流程图

（1）即使是无症状或症状轻微的微型和轻度子宫内膜异位症患者，现多建议行腹腔镜检查，而不主张期待疗法。由于子宫内膜异位症是一种进行性发展的疾病，早期治疗可防止病情进展及减少复发。因此，如果是行腹腔镜诊断者，应同时将病灶消除。术后无排卵者可给予控制性促排卵，年龄 >35 岁者可考虑积极的辅助生育技术，以提高妊娠率。

（2）有症状的轻度和中度子宫内膜异位症患者，建议积极的腹腔镜检查，大量文献证明腹腔镜检查提高轻中度内膜异位症患者的术后妊娠率。术后予促排卵治疗，以提高妊娠率。

（3）重度子宫内膜异位症或有较大的卵巢内膜样囊肿（直径≥5 cm）者、直径 2~4 cm 连续 2~3 个月经周期者，建议腹腔镜检查及手术治疗，手术效果也优于期待治疗。

2. 无生育要求者

（1）无症状者，若盆腔肿块直径 <2 cm，且无临床证据提示肿块为恶性肿瘤（包括 CA125 正常水平，多普勒超声显示肿块血供不丰富，阻力指数 >0.5），可定期随访或给予药物治疗。若盆腔肿块在短期内明显增大或肿块直径已达 5 cm 以上，或 CA125 显著升高，无法排除恶性肿瘤可能，则需行手术治疗。

（2）有痛经的轻、中度子宫内膜异位症患者，可用止痛药对症治疗。症状较重或伴经常性盆腔痛者，宜口服避孕药，或先用假孕疗法或假绝经疗法 3~4 个月，然后口服避孕药维持治疗。

（3）症状严重且盆腔包块 >5 cm，或药物治疗无效者，需手术治疗。根据患者年龄和病情，选择根治性手术或仅保留卵巢的手术。若保留卵巢或部分卵巢，术后宜药物治疗 2~3 个月，以减少复发。

3. 卵巢内膜样囊肿破裂者

需急诊手术，行囊肿剥除或一侧附件切除术，对侧卵巢若有病灶一并剔除，保留正常卵巢组织。术后予以药物治疗。

（二）治疗方法

1. 药物治疗

（1）假孕疗法：早在 1958 年 Kistner 模拟妊娠期体内性激素水平逐渐增高的变化，采用雌、孕激素联合治疗子宫内膜异位症取得成功，并将此种治疗方法称为假孕疗法。治疗期间患者出现闭经及恶心、呕吐、嗜睡和体重增加等不良反应。最初，由于激素剂量过大，患者多难以坚持治疗，随后将剂量减小，每天服炔诺酮 5 mg，炔雌醇 0.075 mg，其疗效相当而不良反应明显减轻。假孕疗法疗程长，需连续治疗 6~12 个月，症状缓解率可达 80% 左右，但妊娠率仅 20%~30%，停药后复发率较高。目前对要求生育者，一般不再单独选择此种方法治疗。

（2）孕激素类药物：单纯高效孕激素治疗可抑制子宫内膜增生，使异位的子宫内膜萎缩，患者出现停经。一般采用甲羟孕酮、18-甲基炔诺酮等。治疗期间如出现突破性阴道出血，可加少量雌激素，如炔雌醇 0.03 mg/d 或结合雌激素 0.625 mg/d。治疗后的妊娠率与假孕疗法相当，但不良反应较轻，患者多能坚持治疗。

（3）假绝经疗法。

1）达那唑：是一种人工合成的 17α-乙炔睾酮的衍生物，具有轻度雄激素活性。它通过抑制垂体促性腺激素的合成与分泌，以抑制卵泡的发育，使血浆雌激素水平降低；同时，它还可能与雌激素受体结合，导致在位和异位的子宫内膜萎缩，患者出现闭经，因而又称此种治疗为假绝经疗法。体外实验证明达那唑可抑制淋巴细胞增生和自身抗体的产生，具有免疫抑制作用。推测达那唑还可能通过净化盆腔内环境，减少自身抗体的产生等而提高受孕能力。常用剂量为 400~600 mg/d，分 2~3 次口服，于月经期第一天开始服药，连续 6 个月。症状缓解率达 90%~100%，停药 1~2 个月内可恢复排卵。治疗后的妊娠率为 30%~50%。若 1 年内未妊娠，其复发率为 23%~30%。

达那唑的不良反应，除可出现痤疮、乳房变小、毛发增多、声调低沉及体重增加等轻度男性化表现外，少数可致肝损害，出现血清转氨酶升高，故治疗期间需定期检查肝功能，如发现异常，应及时停药，一般在停药 2~3 周后肝功能可恢复正常。阴道或直肠使用达那唑栓可减少全身用药的不良反应，有较好的疗效。

2) 孕三烯酮：为 19-去甲睾酮的衍生物，作用机制与达那唑相似，但雄激素作用较弱。由于它在体内的半衰期较长，故不必每天服药。通常从月经期第 1 天开始服药，每次服 2.5 mg，每周服 2 次。治疗后的妊娠率与达那唑相近，但不良反应较轻，较少出现肝脏损害，停药后的复发率也较高。有学者报告停药 1 年的复发率为 25%。

3) 促性腺激素释放激素动剂（GnRHa）：是人工合成的 10 肽类化合物，其作用与垂体促性腺激素释放激素（GnRH）相同，但其活性比 GnRH 强 50~100 倍。持续给予 GnRHa 后，垂体的 GnRH 受体将被耗尽而呈现降调作用，使促性腺激素分泌减少，卵巢功能明显受抑制而闭经。体内雌激素水平极低，故一般称为"药物性卵巢切除"。

GnRHa 有皮下注射和鼻腔喷雾两种剂型，GnRHa 乙酰胺喷雾剂为每次 200~400 mg，每天 3 次；皮下注射剂有每天注射和每月注射 1 次者，目前应用较多的是每月 1 次，大多数患者于开始治疗的 8 周内停经，末次注射后的 2~3 个月内月经复潮。

GnRHa 治疗的不良反应为低雌激素血症引起的潮热、出汗、外阴及阴道干涩、性欲减退和骨质丢失，长期用药可致骨质疏松。为预防低雌激素血症和骨质疏松，可采用反加疗法，即在 GnRHa 治疗期间，加小量雌激素或植物类雌激素，如黑升麻提取物。有报道血浆 E_2 水平控制在 30~50ng/L，既可防止骨质疏松，又不致影响 GnRHa 的疗效。GnRHa 的疗效优于达那唑，但无男性化和肝损害，故更安全。

2. 手术治疗

手术治疗的目的：①明确诊断及进行临床分期；②清除异位内膜病灶及囊肿；③分解盆腔粘连及恢复盆腔正常解剖结构；④治疗不孕；⑤缓解和治疗疼痛等症状。

手术方式有经腹和经腹腔镜手术，由于后者创伤小，恢复快，术后较少形成粘连，现已成为治疗子宫内膜异位症的最佳处理方式。目前认为，用腹腔镜确诊，手术＋药物治疗为子宫内膜异位症治疗的"金标准"。

（1）保留生育功能的手术：对要求生育的年轻患者，应尽可能行保留生育功能的手术，即在保留子宫，输卵管和正常卵巢组织的前提下，尽可能清除卵巢及盆、腹膜的子宫内膜异位病灶，分离输卵管周围粘连等。术后疼痛缓解率达 80% 以上。妊娠率为 40%~60%。若术后 1 年不孕，复发率较高。

（2）半根治手术：对症状较重且伴有子宫腺肌病又无生育要求的患者，宜切除子宫及盆腔病灶，保留正常的卵巢或部分卵巢。由于保留了卵巢功能，患者术后仍可复发，但复发率明显低于行保守手术者。

（3）根治性手术：即行全子宫及双侧附件切除术。由于双侧卵巢均已切除，残留病灶将随之萎缩退化，术后不再需要药物治疗，也不会复发。但病变广泛且粘连严重者，术中可能残留部分卵巢组织。为预防卵巢残余综合征的发生，术后药物治疗 2~3 个月不无裨益。

（4）缓解疼痛的手术：对部分经多次药物治疗无效的顽固性痛经患者还可试采取以下两种手术方案缓解疼痛。①宫骶神经切除术（LUNA）。即切断多数子宫神经穿过的宫骶韧带，将宫骶韧带与宫颈相接处 1.5～2.0 cm 的相邻区域切除或激光破坏；②骶前神经切除术（PSN）。在下腹神经丛水平切断子宫的交感神经支配。近期疼痛缓解率较好，但远期复发率高达 50%（图 7-2）。

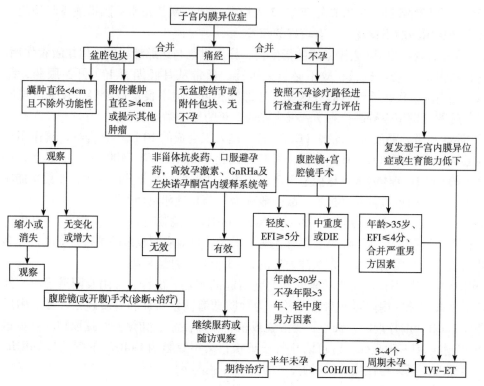

图 7-2　子宫内膜异位症诊治总流程图

（三）子宫内膜异位症复发

经手术或规则药物治疗后，症状、体征已消失，疾病治愈，但经过几个月（一般 3 个月）症状和（或）体征重新出现。内膜异位症复发包括症状复发（主观症状）和疾病复发（客观表现）。

1. 症状复发

术后症状缓解 3 个月后又出现且加重至术前水平者即为复发。疾病复发：主要依据腹部肿块，结节，影像学检查和手术后病理等。

2. 疾病复发诊断标准

（1）术后症状缓解 3 个月后病变复发并加重。

（2）术后盆腔阳性体征消失后又出现或加重至术前水平。

（3）术后超声检查发现新的子宫内膜异位病灶。

（4）血清 CA125 下降后又升高，且除外其他疾病。

符合上述（2）、（3）、（4）3 项标准之一且伴或不伴有（1）项标准者诊断为复发。

子宫内膜异位症术后的复发率较高，保守性手术后 1 年和 2 年的复发率可达 10% 和

15%。复发是子宫内膜异位症治疗中的一个棘手问题。

3. 复发危险因素

（1）rAFS 分期（>70）。

（2）年龄/手术年龄（年轻患者）。

（3）囊肿的大小。

（4）双侧囊肿。

（5）药物治疗史。

（6）手术治疗史。

（7）手术范围。

（8）第一次手术不彻底。

（9）道格拉斯窝封闭。

4. 复发保护因素

（1）妊娠。

（2）术后药物治疗。

术后药物干预延缓和减少复发是子宫内膜异位症管理中的一个重要问题。手术联合长期药物治疗（口服避孕药/曼月乐）可能对于减少复发有一定的作用。

（四）子宫内膜异位症恶变有以下情况警惕恶变

（1）囊肿过大，直径>10 cm 或有明显增大趋势。

（2）绝经后又有复发。

（3）疼痛节律改变，痛经进展或呈持续性。

（4）影像检查卵巢囊肿腔内有实性或乳头状结构，或病灶血流丰富。

（5）血清 CA125 明显升高（>200 U/mL）。

目前临床诊断卵巢癌起源于异位的子宫内膜组织，一般认为应符合 Sampson 和 Scott 提出的诊断标准：①肿瘤和内膜异位症位于同一部位；②肿瘤来源于内膜异位症，除外其他来源可能；③内膜异位症与肿瘤有类似的组织学特点，并能见到特征性的内膜间质和腺体；④形态学上见到良性和恶性上皮的移行过程。

七、预防

尽管子宫内膜异位症的发病机制尚未完全阐明，但针对流行病学调查发现的某些高危因素，采取一些相应的措施，仍有可能减少子宫内膜异位症的发生。

（一）月经失调和痛经者

劝导晚婚妇女，尤其是伴有月经失调和痛经者，尽早生育。若婚后 1 年尚无生育应行不孕症的有关检查。

（二）暂无生育要求或已有子女者

若有痛经，经量增多或月经失调，建议口服避孕药，既可避孕，还可能减少子宫内膜异位症的发生。

（三）直系亲属中有子宫内膜异位症患者

有原发性痛经者，建议周期性服用孕酮类药物或避孕药，并坚持有规律的体育锻炼。

（四）尽早治疗并发经血潴留的疾病

如处女膜无孔、阴道及宫颈先天性闭锁或粘连等。

（五）防止医源性子宫内膜异位症的发生

（1）凡进入宫腔的腹部手术和经阴道分娩的会阴切开术，在缝合切口前，应用生理盐水冲洗切口，以免发生瘢痕子宫内膜异位症。

（2）施行人工流产电吸引术时，在吸管出宫颈前，应停止踩动吸引器，以使宫腔压力逐渐回升，避免吸管出宫颈时，在宫腔压力骤变的瞬间，将宫内膜碎片挤入输卵管和盆腔。

（3）输卵管通液或通气试验，以及子宫输卵管碘油造影等，均应在月经干净后 3~7 天内进行，以免手术中将月经期脱落的子宫内膜碎片推送至盆腔。

八、临床特殊情况思考及建议

（一）如何提高子宫内膜异位症的早期诊断率

子宫内膜异位症术前诊断正确度差异较大，20%~30%患者可无痛经、不孕、慢性盆腔疼痛等症状；并且存在诊断延迟的问题，据统计，从痛经症状出现到外科手术确诊子宫内膜异位症之间需 7~12 年。对于不同部位的子宫内膜异位症应密切结合其相应部位的症状和体征，例如，肠道内膜异位症可有腹痛、腹泻或便秘；脐部、手术瘢痕、会阴部子宫内膜异位症可出现经期瘢痕疼痛、出现包块；又如，典型病例的子宫后倾粘连固定，直肠子宫陷凹触痛性结节，子宫一侧或双侧扪及与子宫相连的不活动的囊性包块等进行诊断。对于不孕妇女经常规检查未能发现异常或发现异常但经短期治疗失败后也应考虑到子宫内膜异位症可能，应进一步行腹腔镜检查。

腹腔镜检查及术中活检是诊断子宫内膜异位症的"金标准"，随着腹腔镜广泛应用，内膜异位症诊断正确率已发生了飞跃，但仍有一定局限性。对于一些早期内膜异位症及镜下不典型病灶如息肉状病灶、水泡状病灶、腹膜缺损等无色素病灶，首先要注意识别进行组织活检，其次还可应用"热—色试验"帮助诊断，以减少假阴性率（热—色试验阳性为病灶内凝后变棕黑色）。

寻找新的、简单可靠且无创的内膜异位症诊断方法一直是内膜异位症研究的热点。有研究显示，内膜异位症患者子宫内膜活检标本中存在小无髓神经纤维，神经纤维的平均密度为 (26.8 ± 55.9) /mm^2，而非内膜异位症患者则不存在。因此，小无髓神经纤维染色可能是一个潜在的早期微创诊断方法。此外，通过蛋白质组学、基因组学等研究方法去寻找内膜异位症患者的分子特征，也可能成为将来早期、无创诊断的方法之一。

（二）子宫内膜异位症合并不孕的治疗方法选择

内膜异位症合并不孕患者术后处理复杂且尚有争议，由于疾病的表现形态不同，反映其伴随的相关病变不同，因而其治疗结局也就不同。处理此类患者必须注意：①需对手术过程客观地进行记录并行 r-AFS 评分，充分评估手术情况；②需对手术后影响不孕的因素进行评估。Adamson 提出了通过计算将病史因素和外科因素相结合的子宫内膜异位症生育指数（EFI）来估计手术后妊娠的可能性，病史因素包括年龄、不孕时间及妊娠次数，而外科因素则包括涉及输卵管及卵巢的最小功能评分、AFS 内膜异位症评分及 AFS 总评分。对于其他因素如排卵功能障碍、子宫肌腺病、男方因素等所致不孕者，辅助生殖技术（ART）可能更有利。

（1）对轻度内膜异位症合并不孕，手术是否有必要？目前认为手术者较期待治疗者妊娠率高，平均受孕率高6%~8%。Mancowx等多中心、前瞻性、双盲、随机对照研究表明：腹腔镜手术治疗后妊娠率高于非治疗者（29% vs 19%），对仅仅有轻度内膜异位症也如此，手术对妊娠率的提高优于其他治疗方法。因此多认为，即使为轻度子宫内膜异位症合并不孕，也应及时手术。

（2）子宫内膜异位症合并不孕，何种治疗方法为佳？目前认为，手术对妊娠的疗效优于药物治疗，而各种药物作用对妊娠率并无差异。在卵巢子宫内膜异位症手术中，术中注意尽量保留正常的卵巢皮质，减少电凝、电烙的时间，推荐使用缝扎止血的方法使卵巢成形，有需要者可同时术中行输卵管整形通液或联合宫腔镜检查，尽量矫治不利生育的因素。手术后用卵巢功能抑制药物并未增加妊娠率。

（3）控制性促排卵的应用：在子宫内膜异位症手术治疗后采用控制性促排卵（COS）方法可提高受孕率，手术后是否应及时应用此方法，以往观点与目前观点不同。以往观点认为，在促排卵的同时会增加疾病的复发。而目前观点认为内膜异位症手术后的6个月为妊娠的黄金时间，在这一时期中，解剖结构经手术恢复正常、术后粘连尚未形成，体内因疾病而造成的内环境紊乱纠正，故应抓紧最佳时间，及时应用促排卵药物提高受孕率。文献报道，手术后应用促排卵治疗，每个周期的受孕率为5%~18%，而对照组仅为2%~4%。大多数观点认为，术后控制性促排卵和其他生殖辅助技术联合应用比手术后期待疗法者受孕率高4倍，而加用GnRHa+人工授精治疗者妊娠率可提高6倍。

30岁以下轻度内膜异位症者每周期的基础妊娠率为6%~8%，而重度内膜异位症者仅0~2%。在解剖结构正常的患者中，采用氯米芬（CC）联合人工授精（IUI）治疗者，每周期受孕率达6%~8%。而加用GnRHa+IUI治疗者每周期受孕率可增加12%~20%，尤其对Ⅰ~Ⅱ期子宫内膜异位症患者疗效已得到肯定。一般以3~4周期为宜，最多不超过6个周期。

在控制性促排卵过程中，双胎的发生率25%，三胎4%，四胎1%。重度卵巢过度刺激征发生率1%、中度5%~7%，异位妊娠发生率5%。大多数妊娠发生在治疗的第2~4个周期。且与正常人群相比，出生缺陷的发生率增加。

在促排卵的同时，应视情况联合应用辅助治疗，包括黄体期应用孕激素以支持内膜、甲状腺低下患者加用甲状腺素、低剂量的阿司匹林增加种植能力、地塞米松降低雄激素水平、芳香化酶抑制剂阻断雌激素生成等。已有许多文献报道其益处，然而，目前对于这些药物在内膜异位症不孕治疗中的具体作用仍不清楚，因此在临床实践中，应个体化用药。

（三）子宫内膜异位症复发的预测

子宫内膜异位症术后的复发率较高，但目前尚缺乏具有较高敏感性和特异性的复发监测指标。临床回顾性研究显示，r-AFS期别越高、既往有内膜异位症相关药物治疗史、内膜样囊肿直径越大、患者年龄越轻可能是内膜异位症患者术后复发的高危因素。而孕激素受体-B（PR-B）、核因子-κB（NF-κB）、Slit-2等基因在复发患者的异常表达，使其成为潜在的、能预测复发的生物学标志物之一。

（苑晓磊　刘小博）

第八章

绝经综合征

绝经是每个妇女生命进程中必经的生理过程。妇女自然绝经的平均年龄为 50 岁左右。随着人类期望寿命的延长，妇女超过 1/3 的生命将在绝经后期度过。据统计，在占我国总人口约 11% 的 40～59 岁的妇女中，50% 以上存在不同程度的绝经相关症状或疾病。绝经相关问题和疾病严重困扰广大中老年妇女的身心健康。确立绝经过渡期治疗对策，改善绝经过渡期与绝经后期妇女的生活质量是妇产科工作者义不容辞的职责。

一、STRAW +10：生殖衰老与整个绝经期阶段的分期系统

绝经综合征是指妇女绝经前后出现性激素波动或减少所致的一系列躯体及精神心理症状。绝经分为自然绝经和人工绝经。自然绝经指卵巢内卵泡生理性耗竭所致的绝经，人工绝经指两侧卵巢经手术切除或受放射或化学治疗所致的绝经。人工绝经患者更易发生绝经综合征。生殖衰老的基础是卵巢内始基卵泡储备逐渐耗竭，它有一个渐进、累积的过程。1994年 WHO 将这一时期命名为"绝经过渡期"，定义为"绝经前从临床特征、内分泌、生物学方面开始出现趋向绝经的变化，直到最终月经时止"。此后的生命期定义为绝经后期。绝经是指妇女一生中最后一次月经，只能回顾性地确定，当停经达到或超过 12 个月，认为卵巢功能衰竭，以致月经最终停止。对绝经过渡期的研究认为，准确认识绝经过渡期的分期、月经改变与卵巢组织学、激素变化、临床症状的关系有助于研究和制订治疗策略。

2001 年生殖衰老分期专题研讨会（Stages of Reproductive Aging Workshop，STRAW）将成年女性划分为 3 个主要阶段：生育期、绝经过渡期和绝经后期，共包括了以 LMP（末次月经）为中心（0 期）的 7 个期别。生育期阶段被分为 -5、-4 和 -3 期即为生育期早期、峰期和晚期；绝经过渡期阶段分为 -2、-1 期即为绝经过渡期早期和绝经过渡期晚期；绝经后期阶段分为 +1、+2 期即为绝经后期早期和绝经后期晚期。STRAW 分期系统被广泛视为描述生殖衰老到整个绝经期的金标准。10 年来的研究已使我们对最终月经前后下丘脑—垂体和卵巢功能的重要变化有更深入的认识。这些进展促成了"STRAW +10：仍在构建中的生殖衰老分期"专题研讨会。会议于 2011 年 9 月 20～21 日在华盛顿特区举行，发起方有美国国立衰老研究院（NIA）、美国国立卫生研究院（NIH）下属的妇女健康研究办公室（OR-WH）、北美绝经协会（NAMS）、美国生殖医学协会（ASRM）、国际绝经协会（IMS）和内分泌协会。来自美国、澳大利亚等多学科领域的 40 多名专家再次评价了数个中年女性队列研究的资料与进展并考虑到慢性疾病和内分泌失调对月经、内分泌和生殖衰老标志物（包

括抗米勒管激素、抑制素 B、促卵泡激素和窦卵泡数）变化的影响，在达成共识后公布了改良的 2011 STRAW + 10 分期系统。

绝经过渡期早期（-2 期）以月经周期长度变异增大为标志，其定义是在连续的周期长度之差为 7 天或以上的持续改变。持续的定义是指周期长度变化首次出现后的 10 个周期内再次发生。绝经过渡期晚期（-1 期）以出现停经 60 天或以上为标志，其特征是月经周期长度的变异性增大，激素水平剧烈波动，无排卵概率增加。在该期，FSH 水平有时会升高到绝经范围内，有时还在较早的生育年龄范围内，尤其是与高雌二醇水平关联。目前国际化标准的发展和基于大人群的资料，已可定义 FSH 的量化标准，依据目前国际性标准，定为在绝经过渡期晚期随机血样大于 25 U/L。STRAW + 10 建议绝经后期早期应再分为 3 个亚期（+1a，+1b，+1c 期）。+1a 与 +1b 期分别持续 1 年，在 FSH 和雌二醇水平稳定的时间点结束。+1a 期标志着闭经 12 个月的结束，用于定义 FMP 已经发生，标志着绝经过渡期结束。围绝经期这个术语仍在广泛应用中，经历-9 期、-1 期与 +1a 期。而 +1b 期是指 FSH 和雌二醇水平快速变化的后期阶段。根据激素变化的研究，估计 +1a 期和 +1b 期共持续平均 2 年。最易被关注的血管舒缩症状，最有可能在该期出现。+1c 期为高 FSH 水平和低雌二醇水平的稳定阶段，估计持续 3~6 年。因此整个绝经后期早期持续 5~8 年。绝经后期晚期（+2 期）是指生殖内分泌功能进一步变化很小的一段时期，也是走向衰老直至死亡的阶段。躯体老化的进程成为该阶段重要的关注点。在此时期，阴道干涩、泌尿生殖道萎缩的症状更为普遍。

STRAW + 10 更新并拓展了 STRAW 建议，更新的分期系统包括从生育期晚期经由绝经过渡期进入绝经后期的各阶段，为研究和临床评价生殖衰老提供了更全面的依据。流行病学和临床研究已经报告的生殖衰老进程，虽然受人口学因素、生活方式和 BMI 的影响，但都遵循一个固定的、可预期的模式，不会改变与生殖衰老相关的出血模式的变化轨迹或激素水平。因此 STRAW + 10 建议应用本标准不必考虑妇女年龄、种族、体重和生活方式的影响。STRAW + 10 还指出对卵巢衰老的科学理解虽然已有长足进步，但仍有许多科学知识尚不了解，从而提出优先研究关注点。如指出 PCOS、POI 和已切除一侧卵巢和（或）子宫妇女不适合该 STRAW + 10 模型，需要深入研究适用于她们的生殖衰老进程及其恰当的分期标准。

二、绝经过渡期与绝经后期的内分泌变化

妇女一生中卵细胞的储备功能在胎儿期已成定局，出生后不再增加。经历绝经过渡期与绝经，卵巢储备功能也经历下降至衰竭的过程，内分泌出现一系列改变。

（一）促性腺激素

绝经过渡期 FSH 水平升高，呈波动型，与卵巢分泌的抑制素水平有关。FSH 对抑制素的负反馈抑制较 LH 敏感。绝经后 FSH 增高 10~20 倍（ > 30 U/L），LH 约增加 3 倍，于绝经后 1~3 年达最高值，以后稍有下降。

（二）促性腺激素释放激素

下丘脑弓状核分泌的 GnRH，于绝经后水平升高。与垂体分泌的促性腺激素 FSH、LH 释放一致，呈脉冲式释放。

（三）雌激素

绝经过渡期雌激素水平呈波动状态，当 FSH 升高对卵泡过度刺激时可使 E_2 分泌过多，导致早期雌激素水平高于正常卵泡期水平。当卵泡生长发育停止时，雌激素水平下降。绝经后卵巢不再分泌雌激素，循环中雌二醇（10~20 pg/mL）多来自雌酮的外周转化；雌酮（30~70 pg/mL）主要来自雄烯二酮的外周转化。转化的部位主要在肌肉和脂肪，肝、肾、脑等组织也可促使转化。

（四）孕酮

绝经过渡期卵巢尚有排卵功能，但黄体功能不全，孕酮分泌减少；绝经后卵巢停止分泌孕酮。

（五）雄激素

绝经后雄激素来源于卵巢间质细胞及肾上腺，总体雄激素水平下降。其中雄烯二酮主要来源于肾上腺，量约为绝经前的 1/2。卵巢主要产生睾酮，由于升高的 LH 对卵巢间质细胞的刺激增加，使睾酮水平较绝经前无明显下降。

（六）抑制素

绝经期妇女血抑制素浓度下降，较雌二醇下降早且明显。抑制素有反馈抑制垂体合成分泌 FSH 作用，并抑制 GnRH 对自身受体的升调节，使抑制素水平与 FSH 水平呈负相关。绝经后卵巢分泌的抑制素极低，FSH 升高。

（七）抗米勒管激素（AMH）

AMH 由小窦状卵泡分泌，其水平与卵巢储备功能有关。血清 AMH 水平大约在末次月经前 5 年开始降低，在绝经后妇女中不能被检测到。大多数研究表明，其在整个月经周期中相对稳定，然而在不同情况下其浓度存在个体差异。AMH 是绝经时间的一个独立预测因子。用 AMH 与年龄结合预测绝经比单纯用年龄预测绝经能提供更有力的信息。目前研究重点是构建一个多变量模型，包括 AMH 值、与卵泡募集有关的基因和母亲的绝经年龄，可更准确预测绝经时间。

（八）催乳素

绝经后催乳素水平变化不大，有人认为 FSH、LH 升高会使催乳素下降。

（九）甲状旁腺素（PTH）

PTH 由甲状旁腺分泌，雌激素与其相拮抗，并共同参与体内血钙平衡的调节，雌激素水平下降，甲状旁腺激素升高。

（十）降钙素（CT）

CT 由甲状腺滤泡细胞分泌，受雌激素刺激分泌增加，二者呈正相关，绝经后减少。

（十一）生长激素（GH）

GH 随年龄增加而减少。

（十二）β-内啡肽

β-内啡肽绝经后明显降低。

三、潮热发病机制

潮热是典型的更年期症状，也是绝经过渡期妇女最主要的主诉。绝经期妇女潮热发生率高达75%，历来研究者研究更年期症状的发病机制，往往从潮热病因机制研究入手。

（一）血管舒缩功能变化

绝经过渡期由于雌激素等内分泌的变化，可引起体表及末梢血管舒缩功能改变，末梢血管扩张，血流增加，引起潮热发生。其可能机制为绝经后雌激素缺乏，反馈性地引起去甲肾上腺素能神经元活性增强从而激发下丘脑视前区GnRH神经元的释放活性，引起与之相毗邻体温调节神经元散热功能的激活，人体出现活跃的潮红发作。

（二）体温调节中枢异常

下丘脑体温调节中枢是体温调节的关键，温敏神经元与冷敏神经元起着调定点的作用。当机体温度偏离调定点，体温调节中枢会及时发出指令，调控效应器的产热和散热状况，直至达到与调定点相适应的水平。体温偏离调定点需要达到阈值才能激活体温调节中枢，但在绝经过渡期，这个阈值范围缩小，导致女性体温调节过度敏感，出现血管扩张、潮热、发汗症状。

（三）其他神经递质的作用

雌激素的部分作用是通过神经递质来调节实现的，主要是β-内啡肽、去甲肾上腺素以及5-羟色胺。

随着卵巢功能的下降，雌激素减少，下丘脑β-内啡肽活性也下降，对去甲肾上腺素抑制作用减弱。研究发现血浆去甲肾上腺素代谢产物在潮热发作前期以及发作时升高，认为其可诱发潮热。另有研究显示，绝经过渡期5-羟色胺水平高于育龄期，绝经后升高更明显，但随绝经期延长逐渐减低，时间上与潮热的出现高峰期吻合，因此认为5-羟色胺升高及活性增强与潮热的发生有关。但也有不同的报道，患者使用5-羟色胺受体再摄取抑制剂治疗抑郁时，观察到潮热症状减轻。5-羟色胺通过与受体结合发挥作用，已发现5-羟色胺受体的7种类型及15个亚型，其作用机制复杂。可能由于雌激素减少或波动，导致5-羟色胺亚型受体平衡破坏，引起体温调节中枢不稳定和GnRH神经元兴奋，导致LH升高与潮热发生。有关神经递质的作用还需深入研究。

四、绝经综合征的临床表现

（一）早、中期症状

1. 月经紊乱

在一项绝经过渡期女性的研究中，约82%女性存在闭经、月经稀发和（或）月经过少，约18%存在月经过多、月经不规则出血或月经频发。后者发现约19%的患者组织学上有癌前病变和恶性变。此期无排卵功能失调性子宫出血往往先有数周或数月停经，然后有多量出血，也可一开始即为阴道不规则出血。严重出血或出血时间长可导致贫血、休克和感染。一些妇女也可伴随潮热、出汗、情绪改变等更年期症状。处理可详见"异常子宫出血"相关内容。

2. 血管舒缩症状

潮热可视为卵巢功能衰退的标志性症状。自然绝经潮热发生率在 75% 以上，持续 1~2 年，25% 妇女将持续 4~5 年或更长。手术绝经潮热发生率更高，往往在手术后 1 周内开始。

患者有时感自胸部向颈及面部扩散的阵阵上涌热浪，同时上述部位皮肤有区域性弥散性或片状发红，伴有出汗，汗后又有畏寒。潮热突然出现，可持续数秒到数十秒，甚至达 1 个小时，通常为 1~2 分钟，发作次数由每周 1~2 次到每天数次至数十次。发作的频率、严重程度以及持续时间个体差异很大。发作多在凌晨乍醒、黄昏或夜间、活动、进食、穿衣、盖被过多、热量增加的情况下或情绪激动时，伴头痛、心悸。症状严重者影响情绪、工作、睡眠，困扰患者，使之感到痛苦。82% 的患者此症状持续 1 年左右，有时还能维持到绝经后 5 年，在绝经前及绝经早期较严重，随经时间进展，发作频度及强度亦渐渐减退，后自然消失。

3. 精神神经症状

情绪症状如烦躁、焦虑、抑郁等；记忆力可减退及注意力不能集中。据统计绝经妇女中精神神经症状发生率为 58%，其中抑郁 78%、淡漠 65%、激动 72%、失眠 52%。约有 1/3 有头痛、头部紧箍感，枕部和颈部疼痛向背部放射。也有人出现感觉异常，常见的有走路漂浮、登高晕眩、皮肤划痕、瘙痒及蚁走感，咽喉部异物梗阻感。

4. 泌尿生殖道萎缩症状

绝经后生殖器官均出现萎缩性变化，阴道黏膜变薄，阴道脱落细胞检查以底层、中层细胞为主。阴道黏液分泌减少、干燥、阴道缩小狭窄可致性生活困难及反复阴道感染。绝经妇女泌尿道平滑肌和条纹肌有明显退行性改变，膀胱肌纤维化，膀胱容量减少，排尿速度减慢，残余尿量增多。尿道和膀胱黏膜变薄，抵抗力下降可发生尿路感染，脏器脱垂；尿道缩短及萎缩性改变可致尿失禁。

（二）远期症状与危害

1. 骨密度降低与骨质疏松

绝经后骨矿含量将以每年 3%~5% 的速率丢失，最初 5 年丢失最快，并将持续 10~15 年。流行病学调查显示绝经后骨质疏松症严重威胁妇女的健康及生活质量，据统计年龄超过 50 岁的女性一生可遭受一次或更多次椎体骨折者占 30%；如发生髋部骨折则有 30% 的患者可能因并发症如静脉栓塞、感染等原因死亡，30% 的患者可能致残。雌激素对骨质疏松的防治作用通过以下骨代谢调节实现。①与成骨细胞和破骨细胞上的雌激素受体结合，直接抑制破骨细胞的溶酶体酶活性，降低其在骨切片上产生陷窝的能力；②调节成骨细胞产生的细胞因子，其中包括 IL-1、IL-6、TNF 等溶骨因子，从而改变破骨细胞的功能；③促进降钙素分泌，抑制骨吸收；④调节骨对甲状旁腺素（PTH）的敏感性，减少低钙对 PTH 的刺激，抑制 PTH 分泌，减少骨吸收；⑤提高 1α-羟化酶活性，使 $1, 25 (OH)_2D_3$ 合成增加，促进钙吸收和骨形成。

2. 心血管疾病

雌激素通过对脂代谢的良性作用改善心血管功能并抑制动脉粥样硬化。妇女绝经前冠心病发病率明显低于同龄男性，绝经后冠心病发病率及并发心肌梗死的死亡率随年龄增加，成为妇女死亡的主要原因。研究表明，雌激素可降低心血管疾病的发病率及死亡率。雌激素对心血管的保护作用主要表现为预防动脉粥样硬化斑块形成、稳定或缩小动脉粥样硬化斑块，并减少发生栓塞的危险性。雌激素预防动脉粥样硬化斑块形成，其中 30%~50% 归于对脂代谢的有利影响，其他包括雌激素对动脉壁细胞的作用，对糖代谢及对生长因子和细胞因子的调控等。有关雌激素补充治疗对心血管疾病的影响，目前主张在机会窗口内应用有防治作用。

3. 阿尔茨海默病（AD）

表现为老年痴呆、记忆丧失、失语失认、定向计算判断障碍及性格行为情绪改变。阿尔茨海默病脑病理改变呈弥漫性脑萎缩，累及额、顶、颞、枕各叶。组织学形态呈现神经纤维缠结、老年斑痕、颗粒空泡变性。脑血流量减少，低氧可抑制脑中乙酰胆碱的合成。雌激素通过改善脑血流量、刺激中枢神经系统乙酰胆碱代谢，增加发育型的胶质细胞数量而支持神经功能。体内随机对照神经显像试验表明，在年轻和中年女性的脑功能受到卵巢正常功能变化的调节。卵巢激素的急速丧失会增加神经元细胞膜的破裂，卵巢功能的急速抑制与对记忆至关重要的脑区的激活下降有关。

五、绝经综合征的诊断

根据患者年龄、病史、症状、妇科检查及超声、实验室等辅助检查，诊断较易确定。为便于对症状的严重程度进行评估，在临床及研究工作中采用了评分的方法对绝经综合征进行量化。血生殖内分泌激素水平测定常用于辅助诊断。绝经过渡期也是众多疾病的好发阶段，因此应认真地进行鉴别诊断。注意与冠心病、高血压病、甲状腺功能亢进、精神病以及经前紧张症相鉴别。

（一）阴道细胞学涂片

显示以底、中层细胞为主。

（二）血激素测定

（1）雌激素：绝经后妇女血雌二醇低于 150 pmol/L，但绝经过渡期妇女血 E_2 可呈现波动水平。

（2）促性腺激素：绝经后妇女血 FSH >40 U/L。

（3）AMH≤0.5~1.0ng/mL 预示卵巢储备功能下降。

（三）盆腔超声检查

可展示子宫和卵巢全貌，卵巢体积缩小、窦卵泡数减少、子宫变小、内膜变薄，内膜一般不超过 5 mm。超声也可协助排除妇科的器质性疾病。

六、绝经综合征的激素补充疗法

绝经过渡期妇女健康是重要的公共健康问题。妇女从开始进入绝经过渡期就应该重视绝经综合征的防治。激素补充疗法（HRT）应该是维持绝经过渡期及绝经后妇女健康全部策略（包括关于饮食、运动、戒烟、限酒等生活方式）中重要的组成部分。

（一）对 HRT 认识的进展

HRT 是当机体缺乏性激素，并因此发生或将会发生健康问题时外源性地给予具有性激素活性的药物，以纠正与性激素不足有关的健康问题。"HRT"这一术语包括了雌激素、孕激素、联合疗法和替勃龙等各种激素治疗。

1. 以往对 HRT 的认识及 WHI 研究结果带来的冲击

我们已认识到 HRT 对绝经妇女的有利之处，如对绝经过渡期的月经失调有调节作用；

迅速缓解血管运动功能不稳定状态；减少骨量的迅速丢失。也认识到 HRT 对子宫内膜癌、乳腺癌、血栓性疾病可能造成的风险。1998 年以前多数学者认为，预防冠状动脉粥样硬化性心血管疾病是绝经后妇女选用 HRT 的重要指征，且应尽早、长期应用。但 2002 年 7 月 WHI 以及 1998 年 HERS（heart&estrogen/progestin replacement study）循证医学的研究结果进一步提示，HRT 不应该用于心血管疾病的一级和二级预防。2002 年 7 月 WHI 中期报告显示雌、孕激素联合组（HRT 组 8 506 例，安慰剂组 8 102 例，随访 5.2 年）冠心病相对危险增加 29%，脑卒中风险增加 41%，乳腺癌风险增加 26%。单用雌激素组不增加乳腺癌、冠心病的发生率，降低了骨折的风险，但与雌孕激素联合治疗组相似，增加了卒中的风险。当时因对雌、孕激素联合组总体权衡对妇女健康的风险超过了受益，美国国立卫生研究院（NIH）下属心肺血液研究所宣布试验提前终止。由于与以往的认识有较大不同，全球人群一度产生了使用 HRT 的重大恐慌，不少地区还一度公布停止使用 HRT 的决定。为何 WHI 研究结果引起如此的"地震"呢？此后进一步的分析研究为我们揭示了真相并为正确应用 HRT 指明方向。

2. 有关 WHI 分层再分析的研究结果与"时间窗"概念的提出

经历了 2002 年夏天 WHI 研究的中期叫停事件，有关激素补充治疗与临床心脏保护、乳腺癌风险、大脑老化等有关信息，在女性、医护人员和媒体中引起巨大的困惑和担忧。国际绝经学会（International Menopause Society，IMS）于 2003 年 12 月讨论并着重阐明以下观点：WHI 试验的妇女年龄 50~79 岁，平均 63.3 岁，平均为绝经后 12 年，受试妇女很少（＜10%）是处于绝经后关键的前 5 年。因此不能推广应用于绝经过渡期妇女，这些妇女一般都有症状，开始治疗时一般≤55 岁。IMS 建议继续现有的全球所接受的激素补充治疗，没有新的理由对 HRT 期限做强行限制，包括强迫停止那些已经开始激素治疗且症状得到缓解的绝经过渡期妇女的治疗。继续用药应每年进行利弊评估、咨询、知情、个体化用药，适时进行乳腺造影和生殖道检查以除外病变。同时认为 HRT 的并发症仍是一个重要的问题，HRT 相关的深静脉血栓与肺栓塞、乳腺癌以及结肠癌、骨折等发生的利弊均是医生与病员需探讨的主题。此后就 WHI 等大型临床实验再次分层分析后公布的结果，IMS 2005 再次阐述了激素治疗的益处与风险，并提出关于"时间窗"的理念。这是对 HRT 的应用时机认识的新进展并认识到应用时机的选择与心血管疾病获益有关。中华医学会妇产科学分会绝经学组 2009 年指南也建议，对具有适应证的妇女，在卵巢功能开始衰退并出现相关症状时即可开始应用 HRT，包括绝经过渡期及绝经后期。WHI 研究结果显示，激素补充治疗后心血管疾病发生率升高的主要为 60 岁以上老年妇女。护士健康研究根据年龄分层的研究结果显示，对于没有心血管疾病的妇女，绝经后 5 年内开始 HRT，其心肌梗死的风险降低 52%~55%。2006、2007 年发表的新的研究结果显示，WHI 的研究人群中 60 岁以下者经单纯雌激素补充治疗（ERT）后减少 50% 冠状动脉钙化、显著降低冠状动脉风险 34%，并显著降低所有小于 60 岁患者的总死亡率 30%。对已患有冠状动脉疾病或有亚临床动脉粥样硬化的老年女性，在开始激素治疗的第一年中，冠状动脉事件增多（被称为"早期危害"）。而大量基础研究及流行病学资料提示女性冠状动脉粥样硬化斑块形成及钙化在 60 岁后明显增加，因此从绝经早期开始 HRT 治疗将更为安全，风险更低，获益更多，特别是对女性冠心病的保护作用。对于从未使用过 HRT 的 60 岁以上妇女，一般不推荐启动 HRT。此后 2013 年，由国际绝经协会、美国生殖医学会、亚太绝经联盟、内分泌学会、欧洲绝经学会、国际骨质疏松基金会、北美绝经学会等 7 大国际团体组成的圆桌会议发表了关于 HRT 的全球共识声明（Global Consensus Statement，GCS）。该声明虽为仅包含要点式短文，却是全球各团体一致的共识。GCS 2013 还对 HRT 的概念进行了更新，称其为绝经激素疗法（menopause hormone therapy，MHT）。GCS 2013 对时间窗内启动 MHT 的利弊进行了清晰简明的分析，总结了 MHT 对绝经症状、骨质疏松的获益，并将"时间窗"内启动 MHT 对冠心病的益处写入共识声明。同时也分析了 MHT 对血栓栓塞、卒中及乳腺癌的风险及应对措施。IMS 在针对中年妇女健康与 MHT 的推荐中，有关利弊分析完全同意 GCS 的观点，还作了证据级别的评判和详细的论述。

（二）MHT 的益处与风险

1. MHT 的益处

（1）更年期症状：MHT 仍然是对血管舒缩症状和雌激素缺乏引起的泌尿生殖道症状最有效的治疗方法。生活质量和性功能是治疗衰老时考虑的最关键的因素。使用个体化的 MHT（包括在需要时使用雄激素）既可以改善性功能，也可以改善总的生活质量。

（2）绝经后骨质疏松：MHT 可以降低所有骨质疏松相关性骨折的发生率，包括椎骨、髋骨骨折，甚至对骨折低风险发生率的患者也有效。根据关于疗效、花费和安全性的最新资料，对绝经后妇女特别是小于 60 岁的妇女，MHT 可以作为适合的一线治疗来防止骨折风险增加和阻止过早绝经的妇女骨质丢失。

（3）心血管疾病：是导致绝经后妇女患病和死亡的主要原因。主要的初级预防方法（除了戒烟和控制饮食）有减轻体重、降低血压、控制血糖和血脂。有证据表明，如果从绝经前后就开始使用 MHT 并且长期持续（经常作为"时间窗"或"机会窗"被提到），可能有心血管保护作用。MHT 可以显著降低糖尿病的风险，并且通过改善胰岛素抵抗状态，对其他心血管疾病的风险因素如高血脂和代谢征也有效。根据 WHI 分层研究临床证据，GCS 2013 与 IMS 2016 均认为对于年龄 <60 岁和绝经 10 年内的女性，单用雌激素的 MHT，可减少冠心病的发病率和全因死亡率。应用雌孕联合的 MHT，未发现冠心病的发病有明显的升高或降低，而其死亡率与单用雌激素有着相似的趋势。中华医学会妇产科学分会绝经学组指南 2009 也指出单用雌激素可能对冠状动脉有更多的益处，需要加用孕激素的女性，尽可能选用对心血管系统无不良作用的孕激素。

（4）其他的益处：MHT 对结缔组织、皮肤、关节和椎间盘都有益。雌孕激素连续联合的 MHT 可以减少结肠癌的风险。

2. MHT 的风险

（1）乳腺癌：不同国家乳腺癌的发病率也不同。因此，现有的资料不一定具有普遍性。乳腺癌和 MHT 的相关程度仍有争论。WHI 针对平均年龄 63 岁的老年妇女研究证实雌孕激素联合治疗组应用 5 年以上对乳腺癌发生的负面影响增加，但其危险也是很小的（小于每年 0.1%，属于罕见的类别，其风险类似肥胖与每日饮酒超过 2 个标准饮量）。但 WHI 单用雌激素组达 7 年未增加乳腺癌发生危险。IMS 2013 也指出"与合成孕激素相比，微粒化黄体酮或地屈孕酮联合口服或经皮吸收雌激素治疗 4 年以上甚至 8 年并不增加乳腺癌风险或降低其风险"，表明不同孕激素药物选择对乳腺的作用和影响是不全相同的。乳房摄片密度基础值和乳腺癌发病风险有关。这不一定适用于由 MHT 引起的乳房摄片密度增加。联合雌孕激素治疗会引起乳房摄片密度的增加，这可能会妨碍对乳房摄片作出诊断性的解释。

（2）子宫内膜癌：使用无对抗的雌激素会对子宫内膜产生剂量依赖性的刺激。有子宫的妇女需补充使用孕激素。子宫内膜保护需要足够剂量和足够疗程的孕激素。与普通人群相比，雌孕激素连续联合治疗不增加子宫内膜增生发生率和内膜癌的发病率。低或极低剂量的雌孕激素治疗方案可以使子宫内膜刺激更小、出血也更少。

（3）血栓栓塞和心血管事件：GCS 2013 与 IMS 2016 均一致认为与 MHT 相关的严重的静脉血栓栓塞在亚洲女性中发病率很低，其风险随着年龄增加（尽管 60 岁以前很小），并与肥胖、吸烟和血栓形成倾向正相关。较晚使用标准剂量 MHT 的人可能冠状动脉事件的风险会有短暂的轻度增加。脑卒中的风险和年龄有关。在 60 岁以后 MHT 可能会增加脑卒中的风险。口服 MHT 增加静脉血栓栓塞事件和缺血性卒中风险，对于 60 岁以下的女性，绝对风险较罕见。目前已有研究证实经皮雌激素避免了肝脏首过效应，对肝脏刺激较小，对代谢的影响小，因此在降低心血管和静脉血栓形成的风险方面较为有利，可不增加血栓栓塞风险。孕激素的种类如天然与接近天然孕激素较合成孕激素对血栓栓塞风险有较好的影响。有关雌孕激素的低剂量和极低剂量联合制剂较以往标准剂量均影响更小，更为安全。

（4）阿尔茨海默病：IMS 2016 指出当健康女性考虑使用 MHT 治疗已批准适应证时，不需要过度担心 MHT 会对认知功能产生不良影响。对于绝经过渡期出现的抑郁或各种抑郁性疾病，短期雌激素治疗可有效改善症状，或增加缓解的可能性。强调 MHT 不应用于增强认知功能。对于阿尔茨海默病女性患者，痴呆症状出现后开始 MHT 治疗对认知功能无受益，或不会减慢疾病进展。绝经后晚期开始使用 MHT 会增加痴呆风险。

（三）MHT 的适应证、禁忌证、慎用情况

1. 适应证

（1）绝经相关症状（A 级推荐）。

（2）泌尿生殖道萎缩相关的问题（A 级推荐）。

（3）有骨质疏松症的危险因素（含低骨量）及绝经后骨质疏松症（A 级推荐）。

2. 禁忌证

（1）已知或怀疑妊娠。

（2）原因不明的阴道出血。

（3）已知或怀疑患有乳腺癌。

（4）已知或怀疑患有与性激素相关的恶性肿瘤。

（5）患有活动性静脉或动脉血栓栓塞性疾病（最近 6 个月内）。

（6）严重肝肾功能障碍。

（7）血卟啉症、耳硬化症、系统性红斑狼疮。

（8）脑膜瘤（禁用孕激素）。

3. 慎用情况

（1）子宫肌瘤。

（2）子宫内膜异位症。

（3）子宫内膜增生史。

（4）尚未控制的糖尿病及严重高血压。

（5）有血栓形成倾向。

（6）胆囊疾病、癫痫、偏头痛、哮喘、高催乳素血症。

（7）乳腺良性疾病。

（8）乳腺癌家族史。

（四）MHT 的药物、途径、常用剂量

1. 雌激素

推荐应用天然雌激素。天然口服给药有结合雌激素 0.3~0.625 mg/d、戊酸雌二醇或微粒化雌二醇 1~2 mg/d。人工合成长效雌三醇制剂有乙炔雌三醇环戊醚或称尼尔雌醇片，口服每 2 周 1~2 mg。经皮肤制剂有雌二醇凝胶，每天涂抹 1.25~2.50 g（含 17β-雌二醇 0.75~1.50 mg）；雌二醇贴剂有半水合雌二醇贴片，每贴含半水合雌二醇 1.5 mg，24 小时活性成分释放为 50 μg 17β-雌二醇，作用时间为 7 天，每周更换 1 次，每次 1/2~1 贴。经阴道制剂有结合雌激素软膏、雌三醇软膏、普罗雌烯阴道胶囊/乳膏等。雌激素经阴道给药，多用于治疗下泌尿生殖道局部低雌激素症状。在仅用于治疗外阴阴道症状时，可首选阴道局部用药，此时短期应用可不加用孕激素。非口服 HRT（经皮肤治疗系统）是近年来 HRT 取得的重要进展，尤其适用于患慢性肝胆、胃肠道疾患等不能耐受口服给药的绝经妇女。非口服的雌激素避开了肝脏的首过效应，因而对肝脏刺激较小，对代谢的影响小，因此在降低心血管和静脉血栓形成的风险方面较为有利。

2. 孕激素

天然孕激素有微粒化黄体酮胶囊、微粒化黄体酮胶丸、微粒化黄体酮软胶囊等，每天剂量 200~300 mg，每周期 10~14 天用于序贯周期或 100 mg/d 用于连续联合周期，可有效保护内膜。胶囊制剂仅用于口服，胶丸、软胶囊既可口服，也可阴道用药。地屈孕酮是逆转孕酮衍生物，是最接近天然孕酮的药物，口服 10~20 mg/d。合成孕激素有 19-去甲基睾酮衍生物如醋炔诺酮 1 mg/d，17α-羟孕酮衍生物如甲羟孕酮 2.5~5 mg/d，后者雄激素活性较低，对肝代谢影响较小，较接近天然孕酮。建议使用天然孕酮或接近天然孕酮的孕激素。

3. 雄激素

甲睾酮 1.25~2.5 mg/d，动物实验及绝经前妇女去势后用雄激素可能提高性欲。但雄激素有肝损、水钠潴留、男性化及对血脂的不利影响，现已不推荐应用。安雄（十一酸睾酮）口服有效而对肝脏无毒性作用。此药口服后经肠道吸收，然后通过淋巴系统进入血液循环。临床研究证实，每天口服安雄 80 mg，可有效治疗男子更年期综合征。目前在国内市场，尚无适合绝经后妇女使用的雄激素补充制剂。替勃龙具有雌激素、孕激素、雄激素 3 种活性作用，诊断雄激素不足的绝经妇女可酌情选用。

4. 复方制剂

戊酸雌二醇/雌二醇环丙孕酮片和雌二醇/雌二醇地屈孕酮片均是雌、孕激素周期序贯复方制剂。克龄蒙每盒由 11 片戊酸雌二醇（每片 2 mg）和 10 片戊酸雌二醇（每片 2 mg）加醋酸环丙孕酮（每片 1 mg）组成。芬吗通（含两种剂型 1/10 与 2/10）由 14 片 17β-雌二醇（每片 1 mg 或每片 2 mg）和 14 片 17β-雌二醇（每片 1 mg 或每片 2 mg）加地屈孕酮（每片 10 mg）组成。可每天 1 片连续服用或周期性服用，月经可按时来潮。雌二醇屈螺酮片每片含 17β-雌二醇 1 mg，屈螺酮 2 mg，每天 1 片连续服用月经不来潮。根据个体反应也可采用半量。复方制剂配伍的雌、孕激素各有其优势特点且患者服用方便。

5. 替勃龙

其结构为 7-甲基异炔诺酮，口服后在体内迅速代谢为 $\triangle^4$ 异构体、3α-OH 和 3β-OH 3 种代谢产物，具有雌激素、孕激素、雄激素 3 种活性作用。有人称为仿性腺药物。欧洲剂量为 2.5 mg/d。国内剂量为 1.25~2.5 mg/d。替勃龙是一个具有组织特异性的甾体。"组织特异性"是指激素药物对不同的组织和器官有不同的临床效果，除了对情绪、骨骼、萎缩性阴道炎等绝经症状有良好的作用外，且不刺激内膜增生，不增加乳房图像密度及乳房胀痛发生率。与传统的 HRT 不同，有子宫的绝经后妇女应用替勃龙治疗时不需要再使用孕激素对抗内膜的增殖。由于含雄激素活性，替勃龙可更有效地改善情绪，提高性欲。替勃龙也被称为组织选择性雌激素活性调节剂（selective tissue estrogen activity regulator，STEAR）。

（五）MHT 的剂量选择与使用期限

MHT 的剂量和持续时间应该与治疗目标和安全性相一致，并应个体化，推荐选择最低有效剂量。使用低于标准剂量的制剂可以使很大比例的患者维持生活质量。目前还缺乏关于使用低剂量对骨折风险和心血管相关性的长期资料。尽管减少骨质丢失的量和雌激素的剂量有关，但是对大多数妇女来说，使用低于标准剂量的制剂也可以对骨指数产生积极的影响。妇女 HOPE 研究中的低剂量成分同样可以改善绝经症状，提供适当的子宫内膜保护作用，对脂质、脂蛋白、凝血因子、糖代谢的改变有良好的作用。IMS 2016 指出，来自大型的观察性研究——护士健康研究的结果表明，卒中增加甚至在年轻女性也存在，但在口服低剂量时（CEE 0.3 mg）未发现这种风险。来自英国的一项大规模观察性研究结果表明，经皮雌激素活性成分释放的剂量 $\leq$50 μg/24h，不会增加缺血性卒中的风险，而大剂量雌二醇经皮给药和口服雌激素会增加风险。没有理由强行限制 MHT 的应用期限。WHI 试验和其他研究的数据显示 60 岁前开始 MHT 的健康女性，至少在使用的 5 年内是安全的。根据女性的个人风险谱，在 5 年后继续使用可能是适当的。

（六）MHT 方案

1. 单用雌激素

仅运用于子宫已切除的患者。

2. 雌、孕激素合用

主要目的是防止子宫膜增生及内膜腺癌，具体方案。

（1）周期序贯法：雌激素 21~28 天，后期加孕激素 10~14 天，停药后有撤退性流血。主要应用于绝经过渡期雌激素水平降低妇女。

（2）连续序贯法：连续应用雌激素不停，每月加孕激素 10~14 天。会有预期的撤退性出血。雌激素不间断，对控制症状更有利。

（3）周期联合法：连续应用雌、孕激素 21~25 天，停药撤退后再重复。有预期的撤退性出血，经量可减少。

（4）连续联合法：连续应用雌、孕激素而不间断，激素剂量可减少。更适用于绝经年限较长不愿意再有月经来潮的妇女。方法简便，阴道出血率低，依从性好。

总之，如 GCS 2013 所述，使用 HRT 应考虑女性生活质量、健康优先关注点、个体危险因素（如年龄、绝经开始时间以及静脉血栓栓塞、卒中、缺血性心脏病和乳腺癌的风险），从而制订 MHT 个体化方案。

（七）HRT 的规范诊疗流程与医疗监护

患者就诊时，首先需要询问病史，评价其绝经状态，判断是否有 HRT 的适应证、禁忌证或慎用情况。不论哪种 HRT 制剂及方案均需进行医疗监护，了解疗效、顺应性及不良反应。规范 HRT 1 年后的随诊间隔至少为每年 1 次。若出现异常的阴道流血等其他不良反应，应随时复诊。中华医学会妇产科学分会绝经学组于 2013 年发表"绝经相关激素补充治疗的规范流程"。从接诊、处理、随诊 3 个方面详细具体地进行了描述，为临床医师指出了诊治的正确方向和具体路径，可操作性强（图 8-1～图 8-5）。复旦大学附属妇产科医院制订的妇产科疾病诊疗流程中，由我院绝经学组参与制订了 HRT 的诊疗流程，详见图 8-6。该路线图较为简略，供参考。

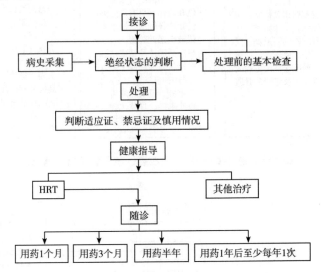

图 8-1　绝经相关 HRT 规范诊疗全流程

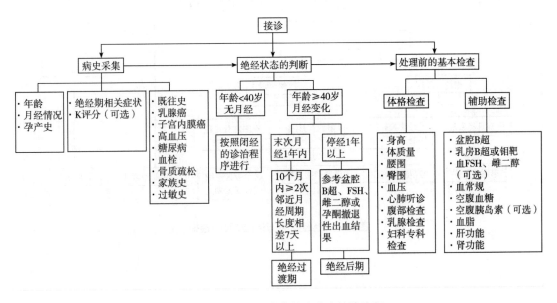

图 8-2　绝经相关激素补充治疗接诊流程

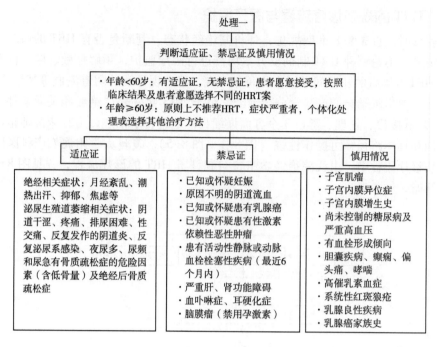

图 8-3　绝经相关 HRT 适应证、禁忌证及慎用情况

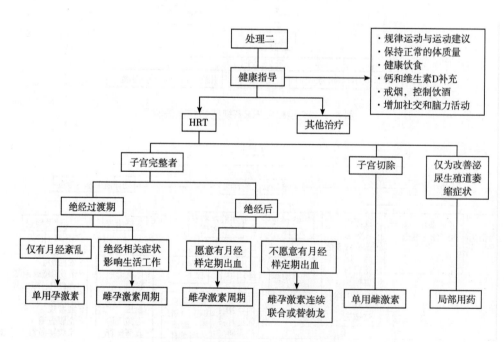

图 8-4　绝经相关 HRT 方案的选择

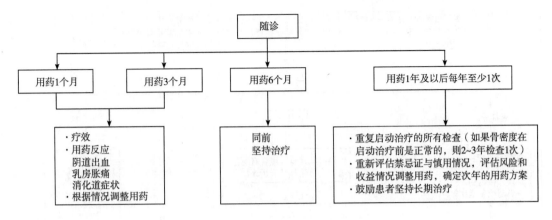

图 8-5　绝经相关激素补充治疗随诊路线

七、绝经综合征的非激素药物治疗

（一）健康的生活方式

1. 运动疗法

长期适宜的体育活动，步行、慢跑、打太极拳等均能增强更年期妇女肺功能，有利脂类代谢。在一定程度上减轻更年期症状，防止骨质疏松，提高免疫功能。坚持舞蹈、体操等体育锻炼，可达到促进身心健康的目的。从事绘画、书法、下棋等活动，将使老年人生活更加充实，心情更为愉快。更年期妇女应针对自身条件制订运动方案，要循序渐进、持之以恒。参加任何体育活动比久坐要好，规律运动可以降低总的死亡率和由心血管疾病引起的死亡率；经常参加运动者的身体情况、代谢平衡、肌肉力量、认知度以及生命质量更好，并且心脑血管不良事件、卒中、骨折以及乳腺癌的发生率可显著降低。

2. 禁烟和限酒

妇女吸烟可伴发过早绝经，易发生压力性尿失禁。吸烟是老年妇女认知功能减退及骨质疏松症的重要危险因素。饮酒要注意适量，成年女性一天饮用酒的酒精量不应超过 15 g，相当于啤酒 450 mL，或葡萄酒 150 mL，或 38° 的白酒 39 mL。多量饮酒可损害肝脑等其他脏器，增加高血压发病率及增加体质指数，影响认知功能，增加骨折危险。

3. 合理营养和平衡膳食

这是延缓衰老、预防慢性非传染性疾病以及减少并发症的主要措施。富含钙和维生素、低盐及适量蛋白质的膳食有助于防治骨质疏松。更年期妇女膳食宜食物多样、谷类为主、油脂适量、粗细搭配、多吃新鲜蔬菜和水果、清淡少盐饮食、饥饱适当，三餐合理。

4. 精神与心理保健

精神愉快是健康的核心，可增强机体抵抗力。应重新认识老龄概念，树立自信、自立、自强的新观念，保持年轻时的心态。要维护好和谐的家庭关系；培养广泛兴趣，陶冶情操；提高对社会环境和自然环境的适应能力，保持乐观豁达情绪。美国消费者协会对 4 246 名 50 ~ 93 岁的老人调查发现维持性生活与长寿有一定关系，绝经过渡期、老年期妇女可以有适度的性生活。

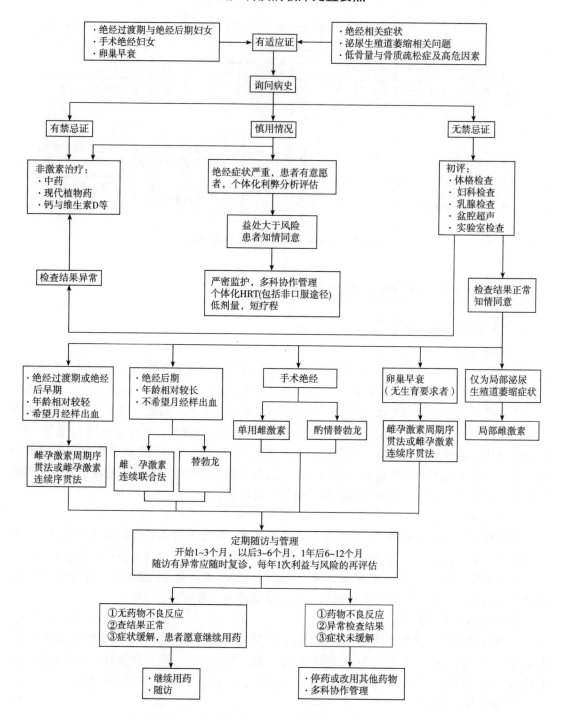

图 8-6　HRT 诊疗路线

（二）中医药及针灸治疗

中医药对更年期综合征进行个体化辨证论治有悠久的历史，很多临床研究报道中医药疗效显著，且不良反应及潜在的危险性少。更年期病机总属阴阳失调，肾阴肾阳不足，但以肾阴虚为多见，且有心、脾等脏器功能失调。更年期综合征的中医治则。补肾柔肝，清泻心火，调整肾阴阳，以滋肾阴为主，疏肝理气，宁心泻火。研究证实"坤泰胶囊"可有效治疗更年期综合征。针刺对神经内分泌系统起综合调节作用，可以使紊乱的自主神经功能恢复正常。临床治疗以针刺及耳穴贴压为主，具有很好的镇静、安神、止痛等效果。

（三）植物药

升麻的药用价值在历史上早有记载，其制剂可抑制下丘脑—垂体轴，减少 LH 的释放，从而缓解绝经过渡期血管舒缩症状。通过激动中枢 5-羟色胺受体、多巴胺受体和阿片受体，从而解除焦虑、烦躁、失眠和抑郁等症状。升麻制剂选择性对雌激素 β 受体有轻微的激动作用，但对子宫无雌激素样作用。临床应用已证实植物药缓解绝经过渡期症状的作用。希明婷属中国药典收载的升麻属提取物，主要用于女性绝经过渡期综合征中出现的潮热、出汗、失眠、焦虑、抑郁等症状的改善。莉芙敏是黑升麻根茎的异丙醇提取物，属于类叶升麻属。均为源于天然的、非性激素的植物药物。莉芙敏的临床应用已超过半个世纪，在国际上接受了多角度临床研究和多层次基础研究，已获得 WHO 植物药手册、美国植物药手册、德国药典认可，是治疗围绝经症状的一种安全有效的选择。

（四）选择性 5-羟色胺再摄取抑制剂

选择性 5-羟色胺再摄取抑制剂（selective serotonin reuptake inhibitor，SSRI）是经过检验对潮热最有效的代替雌激素的药物。SSRI 最大可改善 50% ~ 60% 的潮热症状，其效应似乎是短期的。SSRI 改善情绪的作用不依赖于对潮热的效应。用于治疗更年期综合征时，SSRI 不会对性欲产生不良影响。长期应用可能会产生撤退症状，因此不应该突然停药。

（五）保护骨量、预防骨质疏松性骨折

避免久坐的生活方式、适宜的负重运动、注意防止跌倒（如室内安置必要的扶手，尤其在浴室、卫生间内等）也是防治骨质疏松及其并发症——骨折的重要有效措施。常用药物如下。

1. 钙

适量钙摄入对获得骨峰量及保持骨骼健康是非常必要的。对绝经妇女推荐的每天钙摄入量为 1 000 mg 元素钙。我国居民的膳食结构处于低钙饮食品状态，应多吃含钙丰富的食物如牛奶、豆制品、海鱼、虾皮、紫菜及深绿色叶菜等。此外还可通过钙制剂补充，如钙尔奇 D 等。每天应补充的元素钙含量为 500 ~ 600 mg。钙剂可作为基础治疗，与其他抗骨质疏松药物联合应用。

2. 维生素 D

维生素 D 对钙吸收及骨健康起了很重要的作用。含维生素 D 的食物包括含维生素 D 的牛奶（每夸脱含 400 U）、麦片粥、蛋黄、海鱼及鱼肝油等。成年人通过紫外线皮肤照射和食物摄取，可以获得足够的维生素 D。对维生素 D 缺乏的高危老年妇女，如慢性疾病、缺乏户外活动、长期居家或者在养老院的老人建议每天补充 400 ~ 800 U（10 ~ 20 μg）维生素 D。老年人由于肝脏 25-羟化酶以及肾脏 1α-羟化酶缺乏，宜选择活性维生素 D，如 1α-(OH)D_3、1, 25 (OH)$_2D_3$ 等补充效果较好。临床应注意个体差异和安全性，定期监测血钙和尿钙，酌情调整剂量。

3. 抗骨质疏松药物

双膦酸盐、降钙素、选择性雌激素受体调节剂（selective estrogen receptor modulator，

SERM）、锶盐、维生素 K_2（四烯甲萘醌）等，都是有效的抗骨质疏松药物。应根据患者特点，在医生指导下个体化应用。SERM 是一类人工合成的类似雌激素的化合物，选择性地作用于不同组织的雌激素受体，起类似雌激素或抗雌激素作用。如他莫昔芬、雷诺昔芬及其一系列衍生物。他莫昔芬具有抗雌激素及雌激素的双重效应，长期应用可能导致内膜的增生过长与内膜癌。新一代的 SERM 制剂如雷诺昔芬等可以保护心血管、减少骨质丢失、抑制乳腺癌生长、不刺激子宫内膜增殖，目前用于绝经后骨质疏松症。但它不能解除绝经过渡期妇女潮热、出汗症状，也不能防治泌尿生殖道萎缩症状。IMS 2016 指南推荐认为50~60 岁年龄组或绝经后 10 年内女性，MHT 的利益往往超过其风险，应考虑作为骨质疏松的一线治疗。60~70 岁骨质疏松患者如启动 MHT，需要进行个体化的利弊分析与判断，应考虑其他可用的药物及最低的有效剂量。70 岁以后的骨质疏松患者则不应该启动 MHT。

（六）植物雌激素

近来受到大家的关注，是指植物中存在的非甾体雌激素类物质，结构与雌激素类似，可与雌激素受体结合，产生一系列雌激素样和（或）抗雌激素样活性。植物雌激素（phytoestrogen，PE）主要分为 3 类：异黄酮（isoflavones）、香豆素（coumenstans）、木脂素（lignans）。研究比较多的是异黄酮，主要包括大豆苷原（daidzein）、染料木黄酮（genjstein）、黄豆黄素（glycitein），它们的结构与雌激素相似。大豆异黄酮是人类膳食中最主要的植物雌激素来源，主要存在于大豆及其制品中。在亚洲，以大豆为基础的饮食已经超过 1 000 年，是日常饮食的重要组成部分，其大豆消费比西方国家高得多。中国人、日本人和韩国人，估计每天进食各种食物来源的异黄酮 20~150 mg。而在美国，典型的"西方饮食"者，每天平均进食异黄酮仅 1~3 mg。植物雌激素以其对健康的潜在益处受到关注。基于现有绝经综合征妇女 RCT 证据，植物雌激素补充剂胃肠道不良反应中度升高。服用植物雌激素的妇女其阴道出血、子宫内膜增生、子宫内膜癌和乳腺癌的发生率没有显著增加。最近几十年来，大多数的研究证明植物雌激素能够对绝经相关症状包括潮热和盗汗等发挥有益的作用，但也存在不同的研究结果。因此，目前还不能把植物雌激素作为治疗绝经相关症状的标准方案进行推荐，但是可以作为个体化治疗的一种有益的选择。流行病学资料显示，大豆食品消费量高的妇女，其患骨质疏松症的风险比典型的西方饮食的妇女低，亚洲绝经后妇女髋部骨折率比白种人低。人体随机对照试验的结果不完全一致，大部分研究提示植物雌激素对骨有保护性作用，而另一部分则提示没有作用，但未显示对骨密度有坏处。多个荟萃分析评估了大豆异黄酮对绝经过渡期或绝经后妇女的腰椎、全髋骨、股骨颈和粗隆骨密度的影响，结果发现大豆异黄酮以一种温和的方式显著改善腰椎骨密度，但对妇女的上述其他部位的骨密度没有影响。有关对骨代谢标志物的影响，荟萃分析也发现大豆异黄酮以一种温和的方式显著降低尿脱氧吡啶啉（一种骨吸收标志物）水平，但不影响绝经妇女血清碱性磷酸酶和骨钙素（两种骨形成标志物）水平。然而，也有一部分临床研究提示植物雌激素对骨密度没有益处，认为该益处可能取决于转换大豆苷元为雌马酚的能力。今后需关注植物雌激素的剂量、治疗时间和受试者年龄造成的影响，还需要更多了解雌马酚和其他植物雌激素增强骨密度的机制。流行病学研究表明异黄酮摄入量越高，患乳腺癌的风险越低。对东西方妇女的研究表明，亚洲人群中高大豆消费，其乳腺癌患病率低了 3 倍。一项针对 5 042 例上海乳腺癌患者生存的研究提示，进食大豆食品显著降低乳腺癌死亡和复发风险。现有的临床研究资料缺乏大型的、长期的随机对照试验以评估植物雌激素对乳腺的影响。但是对人体研究进行全面的综述发现，目前较多的研究都证实进食大豆食品可以减少患乳腺癌的风险，也降低乳腺癌复发的风险。

当青春期前或者在出生前暴露植物雌激素，可能有最大的终生风险。2008 年在以色列对 694 名女孩的一项横断面研究发现婴幼儿时喂养大豆配方奶粉，在 2 岁时乳腺芽的发生增加，这些结果都支持在生命的早期暴露大豆植物雌激素可以改变乳房发育的时间和特征。目前还不清楚这是否会影响他们一生中患乳腺癌的风险，但需更深入的调查来论证早期生命的植物雌激素暴露、过早乳腺发育与患乳腺癌的风险之间的关系。青少年和生育期妇女不主张补充植物雌激素。

（七）社区支持

应健全并发挥各级医疗机构及三级妇幼保健网的作用。尤其应以社区为单位开展健康教育，建立更年期妇女保健档案。根据需求，有计划有组织地提供多学科多层次的连续性保健与干预措施。

八、早发性卵巢功能不全（POI）

（一）命名的由来

卵巢早衰（premature ovarian failure，POF）曾是一直被临床广泛采用的专业术语。指女性 40 岁之前出现闭经，伴有卵泡刺激素的升高（FSH >40 U/L）、雌激素降低等内分泌异常及绝经症状，意指卵巢功能的过早完全丧失。POF 概念存在局限性，无法体现疾病的进展性和多样性，仅代表卵巢功能的终末阶段。2008 年美国生殖医学会（ASRM）提出"原发性卵巢功能不全"（primary ovarian insufficiency，POI）概念。POI 命名反映了受损的卵巢功能的连续变化，而非 POF 那么极端。POI 诊断歧视程度低于 POF，对患者心理的影响减轻。但从病因学的角度讲，POI 更强调"原发性"卵巢功能低下，故对于继发性卵巢功能衰竭者，POF 是对 POI 的补充。2016 年欧洲人类生殖与胚胎学会（ESHRE）发表了最新"POI 处理指南"，将 POI 全称更改为"早发性卵巢功能不全"（premature ovarian insufficiency，POI）。

（二）病因

POI 的病因分析主要为 POI 染色体和基因缺陷、自身免疫性卵巢损伤、感染因素、医源性因素如放疗、化疗和手术对卵巢的损伤、环境因素如吸烟、酗酒、营养及内分泌紊乱等，可能影响绝经年龄。特发性 POI 指找不到明确病因的患者，约占 50%。

（三）诊断标准与临床结局

POI 指女性在 40 岁之前卵巢活动衰退的临床综合征，以月经紊乱（如停经或稀发月经）伴有高促性腺激素和低雌激素为特征。停经或月经稀发 4 个月，间隔 >4 周，连续两次 FSH >25 U/L（为 ESHRE 的诊断阈值）或 FSH >40 U/L（为 IMS 的诊断阈值）。本文采取中华医学会妇产科学分会绝经学组的标准，也即采用了 ESHRE 的诊断阈值。将疾病的诊断标准"关口前移"，目的是让早期阶段的卵巢功能不全（POI）患者得到充分的重视和必要的干预。POI 患者因雌激素下降，故乳腺癌发病率降低。POI 影响健康的结局有 3 个方面。①低雌激素血症导致的健康问题（包括骨健康、心血管健康、泌尿生殖系统健康、神经相关健康问题如记忆认知等）；②不孕不育健康问题；③情绪心理健康问题。POI 患者往往生育能力降低，但并非一定不能生育。尤其在 POI 诊断后的早期，近 5% 的 POI 患者可能自发性妊娠，但大多数需要怀孕的患者需寻求生育治疗。有研究提示，POI 与抑郁和焦虑高风险相关，因此多数学者支持 POI 会影响心理健康和生活质量。不难理解这些较年轻的患者除了提前承受绝经症状带来的困扰，还要为不孕不育苦恼焦虑，甚至对家庭的稳定性失去信心。因此，患者的情绪心理健康问题也是医务人员需要极大关注的。

（四）POI 的治疗

早发性卵巢功能不全是一种肯定的疾病状态，因而其治疗应更及时、更积极。

1. POI 患者低雌激素血症导致的健康问题

应采用激素补充治疗。GCS 2013、IMS 2016 特别指出：若在 45 岁之前，尤其是在 40 岁之前自然绝经或医源性绝经，发生心血管疾病和骨质疏松症的风险会更高，发生情感性精神障碍和阿尔茨海默病的风险也会增加。对 POI 患者宜推荐全身应用 MHT、选择天然与接近天然的雌孕激素、使用剂量比普通自然绝经妇女（她们一般较年长）要大些（可用常规剂量）、通常采用雌孕激素序贯疗法、至少应该持续至自然绝经的平均年龄。此后也没有理由强行限制 MHT 的应用期限，应根据个体化利弊分析决定是否继续应用。研究结果显示，未经治疗的 POI 患者与寿命缩短有关，其原因主要源于心血管疾病。肥胖可能增加其风险，HRT 可能降低其风险。但目前仍缺乏关于 HRT 对 POI 死亡率影响的长期前瞻性研究。因此，对 POI 患者除了 HRT 外，还应对其降低心血管疾病风险的因素给予建议，如不吸烟、规律运动、保持健康体重等。

2. POI 患者不孕不育健康问题

其治疗主要涉及促排卵药物与技术的应用。在激素补充疗法的基础上进行赠卵体外受精—胚胎移植（IVF-ET）是 POI 的适应证，妊娠成功率与常规 IVF-ET 相似或略高。对于年轻恶性肿瘤患者，可考虑进行放、化疗前将卵母细胞、卵巢组织或胚胎冷冻以保存生育能力。有家族史的女性在目前还没有可靠的检查能预测卵巢功能的状况下也可考虑使用卵母细胞或胚胎冷冻以解决日后的生育问题。

3. POI 患者情绪心理健康问题

对 POI 进行心理和生活方式干预有价值。患有抑郁症、神经性厌食症、暴食症或其他主要精神疾病者需要向精神科医生就诊或咨询。应对其进行 POI 基本知识的教育与学习，给予有关生育的建议及必要时的性咨询。鼓励患者尽量发泄负面情绪，随后帮助患者融入社会，建立积极、健康的生活方式，保持豁达、乐观、进取的精神。必要时可联合使用小剂量抗焦虑、抗抑郁药治疗。

4. POI 患者的青春期诱导

当 POI 发生在青春期之前时（如特纳综合征），患者终生缺乏内源性雌激素，应在童年、青春期、成年期给予持续的补充治疗。如能早期发现，原发性闭经患者进行 HRT 以诱导青春期是重要的。因大剂量雌激素可加速骨骼成熟，在骨龄显示身高尚有增长空间，结合患者的意愿，应从小剂量开始进行激素补充。当患者无第二性征发育时，建议从 12 ~ 13 岁开始补充雌激素。起始剂量尚有争议，一般认为，为了正常的乳腺和子宫发育，起始剂量可为成人剂量的 1/8 ~ 1/4，模拟正常青春发育过程。可单用雌激素，同时可联合生长激素使用，促进身高生长。根据骨龄和身高的变化，在 2 ~ 4 年内逐渐增加。直至 15 岁或 16 岁开始雌、孕激素序贯治疗以诱导月经。主张使用人体天然雌激素。

5. 其他治疗

有研究显示，用滋阴降火、补肾养血中药可改善 POI 症状，对高促性腺激素能起到抑制作用，对卵巢、肾上腺有减轻萎缩作用。针灸可能激活脑内多巴胺系统，调整下丘脑、垂体、卵巢轴的功能，使自身功能恢复，且作用较持久。新兴的遗传学研究，有望使基因治疗成为可能。多食鱼虾、常饮牛奶、经常锻炼身体、减少被动吸烟等健康的生活方式可能使绝经年龄推后。适龄生育对降低 POF 治疗难度也有益。

（杨慧娟　修银玲）

第九章

女性不孕

第一节　卵巢性不孕

排卵系女性下丘脑—垂体—卵巢轴（HPOA）各环节间相互调节及制约的结果。HPOA中任何环节异常，均可因无排卵或卵细胞的质量异常而致不孕，简称卵巢性不孕。卵巢性不孕是女性不孕症的首要原因，占 20%～40%。其中包括下丘脑性不排卵、垂体性不排卵、多囊卵巢综合征（PCOS）、黄素化未破裂卵泡综合征（LUF）、黄体功能不足等。

一、下丘脑性不排卵

除局部肿瘤、外伤及全身疾患外，多见于应激（如疲劳、环境改变等）、精神因素（如神经性厌食症、精神创伤等）、药物（氯丙嗪、避孕药）引起的继发性闭经。实验室检查见 FSH、LH、E_2 均低于正常，而垂体兴奋试验为阳性。大多在消除诱因、治疗原发疾患后即恢复正常。必要时给予 GnRH 治疗，或直接使用 hMG/FSH + hCG 治疗。患者对药物反应好，预后佳。

二、垂体性不排卵

（一）高催乳素血症

催乳素（PRL）分泌异常是一种常见的生殖内分泌障碍性疾病。无论是男性还是女性，成人还是儿童，非妊娠、非哺乳状态下血中 PRL 持续增高，超过 25 μg/L，就称为高催乳素血症（hyperprolactinemia）。缺氧锻炼、性生活、进食、麻醉、疼痛、低血糖、手术、乳头刺激等可以使 PRL 一过性增高，并非异常。但非妊娠和非哺乳状态下，慢性持续的高催乳激素血症，即认为是病理状态。PRL 分泌异常的重要原因是垂体和下丘脑功能异常。在不排卵的患者中，15%～23% 有高 PRL 血症，其中近半数高 PRL 血症患者为垂体微腺瘤。在继发闭经患者中，10%～15% 有高 PRL 血症。高催乳素血症常可致月经周期延长、继发闭经、溢乳、不孕等症状。高泌乳素血症的治疗包括：①药物治疗，选用的药物如溴隐亭、卡麦角林片等；②手术治疗，如患者出现压迫症状、垂体卒中可手术治疗。手术方式首选经蝶窦选择性垂体肿瘤切除术。

（二）席汉综合征（Sheehan syndrome）

本征因产后大出血、休克而导致腺垂体出血性坏死。主要表现为下丘脑释放激素不足，如排卵障碍、闭经、生殖器萎缩等，还可出现甲状腺、肾上腺功能不足等表现。除其他对症治疗外，采用 hMG + hCG 治疗，一方面可以恢复排卵及月经，另一方面可以避免生殖器官的萎缩。

三、多囊卵巢综合征

多囊卵巢综合征（polycystic ovary syndrome，PCOS）是育龄女性最常见的内分泌紊乱性疾病，临床表现为闭经、肥胖、多毛、不孕和双侧卵巢呈多囊性增大的综合征，患病率为育龄妇女的 5% ~ 10%，是引起不排卵性不孕的主要原因，占神经内分泌不排卵患者的半数以上，其病理生理十分复杂，至今仍然有许多环节没有研究清楚。近年来，关于 PCOS 的病因、病理生理，以及 PCOS 不孕的治疗，PCOS 的远期并发症的预防越来越引起广泛关注。

1935 年，Stein 和 Levehthal 报道了 7 例患者具有下列表现：月经紊乱、闭经、多毛、肥胖、不孕，查有双侧卵巢增大及多囊性变、不排卵。上述临床表现曾一度作为 PCOS 的诊断标准。由于组织学、激素测定、阴道超声及腹腔镜等技术的广泛应用，人们对之有了较为全面的认识，目前研究发现，胰岛素抵抗、高胰岛素血症及高雄激素血症在 PCOS 的发病中起重要作用。

（一）临床表现

1. 不排卵、月经失调与不孕

不排卵是 PCOS 内分泌障碍产生的最为常见的表现之一，也是导致不孕的原因；患者月经失调表现为月经量少、月经稀发、功能性子宫出血、闭经等。月经失调多由于无排卵所致，但部分 PCOS 患者也可有排卵。

2. 多毛、痤疮

多毛主要是指性毛的异常生长，表现为耻骨联合与脐间的腹中线上阴毛生长，为异常的雄激素作用的结果。有时，异常阴毛的生长可以延至肛周和腹股沟。

3. 卵巢的多囊化

LH/FSH 的异常比值，导致了卵巢的增大和多囊化表现。卵巢增大明显时，盆腔检查有时可触及一侧或双侧卵巢。但多数卵巢的多囊性变是通过 B 超检查发现的。B 超显示卵巢内有多个直径在 1 cm 以内的囊性区，一侧卵巢上常超过 10 个。患者卵巢间质/卵巢体积 > 25%，有时在非高雄激素血症月经正常妇女中卵巢也可能发生类似的改变，称为多囊状卵巢，其中有部分患者发展成为 PCOS。

4. 肥胖与代谢紊乱

50% ~ 60% 的 PCOS 患者有肥胖表现。虽然肥胖不是每个患者的必然表现，但经过体重指数（BMI）校正后，多数患者受到了肥胖的危害。另外，黑棘皮症，可发生在颈背部、腋下及阴唇，呈灰褐色，皮肤增厚。

5. 高催乳激素血症

有些 PCOS 的患者伴有 PRL 的增高。

值得一提的是，PCOS 的患者应注意有子宫内膜癌、非胰岛素依赖型糖尿病（NIDDM）、心肌梗死和动脉粥样硬化等远期危害。

（二）诊断

PCOS 的诊断需要结合临床、超声、激素测定和其他生物化学检查，包括：①月经减少、月经稀发和（或）闭经；②超声检查卵巢多囊化改变；③高雄激素血症和（或）多毛；④3 项中符合 2 项并排除其他高雄激素病因。另外注意与卵巢男性化肿瘤、先天性肾上腺皮质增生、甲状腺功能亢进或减低相鉴别。

（三）治疗

PCOS 对于受孕的不利影响不是导致绝对的不孕，而是受孕概率低下，应当帮助患者树立信心。在治疗前，需要常规进行精液分析、输卵管检查及生殖免疫学检查。对于肥胖的妇女（BMI > 30 kg/m²）减重有利于改善内分泌状态、受孕和正常妊娠。

1. 纠正内分泌紊乱

常用的方法如下。①短效口服避孕药。短效口服避孕药是雌孕激素合剂，通过其对下丘脑的负反馈作用，可降低垂体的 LH 和 FSH 的分泌，使卵泡停止生长。复方醋酸环丙黄体酮中，环丙黄体酮不但对垂体的抑制作用较强，而且具有抗雄激素作用，对多毛、痤疮及高雄激素血症有较好的效果，并且在停药后有一定的受孕率，更适合用于 PCOS 的治疗。一般用药 3 ~ 6 个周期后，可促排卵或自然受孕。常用的有炔雌醇环丙孕酮片、去氧孕烯炔雌醇片、复方孕二烯酮片等，于月经的第 4 ~ 5 天服用，共用 21 天。②孕激替代。应用激素替代治疗也可通过抑制 LH 的分泌，降低卵巢的雄激素的产生。在应用孕激素时注意补充雌激素，可给予戊酸雌二醇片 1 mg/d 或炔雌醇 0.05 mg/d，共用 21 天。最后 7 ~ 10 天加孕激素。③促性腺激素释放激素激动药（GnRHa），如注射用醋酸曲普瑞林；GnRHa 的作用是双方面的。在用药的初期短暂的几天内表现为促进垂体的 LH 和 FSH 的分泌。随后，表现为十分强的 LH 和 FSH 分泌的抑制作用，称为药物去垂体作用。由于 PCOS 高雄激素血症是 LH 依赖性的，GnRHa 的去垂体作用对于多毛和高雄激素血症有良好的效果。一般用药后可产生良好的降低 LH 和 FSH、降低雄激素、减轻痤疮和多毛的作用，但不能改善抗胰岛素作用。④胰岛素增敏剂，如二甲双胍等。⑤抗雄激素治疗。糖皮质激素、螺内酯都可有效地降低雄激素。⑥溴隐亭，对于 PRL 增高患者，需要给予溴隐亭治疗。

2. 药物促排卵

首选氯米芬（CC）。在 PCOS 治疗中，氯米芬作用于下丘脑，抑制雌激素对于下丘脑的负反馈作用，从而阻断持续的单一雌激素对于下丘脑产生的不正常反馈，阻断 PCOS 高雄激素血症产生的内分泌恶性循环，使 FSH 增高，卵泡生长。用法：从月经第 3 ~ 5 天应用氯米芬 50 mg/d，每天晚上睡前半小时服用，连用 5 天。在氯米芬促排卵中，其雌激素的拮抗作用对受孕率有一定的影响，但由于方法简单，费用低廉，患者方便，且效果良好，仍为广大医师和患者接受。可以在应用氯米芬后注意补充雌激素，如补佳乐 1 mg/d，共用 5 天。

外源性的促性腺激素（GnH），如人绝经期促性腺激素（hMG）、人绒毛膜促性腺激素（hCG）、纯化的 FSH 和基因重组的人 FSH（r-hFSH）、重组的人 LH（recombinant human LH，r-hLH）。常用法分为两种，一种是应用 CC + hMG + hCG 方案。即月经第 3 ~ 5 天，睡前半小时口服氯米芬 50 mg，连用 5 天。于月经第 10 天起加用 hMG；另一种方法是 hMG + hCG 方案，从月经第 3 ~ 5 天开始，每天注射 hMG 37.5 ~ 75 U，每 3 ~ 4 天检测卵泡后再调整用量。PCOS 的卵巢对 GnH 的反应性较为特殊，或是敏感，或是不敏感，安全范围较小，用药应当特别谨慎，避免卵巢过度刺激综合征（OHSS）的发生。如果卵巢对药物反应不良，可加用生长激素，一般 2 ~ 4 U/d，可以使卵泡生长速度加快，雌激素水平增高，子宫内膜改善，促排卵时间缩短。

在 PCOS 应用 GnH 促排卵多卵泡生长的情况下，较其他患者更容易出现卵泡成熟前的 LH 峰，应特别注意检测尿中的 LH。为了避免这种情况的发生，可以使用降调长方案递增给药促超排卵，以避免 OHSS 发生。PCOS 患者用 GnH 促排卵受孕率、多胎率、OHSS 等高于氯米芬促排卵。选择治疗方案时，应考虑受孕机会、年龄、卵泡监测条件和经验、是否同时实施辅助生殖技术、患者的经济状况等多方面的因素。

如多次的诱发排卵治疗未能受孕和同时伴有其他的实施人工辅助生殖技术的指征，如输卵管因素、免疫因素、男方因素等，可实施人类辅助生殖技术。

3. 手术治疗

（1）卵巢楔形切除术：PCOS 患者实施卵巢楔形切除术后，雄激素明显下降，排卵恢复。其治疗效果的机制不十分清楚，可能与切除了产生雄激素的部分组织有关，或者与卵泡产生的抑制素减少有关。手术有恢复排卵的可能，但也有产生盆腔粘连的机会。如切除组织过多，有继发卵巢功能衰退的可能。

（2）卵巢穿刺：腹腔镜下对 PCOS 卵巢的卵泡穿刺、电凝或激光灼烧打孔都有一定的疗效，其效果与卵巢楔形切除术相似。

4. 其他

如患者已生育或无妊娠愿望，对月经稀发和闭经的患者，建议口服避孕药、促排卵药等，至少每 3 个月有 1 次子宫内膜脱落。当患者年龄超过 35 岁，或月经持续达到 10 天以上及淋漓出血时，也应积极进行诊断性刮宫，以排除子宫内膜病变。

四、卵泡黄素未破裂综合征

卵泡黄素未破裂综合征（luteinized un-ruptured follicle syndrome，LUFS）在不孕患者中有较高的发病率，常无明确的临床症状。往往有正常的月经周期，BBT 为双相，B 超提示有正常的卵泡生长、发育。但卵泡透声差、直径偏大、卵泡壁明显增厚。常规使用 hCG 后，复查阴道 B 超，见卵泡未能排出。该综合征尤其多见于使用 CC 促排卵，其发病机制不清。未排出卵泡往往在随后的 1～2 个月经周期内自行吸收，否则可行阴道 B 超导引下穿刺治疗。穿刺后可使用去氧孕烯炔雌醇片或炔雌醇环丙孕酮片，使卵巢处于相对"静息"状态。2～3 个月经周期后首先 hMG/FSH + hCG 促排卵。

五、黄体功能不足

正常情况下，子宫内膜在雌、孕激素（P）的作用下形成周期性月经。黄体功能不足（luteal phase defect，LPD）指由于卵泡发育异常，致排卵后黄体分泌的 P 减少，或由于子宫内膜孕激素受体（PR）降低，导致子宫内膜发育迟缓，继而引起不孕症或反复流产。其临床表现除不孕、反复流产外，还可有 BBT 温差 <0.3 ℃，高温期持续时间 <12 天，相对月经周期，黄体早期子宫内膜活检提示子宫内膜发育迟缓或提前（Noyes 分期）。

LPD 的治疗以补充黄体酮，维持黄体功能为主，常用方法：于排卵后每日肌内注射黄体酮 20 mg，第 14 天查尿 hCG，如妊娠，继续用药至排卵后 70 天；如无受孕则停药。或排卵后每 3 天肌内注射 hCG，2 000 U，共 5 次，停药 5 天查是否妊娠，应注意动态观察 hCG，以区分药物 hCG。鉴于卵泡发育不良常可导致 LPD，应选择适宜的促排卵药物及方法。

（周美汐　杨铠衔）

第二节　子宫性不孕

子宫和宫颈的形态及功能障碍，不仅可导致受精、着床障碍，还可引起流产及早产。

一、先天性无子宫、阴道缺如或发育异常

常常首先表现为原发性闭经或性生活障碍。治疗方法根据病因而论。往往先予以矫形，恢复阴道、子宫的形态后，再考虑治疗不孕、不育。

对不孕、不育伴子宫畸形者，可考虑先进行手术治疗，一旦妊娠，给予保胎及重点产前监护，放宽剖宫产手术指征，预防早产及母婴并发症。

二、子宫肌瘤

目前认为，子宫肌瘤的发生常与性激素（E_2、P、T、PRL）、胰岛素、生长激素紊乱，并与遗传因素及某些细胞因子有关。多见于生育期妇女，可发生于宫颈、宫体、阔韧带内。在宫体又可区分为浆膜下、壁间及黏膜下子宫肌瘤。

子宫肌瘤导致不孕的原因是多方面的，除引起内膜发育不良，影响胚胎种植，导致流产外，肌瘤发生的内在因素本身常导致排卵障碍、内膜发育不良或子宫及内膜微循环功能失调。根据症状、妇科检查，尤其是阴道 B 超、宫腔镜和腹腔镜检查，子宫肌瘤的诊断并不困难。但应同时明确子宫肌瘤的大小、部位、数目、有无变性及生长速度等。一旦确诊，大部分子宫肌瘤患者可行观察、随访。子宫肌瘤并发无排卵可考虑 CC，CC + hMG/FSH + hCG 或 hMG/FSH + hCG 治疗。子宫肌瘤并发月经过多、痛经者可适当选择他莫昔芬（三苯氧胺，tamoxifen）、米非司酮（mifepristone，RU486）、达那唑（danazol）及促性腺激素释放激素激动药等治疗。

对药物治疗无效、要求生育、明显影响到子宫内膜的完整性及功能（如黏膜下肌瘤），或有变性、生长加速、局部不适时，应首选肌瘤挖除术。术中尽可能完整挖除所有肌瘤，但注意尽量不要涉及子宫内膜。术后应常规避孕两年，以避免过早妊娠后子宫破裂的风险。考虑欧美学者认为妊娠是愈合子宫切口的最佳方法，并不要求术后常规避孕，目前国内部分学者建议患者避孕 6~12 个月。

三、宫腔粘连性不孕

宫腔粘连（intrauterine adhesion，IUA）是由于宫腔手术（如刮宫）、炎症而形成的子宫内膜形态及功能变化，严重时可导致宫腔闭锁，轻度 IUA 常常漏诊。由于 IUA 影响了胚胎的着床及生长，即使是轻度 IUA 即可引起原发或继发不孕不育。

宫腔镜检查是诊治 IUA 的最佳方法，术中可在明视下完全分离粘连。无条件者可行 HSG 或做子宫探针探查及探针子宫粘连分解，但手术不易彻底。术毕放置 IUD，同时给予雌孕激素促进子宫内膜生长 3 个月，防止再次粘连。

四、宫颈性不孕

子宫颈在女性生殖系统的解剖及功能上有着十分重要的意义。它既是女性内生殖器的机

械保护屏障，又是卵巢性激素的靶器官（分泌宫颈黏液）。子宫颈疾患，如宫颈畸形、宫颈炎症、宫颈黏液质量异常，包括宫颈免疫异常等均可导致不孕症。

宫颈畸形常伴有子宫畸形，治疗方法应综合子宫畸形情况而定。宫颈炎症如宫颈柱状上皮外移、肥大可引起宫颈黏液的质、量异常及局部免疫功能失调而影响精子的通过，造成不孕。在排除癌变，养成良好的卫生习惯基础上，应予局部抗感染治疗。鉴于物理治疗可引起局部瘢痕及宫颈黏液分泌障碍，必要时才考虑物理治疗，如射频、激光等治疗。

另外，全身内分泌失调，局部宫颈瘢痕（手术、分娩创伤、物理治疗后）也可导致宫颈黏液质量及数量下降而致不孕。为此应针对病因进行治疗，必要时行宫腔内人工授精。

（周美汐　杨铠衔）

第三节　输卵管性不孕

正常受孕过程中，输卵管必须通畅，其平滑肌及上皮纤毛的定向运动功能必须完好。由于炎症、外伤或手术引起双侧输卵管阻塞或功能不全而导致的不孕，简称为输卵管性不孕。输卵管性不孕约占女性不孕的1/3，近年来，主要由于附件炎的增加，其发病率有上升的趋势。

一、病因

输卵管性不孕常见于慢性输卵管炎（包括结核性输卵管炎）、宫外孕术后或输卵管结扎术后。慢性输卵管炎多见于人工流产、不全流产、产褥感染、性病（如淋病、沙眼衣原体）、盆腔结核之后，常因急性输卵管炎、急性盆腔炎、化脓性阑尾炎治疗不及时引起，有时可伴有明显的输卵管积水或积脓。

输卵管结核常继发于全身结核之后，同时可以伴有子宫内膜结核，除全身症状及慢性输卵管炎外，还表现为月经减少、痛经及内膜钙化、粘连等。

慢性输卵管炎常表现为下腹部、腰骶部酸痛、下坠感，常因劳累而加剧。可伴有白带增多、性交疼痛等。由于盆腔粘连，可能有膀胱、直肠充盈痛或排空时疼痛，或其他膀胱直肠刺激症状，如尿频、里急后重等。有时无明显症状，或无明显急性盆腔炎症病史。妇科检查可见双侧或单侧附件增厚或条索状轻压痛，可无明显包块。

二、辅助检查

首先要尽可能找出炎症的病因，以选择有效的抗感染、抗结核治疗。在急性炎症缓解后，为了解输卵管阻塞的部位及程度，可选择做子宫输卵管碘油造影（HSG）、子宫输卵管超声造影，有条件者可做宫腔镜、腹腔镜及放射性核素子宫输卵管造影（RNHSG），了解宫腔、盆腹腔状况及输卵管的功能。

三、治疗

首先在于预防，养成良好的个人卫生习惯，注意经期、人工流产后及产褥期卫生保健，避免生殖道感染，包括性传播疾病（STD）的感染。一旦炎症发生，应积极抗感染治疗。遗留轻度输卵管阻塞或功能障碍者，可考虑行中药活血化瘀、理疗及输卵管通液治疗，有条件者可行经宫颈输卵管导管疏通术。

对于双侧输卵管绝育术后，或明显输卵管阻塞者，可考虑手术复通。对明显的输卵管粘连、包裹及积水，可在腹腔镜下进行粘连分解、积水切开引流及造口术。

经过上述药物、物理及手术等综合治疗无效者，应考虑体外受精—胚胎移植（in vitro fertilization and embryo transfer，IVF-ET），其治疗的效果令人满意，6周左右为1个疗程，每疗程的临床妊娠率可达30%~50%，费用为2万~3万元。值得提醒的是，"输卵管通而不畅"或"一侧输卵管明显阻塞、积水"，往往提示对侧或双侧输卵管蠕动功能不良及定向纤毛运动功能丧失，且这一功能是难以经任何物理或药物治疗恢复的。类似输卵管性不孕，在有条件时应用 hMG/FSH + hCG 正规促排卵治疗 3 个周期左右，若能如愿获得高质量的卵子及子宫内膜，同时精液正常，而未能获得任何生化妊娠，应积极推荐 IVF 治疗。切忌执意追求物理或药物治疗，避免患者经济及时间的损失。

四、注意事项

（一）输卵管积水患者

由于积水对胚胎的毒性作用，IVF-ET 前可在腹腔镜下行输卵管近端结扎、远端造口。术中应尽量减少对卵巢血供的影响。在胚胎移植日应常规做阴道B超，以了解子宫腔内有无积液反流或宫腔内膜性分离，若有，应放弃移植，并将胚胎冷冻保存，在行输卵管积水解除术后行胚胎移植。取卵手术前一周期，可行穿刺抽液术，术前、术后常规应用抗生素5天。当取净卵子后同时行输卵管积水穿刺抽液，但可能诱发感染，应予注意。取卵术后常规应用抗生素 2~3 天，预防感染治疗。

（二）IVF-ET 后的输卵管妊娠患者

再次 IVF-ET 前是否应行输卵管结扎术，目前尚有争议。有学者认为，输卵管结扎并不能减少输卵管妊娠尤其是间质部妊娠的可能，而且结扎术可能影响卵巢血供，降低卵巢对 IVF-ET 促排卵的反应。

（朱　群　王　宁）

第十章

异常分娩

第一节　产力异常

　　子宫收缩力是临产后贯穿于分娩全过程的主要动力，具有节律性、对称性、极性及缩复作用的特点。任何原因引发的子宫收缩的节律性、对称性及极性不正常或收缩力的强度、频率变化均称为子宫收缩力异常，简称产力异常。

　　临床上子宫收缩力异常主要有两类（图10-1）：①子宫收缩乏力，简称宫缩乏力；②子宫收缩过强，简称宫缩过强。每类又分为协调性子宫收缩异常和不协调性子宫收缩异常。

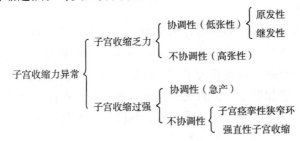

图10-1　子宫收缩力异常的分类

一、子宫收缩乏力

（一）病因

影响子宫收缩功能的因素出现异常均会引起子宫收缩乏力。

1. 子宫肌源性因素

任何影响子宫肌纤维正常收缩能力的因素，如子宫肌纤维过度伸展（如羊水过多、巨大胎儿、多胎妊娠等）、子宫畸形、子宫肌瘤、子宫腺肌症、经产妇、高龄产妇等均可导致子宫收缩乏力。

2. 头盆不称或胎位异常

由于胎头下降受阻，先露部不能紧贴子宫下段及宫颈内口，不能刺激子宫收缩。

3. 内分泌失调

分娩启动后，胎先露衔接异常的产妇体内乙酰胆碱、缩宫素及前列腺素合成及释放减少，或缩宫素受体量少以及子宫对宫缩物质的敏感性降低，胎儿、胎盘合成与分泌硫酸脱氢表雄酮量较少，致宫颈成熟度欠佳，均可直接或间接导致子宫收缩乏力。

4. 精神源性因素

产妇对分娩有恐惧、紧张等精神心理障碍使大脑皮质功能紊乱，待产时间久、过于疲劳、睡眠减少、体力过多消耗、膀胱过度充盈、水及电解质紊乱，均可导致原发性宫缩乏力。

5. 其他

在产程早期大剂量使用宫缩抑制剂及解痉剂、镇静剂、镇痛剂，可直接抑制子宫收缩。

（二）临床表现与诊断

1. 协调性子宫收缩乏力

又称低张性子宫收缩乏力。特点为子宫收缩节律性、对称性和极性均正常，仅收缩力弱，压力低于 180Montevideo 单位，宫缩 <2 次/10 分钟，持续时间短，间歇期较长。宫缩高峰时，子宫没有隆起，按压时有凹陷。

根据宫缩乏力的发生时期分为：①原发性宫缩乏力，产程早期出现的宫缩乏力；②继发性宫缩乏力，产程早期宫缩正常，在进展到第一产程活跃期后期或第二产程后宫缩强度减弱，使产程延长或停滞，多伴有胎位或骨盆异常。协调性宫缩乏力多为继发性宫缩乏力，此种宫缩乏力对胎儿的影响并不大。

2. 不协调性子宫收缩乏力

又称高张性子宫收缩乏力。表现特点为宫缩失去正常的节律性、对称性，尤其是极性，宫缩的兴奋点来自子宫下段一处或多处，节律不协调、高频率的宫缩波自下而上扩散，不能产生向下的合力，致使宫缩时宫底部较子宫下段弱，宫缩间歇期子宫不能很好地松弛，使宫口扩张受限，胎先露不能如期下降，为无效宫缩。产妇可出现持续性腹痛、腹部拒按、烦躁不安，严重时可出现水及电解质紊乱、尿潴留、肠胀气、胎盘—胎儿循环障碍及静息宫内压升高，胎心异常。此种宫缩多为原发性宫缩乏力。

（三）对产程及母儿影响

1. 对产程的影响

宫缩乏力使产程进展缓慢甚至停滞。原发性宫缩乏力引起潜伏期延长，继发性宫缩乏力根据其发生时限不同，分别导致第一、第二产程延长或停滞。

2. 对产妇的影响

产程延长产妇休息不好、精神与体力消耗；呻吟和过度换气、进食减少，可出现精神疲惫、乏力、排尿困难及肠胀气。严重者引起产妇脱水、低钾血症或酸中毒，最终影响子宫收缩，手术产率增加。第二产程延长可因产道受压过久，发生产后尿潴留，受压组织长期缺血，继发水肿、坏死，软产道受损，形成生殖道瘘。同时，易导致产后出血和产褥感染。

3. 对胎儿的影响

不协调性宫缩乏力时子宫收缩间歇期子宫壁不能完全松弛，对子宫胎盘循环影响大，易发生胎儿窘迫；产程延长使胎头及脐带等受压时间过久，手术助产机会增加，易导致新生儿窒息、产伤、颅内出血及吸入性肺炎等。

（四）治疗

1. 协调性子宫收缩乏力

首先明确病因；阴道检查宫口扩张和胎先露下降情况，及时发现有无头盆不称或胎位异常，若估计不能经阴道分娩者，应及时行剖宫产术。无头盆不称和胎位异常，无胎儿窘迫征象，估计能经阴道分娩者，则应加强宫缩。

（1）第一产程。

1）一般处理：解除产妇对分娩的心理顾虑与紧张情绪，指导其休息、饮食及大小便，及时补充膳食营养及水分等，必要时可静脉补充营养及水分和给予导尿等措施。对潜伏期出现的宫缩乏力，可用强镇静剂如哌替啶 100 mg 或吗啡 10 mg 肌内注射，绝大多数潜伏期宫缩乏力者在充分休息后可自然转入活跃期。

2）加强宫缩：方法如下。

人工破膜：适用于宫口扩张 ≥3 cm、无头盆不称、胎头已衔接而产程延缓者。破膜可使胎头直接紧贴子宫下段及宫颈内口，反射性引起子宫收缩，加速产程进展。注意破膜前要检查胎儿有无脐带先露，人工破膜时机应在宫缩间歇期，破膜后要注意检查有无脐带脱垂，同时观察羊水量、性状和胎心变化。破膜后宫缩仍未改善者可考虑应用缩宫素加强宫缩。

缩宫素静脉滴注：适用于协调性宫缩乏力、胎心良好、胎位正常、头盆相称者。原则是以最小浓度获得最佳宫缩，一般将缩宫素 2.5 U 配制于 0.9% 生理盐水 500 mL 中，从 1~2 mU/min 开始，根据宫缩强弱进行调整，调整间隔为 15~30 分钟，每次增加 1~2 mU/min 为宜，最大给药剂量通常不超过 20 mU/min，维持宫缩时宫腔内压力达 50~60 mmHg，宫缩间隔 2~3 分钟，持续 40~60 秒。对于不敏感者，可酌情增加缩宫素给药剂量。

应用缩宫素时，应有医师或助产士在床旁守护，监测宫缩、胎心、血压及产程进展等状况。评估宫缩强度的方法有 3 种：①触诊子宫；②电子胎心监护；③宫腔内导管测量子宫收缩力，计算 Montevideo 单位（MU），MU 的计算是将 10 分钟内每次宫缩产生的压力（mmHg）相加而得。一般临产时宫缩强度为 80~120 MU，活跃期宫缩强度为 200~250 MU，应用缩宫素促进宫缩时必须达到 200~300 MU，才能引起有效宫缩。若 10 分钟内宫缩 >5 次、持续 1 分钟以上或胎心率异常，应立即停止滴注缩宫素。外源性缩宫素在母体血中的半衰期为 1~6 分钟，故停药后能迅速好转，必要时加用镇静剂。若发现血压升高，应减慢缩宫素滴注速度。由于缩宫素有抗利尿作用，水的重吸收增加，可出现尿少，需警惕水中毒的发生。有明显产道梗阻或伴瘢痕子宫者不宜应用。

（2）第二产程：宫缩乏力若无头盆不称应静脉滴注缩宫素加强宫缩，同时指导产妇配合宫缩屏气用力；母儿状况良好，胎头下降至 ≥+3 水平，可等待自然分娩或行阴道助产分娩；若处理后胎头下降无进展，胎头位置在 ≤+2 水平以上，应及时行剖宫产术。

（3）第三产程：胎肩娩出后可立即将缩宫素 10~20 U 加入 25% 葡萄糖注射液 20 mL 内静脉推注，预防产后出血。对产程长、破膜时间久及手术产者，应给予抗生素预防感染。

2. 不协调性子宫收缩乏力

处理原则为调节子宫不协调收缩，使其恢复正常节律性及极性。可给予哌替啶 100 mg 或吗啡 10 mg 肌内注射，经充分休息多可恢复为协调性子宫收缩，若此时宫缩仍较弱，按协调性宫缩乏力处理。在子宫收缩未恢复为协调性之前，严禁使用缩宫剂。对伴有胎儿窘迫征象及头盆不称者或应用镇静剂后宫缩仍不协调，应考虑行剖宫产术。

二、子宫收缩过强

（一）临床表现与诊断

1. 协调性子宫收缩过强

子宫收缩的节律性、对称性及极性均正常，仅子宫收缩力过强、过频。若产道无阻力，产程常短暂，初产妇总产程＜3小时分娩者，称为急产。若存在产道梗阻或瘢痕子宫，宫缩过强可发生病理缩复环甚至子宫破裂。

2. 不协调性子宫收缩过强

（1）强直性子宫收缩：子宫收缩失去节律性、无间歇，呈持续性强直性收缩，常见于缩宫剂使用不当。产妇因持续性腹痛常有烦躁不安，腹部拒按，胎心听不清，不易查清胎位。若合并产道梗阻，也可出现病理缩复环、血尿等先兆子宫破裂征象。

（2）子宫痉挛性狭窄环：子宫局部平滑肌持续不放松，痉挛性不协调性收缩形成的环形狭窄。多因精神紧张、过度疲劳和不适当使用缩宫剂或粗暴实施阴道内操作所致。狭窄环位于胎体狭窄部及子宫上下段交界处如胎儿颈部、腰部，不随宫缩上升，与病理性缩复环不同。产妇可出现持续性腹痛，烦躁不安，胎心时快时慢，宫颈扩张缓慢，胎先露部下降停滞，手取胎盘时可在宫颈内口上方直接触到此环（图10-2）。第三产程常造成胎盘嵌顿。

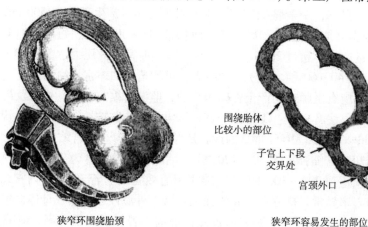

围绕胎体
比较小的部位

子宫上下段
交界处

宫颈外口

狭窄环围绕胎颈   狭窄环容易发生的部位

图10-2 子宫痉挛性狭窄环

（二）对产程及母儿影响

1. 对产妇的影响

协调性子宫收缩过强可致急产，易造成软产道裂伤，甚至子宫破裂。不协调性子宫收缩过强形成子宫痉挛性狭窄环或强直性子宫收缩时，可导致产程异常、胎盘嵌顿、产后出血、产褥感染及手术产的概率增加。

2. 对胎儿的影响

子宫收缩过强使子宫胎盘血流减少，子宫痉挛性狭窄环使产程延长，均易发生胎儿窘迫、新生儿窒息甚至死亡。胎儿娩出过快，胎儿在产道内压力解除过快，致使新生儿颅内出血。接产准备不充分，新生儿易发生感染、骨折及外伤。

（三）治疗

（1）预防为主，寻找原因，仔细观察及时纠正异常。有急产史（包括家族有急产史）者应提前住院待产，临产后慎用缩宫剂及各种加强宫缩的措施，包括灌肠、人工破膜等。提前做好接产及抢救新生儿窒息的准备。

（2）发生强直性子宫收缩或子宫痉挛性狭窄环时，应当停止阴道内操作及缩宫剂使用。给予吸氧的同时应用宫缩抑制剂，如特布他林或硫酸镁等，必要时使用哌替啶。若宫缩恢复正常则等待自然分娩或阴道助产；若宫缩不缓解，已出现病理缩复环而宫口未开全，胎头位置较高或出现胎儿窘迫征象者，应立即行剖宫产术；若胎死宫内，宫口已开全，使用药物缓解宫缩，随后以不损害母体为原则，阴道助产处理死胎。

（栾海雯　黄晓平）

第二节　产道异常

产道异常包括骨产道及软产道异常，以骨产道异常多见。产道异常使胎儿娩出受阻。分娩时应通过产科检查，评估骨盆大小与形态，明确狭窄骨盆的类型和程度，并结合产力、胎儿等因素，综合判定，决定分娩方式。

一、骨产道异常

骨盆径线过短或形态异常，致使骨盆腔小于胎先露部可通过的限度，阻碍胎先露部下降，影响产程顺利进展，称为狭窄骨盆。狭窄骨盆可以为一个径线过短或多个径线同时过短，也可以为一个平面狭窄或多个平面同时狭窄。当一个径线狭窄时，要观察同一个平面其他径线的大小，再结合整个骨盆腔大小与形态进行综合分析，作出正确判断。

（一）分类

1. 骨盆入口平面狭窄

以扁平型骨盆为代表，主要为骨盆入口平面前后径狭窄。以对角径为主，分为 3 级（表 10-1）。扁平型骨盆常见以下两种类型。

表 10-1　骨盆 3 个平面狭窄的分级

单位：cm

分级	入口平面狭窄对角径	中骨盆平面狭窄		出口平面狭窄	
		坐骨棘间径	坐骨棘间径 + 中骨盆后矢状径	坐骨结节间径	坐骨结节间径 + 出口后矢状径
Ⅰ级（临界性）	11.5	10	13.5	7.5	15.0
Ⅱ级（相对性）	10.0～11.0	8.5～9.5	12.0～13.0	6.0～7.0	12.0～14.0
Ⅲ级（绝对性）	≤9.5	≤8.0	≤11.5	≤5.5	≤11.0

（1）单纯扁平骨盆：骨盆入口呈横扁圆形，骶岬向前下突出，使骨盆入口前后径缩短而横径正常（图 10-3）。

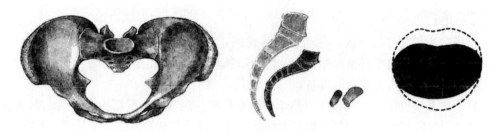

图 10-3 单纯扁平骨盆

（2）佝偻病性扁平骨盆：骨盆入口呈横的肾形，骶岬向前突，骨盆入口前后径短。骶骨变直向后翘。尾骨呈钩状突向骨盆出口平面。由于坐骨结节外翻，耻骨弓角度增大，骨盆出口横径变宽（图 10-4）。

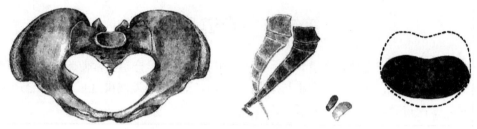

图 10-4 佝偻病性扁平骨盆

2. 中骨盆平面狭窄

中骨盆平面狭窄较入口平面狭窄更常见，主要见于男型骨盆及类人猿型骨盆，以坐骨棘间径和中骨盆后矢状径为主，分 3 级（表 10-1）。

3. 骨盆出口平面狭窄

常与中骨盆平面狭窄相伴行，主要见于男型骨盆，以坐骨结节间径及骨盆出口后矢状径狭窄为主，分 3 级（表 10-1）。中骨盆平面和出口平面的狭窄常见以下两种类型。

（1）漏斗型骨盆：骨盆入口各径线值正常，两侧骨盆壁内收，状似漏斗得名。其特点是中骨盆及骨盆出口平面均明显狭窄，使坐骨棘间径和坐骨结节间径缩短，坐骨切迹宽度（骶棘韧带宽度）<2 横指，耻骨弓角度 <90°，坐骨结节间径加出口后矢状径 <15 cm，常见于男型骨盆（图 10-5）。

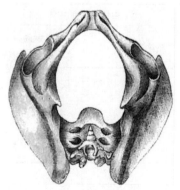

图 10-5 漏斗型骨盆

（2）横径狭窄骨盆：与类人猿型骨盆类似。骨盆各平面横径均缩短，入口平面呈纵椭圆形（图10-6）。常因中骨盆及骨盆出口平面横径狭窄导致难产。

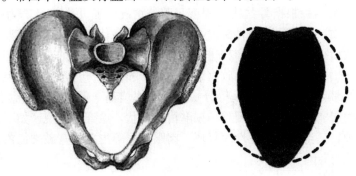

图10-6 横径狭窄性骨盆

4. 骨盆3个平面狭窄

骨盆外形属正常女型骨盆，但骨盆三个平面各径线均比正常值小2 cm或更多，称为均小骨盆，多见于身材矮小、体形匀称的妇女。

5. 畸形骨盆

指骨盆失去正常形态及对称性，包括跛行及脊柱侧凸所致的偏斜骨盆和骨盆骨折所致的畸形骨盆。偏斜骨盆的特征是骨盆两侧的侧斜径（一侧髂后上棘与对侧髂前上棘间径）或侧直径（同侧髂后上棘与髂前上棘间径）之差 >1 cm（图10-7）。骨盆骨折常见于尾骨骨折使尾骨尖前翘或骶尾关节融合使骨盆出口前后径缩短，导致骨盆出口狭窄而影响分娩。

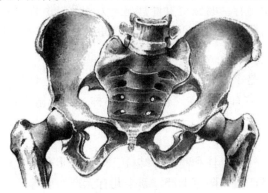

图10-7 偏斜骨盆

（二）临床表现

1. 骨盆入口平面狭窄

（1）胎先露及胎方位异常：狭窄骨盆孕产妇异常胎位如臀先露、肩先露或面先露等发生率是正常骨盆者3倍以上。头先露时头盆不称的发生率高，初产妇多呈尖腹，经产妇呈悬垂腹，临产后胎头迟迟不入盆，胎头跨耻征阳性；偶有胎头尚未衔接，但在阴道口见到胎头产瘤的假象，扁平骨盆且骨盆较浅时，产程初期，胎头常呈不均倾位或仰伸位入盆，耻骨联合上方仍可触及胎头双顶径，误认为胎头位置低。

骨盆入口平面Ⅰ级临界性狭窄，绝大多数可经阴道分娩；Ⅱ级相对性狭窄，阴道分娩的难度明显增加，胎儿不大且产力好，需经试产后才能决定是否可以经阴道分娩；Ⅲ级绝对性狭窄，必须行剖宫产术。

（2）产程进展异常：根据骨盆狭窄程度、胎位情况、胎儿大小及产力强弱情况表现各异。当骨盆入口平面狭窄而致相对性头盆不称时，常见潜伏期及活跃期早期产程延长，经充分试产，一旦胎头衔接，活跃晚期产程进展顺利。绝对性头盆不称，即使产力、胎儿大小及胎位均正常，胎头仍不能入盆，常导致宫缩乏力及产程停滞，甚至出现梗阻性难产。

（3）其他：胎膜早破及脐带脱垂等分娩期发病率增高。偶有狭窄骨盆伴有宫缩过强和产道梗阻，表现为腹痛拒按、排尿困难、尿潴留等症状。检查可发现产妇下腹压痛、耻骨联合分离、宫颈水肿，甚至出现病理性缩复环、肉眼血尿等先兆子宫破裂征象，不及时处理可导致子宫破裂。

2. 中骨盆平面狭窄

（1）胎方位异常：胎头衔接后下降至中骨盆平面时，由于中骨盆横径狭窄致使胎头内旋转受阻，双顶径受阻于中骨盆狭窄部位，导致持续性枕后（横）位，经阴道分娩受阻。

（2）产程进展异常：胎头多于宫口近开全时完成内旋转，因持续性枕后（横）位引起继发性宫缩乏力，多导致第二产程延长甚至停滞。

（3）其他：胎头受阻于中骨盆，强行通过以及手术助产矫正胎方位等易导致胎头发生变形，软组织水肿，产瘤较大，严重者发生胎儿颅内出血、头皮血肿及胎儿窘迫等，阴道助产则可导致严重的会阴、阴道损伤和新生儿产伤。严重的中骨盆狭窄、宫缩又较强，可发生先兆子宫破裂甚至子宫破裂。

3. 骨盆出口平面狭窄

常与中骨盆平面狭窄并存。易致继发性宫缩乏力和第二产程停滞，胎头双顶径不能通过骨盆出口平面。不宜强行阴道助产，否则会导致严重的软产道裂伤及新生儿产伤。

（三）诊断

在分娩过程中，骨盆是个不变因素。在估计分娩难易时，骨盆是首先考虑的一个重要因素。在妊娠期间应评估骨盆有无异常，有无头盆不称，及早做出诊断，以决定适当的分娩方式。

1. 病史询问

产妇既往是否患佝偻病、脊柱和髋关节结核、脊髓灰质炎及骨外伤等，经产妇更应详细询问既往分娩史、有无难产史或阴道助产、新生儿有无产伤史等。

2. 全身检查

观察孕妇体形、步态有无异常。身高＜145 cm者应警惕均小骨盆。注意有无脊柱及髋关节畸形，米氏菱形窝是否对称。脊柱侧突或跛行者可伴有偏斜骨盆畸形。骨骼粗壮、颈部较短者易合并漏斗型骨盆。米氏菱形窝对称但过扁者易伴有扁平骨盆、过窄者易伴有中骨盆狭窄，两髂后上棘对称突出且狭窄者多是类人猿型骨盆特征；米氏菱形窝不对称、一侧髂后上棘突出者则偏斜骨盆可能性大。

3. 腹部检查

观察腹部形态，初产妇呈尖腹者，可能提示有骨盆入口平面的狭窄。测量孕妇宫高、腹围、四部触诊法评估胎先露、胎方位及先露部位是否衔接入盆，也可借助腹部超声检查等检查协助诊断。临产后应持续观察评估胎头下降情况，有无胎头跨耻征阳性。

检查方法：嘱孕妇排空膀胱后仰卧，两腿伸直，检查者一手放在耻骨联合上方，另一手将胎头向盆腔方向推压。

（1）胎头跨耻征阴性：胎头低于耻骨联合平面，提示胎头已衔接入盆。

（2）胎头跨耻征可疑阳性：胎头与耻骨联合平面在同一平面，提示可疑头盆不称。

（3）胎头跨耻征阳性：胎头高于耻骨联合平面，表示头盆不称（cephalopelvic disproportion，CPD）（图10-8）。

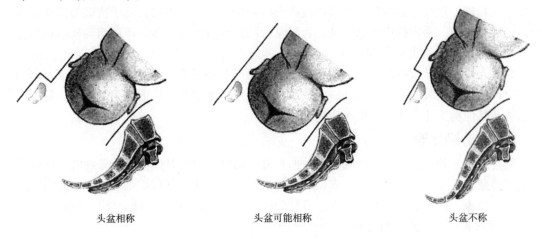

头盆相称　　　　　　　　头盆可能相称　　　　　　　　头盆不称

图10-8　检查头盆相称程度

不能单凭胎头跨耻征阳性轻易作出临床诊断，头盆不称提示有骨盆相对性或绝对性狭窄可能。头盆是否相称还与骨盆倾斜度和胎方位相关，所以需要观察产程进展或试产后方可做出最后诊断。

4. 骨盆测量

主要通过产科检查评估骨盆大小。检查内容包括测量对角径、中骨盆前后径、出口前后径、出口后矢状径、坐骨结节间径及耻骨弓角度等；检查骶岬是否突出、坐骨切迹宽度、坐骨棘凸出程度、骶凹弧度及骶尾关节活动度等。骨盆各平面径线小于正常值 2 cm 或以上为均小骨盆。对角径 <11.5 cm，骶岬突出为骨盆入口平面狭窄，属于扁平骨盆。坐骨切迹宽度间接反映中骨盆后矢状径大小，中骨盆平面狭窄及骨盆出口平面狭窄往往同时存在，因此通过测定坐骨结节间径、出口后矢状径、耻骨弓角度、坐骨棘凸出程度及坐骨切迹宽度，间接判断中骨盆狭窄程度；坐骨结节间径 <8 cm，坐骨结节间径与出口后矢状径之和 <15 cm，耻骨弓角度 <90°，坐骨切迹宽度 <2 横指时，为中骨盆平面和出口平面狭窄，属于漏斗型骨盆。

5. 胎位及产程动态监测

以下情况预示可能是狭窄骨盆，应当警惕：初产妇临产后胎头尚未衔接或呈臀先露、肩先露等异常胎先露，或头先露呈不均倾位衔接，或胎头内旋转受阻以及产力、胎位正常而产程进展缓慢时。应及时检查评估，根据头盆相称程度确定是否可经阴道试产。

（四）对产程及母儿影响

1. 对产程的影响

狭窄骨盆可使产程延长及停滞。骨盆入口狭窄影响胎先露部衔接，容易发生胎位异常；

中骨盆狭窄可使胎头下降延缓、胎头下降停滞、活跃期及第二产程延长；骨盆出口狭窄可使胎头下降停滞、第二产程延长。

2. 对产妇的影响

若为骨盆入口平面狭窄，影响胎先露部衔接，容易发生胎位异常。若为中骨盆平面狭窄，影响胎头内旋转，容易发生持续性枕横位或枕后位。胎先露部下降受阻多导致继发性宫缩乏力，产程延长或停滞，使手术助产、软产道裂伤及产后出血增多；产道受压过久，可形成尿瘘或粪瘘；严重梗阻性难产伴宫缩过强形成病理缩复环，可致先兆子宫破裂甚至子宫破裂；因胎膜早破、手术助产增加以及产程异常行阴道检查次数过多，产褥感染机会也增加。

3. 对胎儿及新生儿的影响

骨盆入口狭窄导致胎头高浮，使胎膜早破、脐带先露及脐带脱垂机会增多；产程延长，胎头在产道受压过久，易发生胎儿缺血缺氧；胎儿强行通过狭窄产道或手术助产，易引起颅内出血及其他新生儿产伤、感染等疾病。

（五）分娩处理

骨盆绝对性狭窄已很少见，临床多见的是骨盆临界性或相对性狭窄。分娩时应明确狭窄骨盆的类型和程度，了解产力、胎方位、胎儿大小、胎心率、宫口扩张程度、胎先露下降程度、破膜与否，同时结合年龄、产次、既往分娩史进行综合分析、判断，决定分娩方式。

1. 骨盆入口平面狭窄的处理

（1）绝对性骨盆入口狭窄：对角径≤9.5 cm，应行剖宫产术结束分娩。

（2）相对性骨盆入口狭窄：对角径10.0～11.0 cm，而胎儿大小适宜，产力、胎位及胎心均正常时，可在严密监护下进行阴道试产。试产充分与否的判断，除参考宫缩强度外，应以宫口扩张程度为衡量标准。骨盆入口狭窄的试产可等到宫口扩张至4 cm以上。胎膜未破者可在宫口扩张≥3 cm时行人工破膜。若破膜后宫缩较强，产程进展顺利，多数能经阴道分娩。试产过程中若出现宫缩乏力，可用缩宫素静脉滴注加强宫缩。试产后胎头仍迟迟不能入盆，宫口扩张停滞或出现胎儿窘迫征象，应及时行剖宫产术结束分娩。

2. 中骨盆平面狭窄的处理

中骨盆平面狭窄主要导致胎头俯屈及内旋转受阻，易发生持续性枕横位或枕后位。产妇多表现活跃期或第二产程延长及停滞、继发性宫缩乏力等。若宫口开全，胎头双顶径达坐骨棘水平或更低，可经阴道徒手旋转胎头为枕前位，待其自然分娩，或行产钳助产或胎头吸引术助产。若胎头双顶径未达坐骨棘水平，或出现胎儿窘迫征象，应行剖宫产术结束分娩。

3. 骨盆出口平面狭窄的处理

骨盆出口平面狭窄阴道试产应慎重。临床上常用坐骨结节间径与出口后矢状径之和估计出口大小。若两者之和 >15 cm，多数可经阴道分娩，有时需行产钳助产或胎头吸引术助产。若两者之和≤15 cm，足月胎儿不易经阴道分娩，应行剖宫产术结束分娩。

4. 均小骨盆的处理

若估计胎儿不大，产力、胎位及胎心均正常，头盆相称，可以阴道试产。若胎儿较大，头盆不称，应及时行剖宫产术。

5. 畸形骨盆的处理

根据畸形骨盆种类、狭窄程度、胎儿大小、产力等情况具体分析。若畸形严重，明显头盆不称者，应及时行剖宫产术。

二、软产道异常

软产道由阴道、宫颈、子宫下段及骨盆底软组织构成。软产道异常同样可致异常分娩。软产道异常可由先天发育异常及后天疾病因素引起。

（一）阴道异常

1. 阴道横隔

多位于阴道上、中段，在横隔中央或稍偏一侧常有一小孔，易被误认为宫颈外口。在分娩时应仔细检查。阴道横隔影响胎先露部下降，当横隔被撑薄，此时可在直视下自小孔处将横隔做 X 形切开。待分娩结束再切除剩余的隔，用可吸收线间断或连续锁边缝合残端。若横隔高且坚厚，阻碍胎先露部下降，则需行剖宫产术结束分娩。

2. 阴道纵隔

阴道纵隔若伴有双子宫、双宫颈，位于一侧子宫内的胎儿下降，通过该侧阴道分娩时，纵隔被推向对侧，分娩多无阻碍。当阴道纵隔发生于单宫颈时，有时纵隔位于胎先露部的前方，胎先露部继续下降，若纵隔薄可自行断裂，分娩无阻碍，若纵隔厚阻碍胎先露部下降时，须在纵隔中间剪断，待分娩结束后，再剪除剩余的隔，用可吸收线间断或连续锁边缝合残端。

3. 阴道包块

包括阴道囊肿，阴道肿瘤和阴道尖锐湿疣。阴道壁囊肿较大时，阻碍胎先露部下降，此时可行囊肿穿刺抽出其内容物，待分娩后再选择时机进行处理。阴道内肿瘤阻碍胎先露部下降而又不能经阴道切除者，应行剖宫产术，原有病变待分娩后再行处理。较大或范围广的尖锐湿疣可阻塞产道，阴道分娩可能造成严重的阴道裂伤，以行剖宫产术为宜。

（二）宫颈异常

1. 宫颈粘连和瘢痕

宫颈粘连和瘢痕可为损伤性刮宫、感染、手术和物理治疗所致。宫颈粘连和瘢痕易致宫颈性难产。轻度的宫颈膜状粘连可试行粘连分离、机械性扩展或宫颈放射状切开，严重的宫颈粘连和瘢痕应行剖宫产术。

2. 宫颈坚韧

常见于高龄初产妇，宫颈成熟不良，缺乏弹性或精神过度紧张使宫颈挛缩，宫颈不易扩张。分娩时可于宫颈两侧各注入 0.5% 利多卡因 5 ~ 10 mL，若不见缓解，应行剖宫产术。

3. 宫颈水肿

多见于扁平骨盆、持续性枕后位或潜伏期延长，宫口未开全时过早使用腹压，致使宫颈前唇长时间被压于胎头与耻骨联合之间，血液回流受阻引起水肿，影响宫颈扩张。轻者可抬高产妇臀部，减轻胎头对宫颈压力，也可于宫颈两侧各注入 0.5% 利多卡因 5 ~ 10 mL，待宫口近开全时，用手将水肿的宫颈前唇上推，使其逐渐越过胎头，即可经阴道分娩。若经上述处理无明显效果，可行剖宫产术。

4. 宫颈癌

癌肿质硬而脆，经阴道分娩易致宫颈裂伤、出血及癌肿扩散，应行剖宫产术。

（三）子宫异常

1. 子宫畸形

包括纵隔子宫、双子宫、双角子宫等，子宫畸形时难产发生概率明显增加；胎位和胎盘位置异常的发生率增加；易出现子宫收缩乏力、产程异常、宫颈扩张慢和子宫破裂。子宫畸形合并妊娠者，临产后应严密观察，适当放宽剖宫产手术指征。

2. 瘢痕子宫

包括曾经行剖宫产、穿过子宫内膜的肌瘤挖除、输卵管间质部及宫角切除、子宫成形等手术后形成的瘢痕子宫，这类妇女再孕分娩时子宫破裂的风险增加。由于初次剖宫产后再孕分娩者增加，应当注意并非所有曾行剖宫产者再孕后均须剖宫产。剖宫产术后再次妊娠阴道分娩应根据前次剖宫产术式、指征、术后有无感染、术后再孕间隔时间、既往剖宫产次数、有无紧急剖宫产的条件以及本次妊娠胎儿大小、胎位、产力及产道情况等综合分析决定。若只有一次剖宫产史、切口为子宫下段横切口、术后无感染、两次分娩间隔时间超过 18 个月，且胎儿体重适中时，剖宫产术后再次妊娠阴道试产成功率较高。

（四）盆腔肿瘤

1. 子宫肌瘤

较小的肌瘤且无阻塞产道可经阴道分娩，肌瘤待分娩后再行处理。子宫下段及宫颈部位的较大肌瘤可占据盆腔或阻塞骨盆入口，阻碍胎先露部下降，宜行剖宫产术。

2. 卵巢肿瘤

妊娠合并卵巢肿瘤时，由于卵巢随子宫提升，子宫收缩的激惹和胎儿先露部下降的挤压，卵巢肿瘤容易发生蒂扭转、破裂。卵巢肿瘤位于骨盆入口阻碍胎先露衔接者，应行剖宫产术，并同时切除卵巢肿瘤。

（栾海雯　黄晓平）

第三节　胎位异常

胎位异常是造成难产的主要因素，包括头先露、臀先露及肩先露等胎位异常。以胎头为先露的难产，又称头位难产，是最常见的胎位异常。

一、持续性枕后位、枕横位

当胎头以枕后位或枕横位衔接，胎头双顶径抵达中骨盆平面时完成内旋转动作，大多数能向前转成枕前位，胎头得以最小径线通过骨盆最窄平面顺利经阴道自然分娩。若经充分试产，胎头枕部不能转向前方，仍位于母体骨盆后方或侧方，致使分娩发生困难者，称为持续性枕后位或持续性枕横位。发生率约占分娩总数的 5%。

（一）原因

1. 骨盆异常与胎头俯屈不良

多见于男型骨盆与类人猿型骨盆入口平面前半部较狭窄，后半部较宽，可以枕后位或枕横位衔接入盆。这两种类型的骨盆多伴有中骨盆狭窄，阻碍胎头内旋转，容易发生持续性枕后位或枕横位。扁平骨盆及均小骨盆容易使胎头以枕横位衔接，伴胎头俯屈不良、内旋转困难，使胎头枕横位，胎头嵌顿在中骨盆形成持续性枕横位。

2. 其他异常

宫颈肌瘤、头盆不称、前置胎盘、子宫收缩乏力、胎儿过大或过小以及胎儿发育异常等均可影响胎头俯屈及内旋转，形成持续性枕后位或枕横位。

（二）诊断

1. 临床表现

分娩发动后胎头枕后位衔接导致胎头俯屈不良及下降缓慢，宫颈不能有效扩张及反射性刺激内源性缩宫素释放，易致协调性宫缩乏力，第二产程延长。当出现持续性枕后位时，初产妇的分娩时间平均增加 2 小时，而经产妇平均增加 1 小时。此外，由于胎儿枕部压迫直肠，产妇自觉肛门坠胀及排便感，宫口尚未开全时过早运用腹压，产妇体力消耗过大，宫颈前唇水肿，使胎头下降延缓或停滞，产程延长。若在阴道口见到胎发，经过多次宫缩屏气不见胎头继续下降时，应考虑持续性枕后位可能。

2. 腹部检查

前腹壁容易触及胎儿肢体，胎背偏向母体后方或侧方，且胎心多易在胎儿肢体侧闻及。

3. 阴道检查及直肠指检

枕后位时盆腔后部空虚。查明胎头矢状缝与骨盆横径一致，后囟位于骨盆左侧，为枕左横位；若后囟在右侧方为枕右横位。胎头矢状缝位于骨盆左斜径，前囟在骨盆右前方，后囟在骨盆左后方为枕左后位，反之为枕右后位。因胎头俯屈差，前囟常低于后囟（图10-9）。若宫口开全，因胎头产瘤、胎头水肿、颅骨重叠时，触不清颅缝及囟门，借助胎儿耳郭及耳屏位置及方向判定胎方位。可借助直肠指检了解骨盆后部情况，协助确定胎方位。直肠指检前用消毒纸覆盖阴道口避免粪便污染，检查者戴手套用右手示指蘸润滑剂伸入直肠内检查。

4. 超声检查

通过超声探测胎头枕部及眼眶方位即可明确胎头的位置。

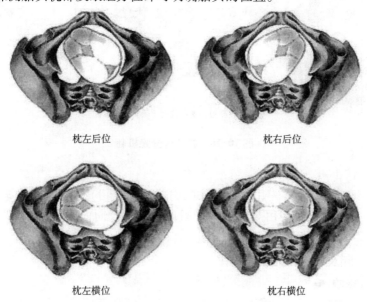

枕左后位　　　　　　　　　　　枕右后位

枕左横位　　　　　　　　　　　枕右横位

图 10-9　持续性枕后位、枕横位

（三）分娩机制

无头盆不称的情况，大多数枕后位及枕横位在强有力的宫缩作用下，可使胎头枕部向前旋转90°~135°成为枕前位。若分娩过程中不能自然转为枕前位者，其分娩机制如下。

1. 枕后位

左或右枕后位内旋转时向后旋转45°成正枕后位，其分娩方式如下。

（1）俯屈较好：枕后位经阴道助产最常见的方式为，胎头继续下降至前囟抵达耻骨联合下时，以前囟为支点，继续俯屈，自会阴前缘先娩出顶部及枕部，随后胎头仰伸，经过耻骨联合下后相继娩出额、鼻、口、颏（图10-10）。

（2）俯屈不良：胎头以较大的枕额周径旋转，这种分娩方式较前者更加困难，除少数产力好、胎儿小能以正枕后位自然娩出外，一般均需手术助娩。往往胎头额部先拨露，当鼻根出现在耻骨联合下缘时，以鼻根为支点，胎头先俯屈，使前囟、顶部及枕部相继从会阴前缘娩出，胎头再发生仰伸，自耻骨联合下相继娩出额、鼻、口及颏（图10-10）。

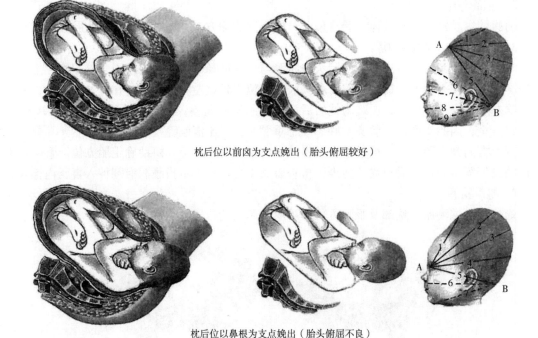

枕后位以前囟为支点娩出（胎头俯屈较好）

枕后位以鼻根为支点娩出（胎头俯屈不良）

图10-10　枕后位分娩机制

2. 枕横位

一般能经阴道分娩，但多需用手或胎头吸引器（或产钳）协助将胎头转成枕前位后娩出。部分枕横位在下降过程中由于内旋转受阻或枕后位仅向前旋转45°成为持续性枕横位时，应当警惕。

（四）对产程及母儿影响

1. 对产程的影响

持续性枕后（横）位易导致第二产程胎头下降延缓甚至停滞。若未及时处理会导致第二产程延长。

2. 对母体的影响

容易导致继发性宫缩乏力，引起产程延长。若胎头长时间压迫软产道，可发生缺血坏死脱落；邻近脏器受压，如膀胱麻痹可致尿潴留，甚至发生生殖道损伤或瘘。阴道手术助产机会增多，软产道裂伤、产后出血及产褥感染发生率高。

3. 对胎儿的影响

第二产程延长及手术助产概率增加，易致胎儿窘迫和新生儿窒息等，使围产儿死亡率增高。

（五）治疗

持续性枕后位、枕横位无骨盆异常、胎儿不大时，可试产，应严密观察产程，注意宫缩强度、宫口扩张程度、胎头下降及胎心有无改变。

1. 第一产程

（1）潜伏期：保证产妇充分休息与营养，可注射哌替啶。让产妇向胎儿肢体方向侧卧，以利胎头枕部转向前方。若宫缩乏力，可使用缩宫素。

（2）活跃期：宫口开全之前不宜过早用力屏气。除外头盆不称后，在宫口开大 3 cm 后可行人工破膜同时阴道检查，了解骨盆大小，静脉滴注缩宫素加强宫缩，可能经阴道分娩。如果在试产过程中出现胎儿窘迫征象或经人工破膜、静脉滴注缩宫素等处理效果不佳，每小时宫口开大 <0.5 cm 或无进展时，应行剖工产术结束分娩。

2. 第二产程

若第二产程进展缓慢，初产妇已近 2 小时，经产妇已近 1 小时，应行阴道检查确定胎方位。若 S≥+3（双顶径已达坐骨棘及以下）时，可先徒手将胎头枕部转向前方（图 10-11）或用胎头吸引器（或产钳）辅助将胎头转至枕前位后阴道助产。若转成枕前位困难，也可向后转至正枕后位产钳助产。若以枕后位娩出，由于胎头俯屈差，往往以枕额径娩出，宜行较大的会阴后一侧切开术娩出胎儿，以防会阴部裂伤。若第二产程延长而胎头双顶径仍在坐骨棘以上或 S≤+2，或伴胎儿窘迫时，应考虑行剖宫产术。

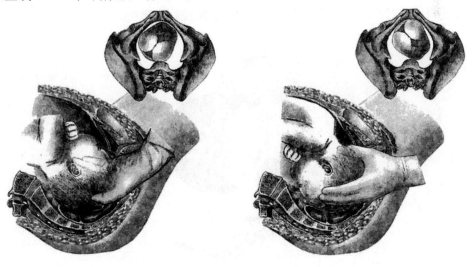

图 10-11　手转胎头内旋转

3. 第三产程

做好抢救新生儿复苏准备，同时由于产程延长容易继发产后宫缩乏力，胎盘娩出后应立即给予子宫收缩剂，以防发生产后出血。有软产道裂伤者，应及时修补，并给予抗生素预防感染。

二、胎头高直位

胎头以不屈不仰姿势衔接入盆，其矢状缝与骨盆入口前后径相一致，称为胎头高直位。胎头高直位包括：①高直前位，指胎头枕骨向前靠近耻骨联合者，又称枕耻位；②高直后位，指胎头枕骨向后靠近骶岬者，又称枕骶位。约占分娩总数的 1%。胎头高直位对母儿危害较大，应妥善处理。

（一）诊断

1. 临床表现

由于临产后胎头不俯屈，进入骨盆入口的胎头径线增大，入盆困难，活跃期宫口扩张延缓或停滞。若胎头一直不能衔接入盆，表现为活跃期停滞。高直后位时，胎头不下降，不能通过骨盆入口，先露部高浮，活跃期延缓或停滞，即使宫口能够开全，胎头高浮易发生第二产程延长、先兆子宫破裂或子宫破裂等。

2. 腹部检查

胎头高直前位时，胎背占据腹前壁，不易触及胎儿肢体，胎心位置稍高靠近腹中线。胎头高直后位时，胎儿肢体占据腹后壁，有时可能在耻骨联合上方触及胎儿下颏。

3. 阴道检查

因胎头嵌顿于骨盆入口，宫口很难开全，常停滞在 3～5 cm。胎头矢状缝在骨盆入口的前后径上，其偏斜度不应超过 15°。高直前位（图 10-12）时后囟在耻骨联合后，前囟在骶骨前，反之则为高直后位。

4. 超声检查

高直前位及高直后位的胎头双顶径均与骨盆入口横径一致。高直后位时可在耻骨联合上方探及胎儿眼眶反射；高直前位时可在母腹壁正中探及胎儿脊柱。

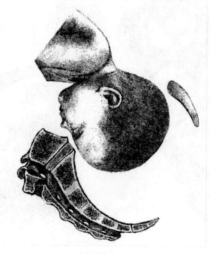

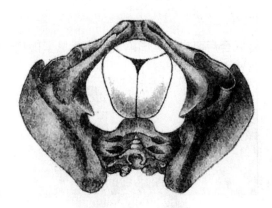

图 10-12 胎头高直前位

（二）分娩机制

胎头高直前位临产后，胎头有俯屈的余地，极度俯屈的胎儿枕骨下部支撑在耻骨联合后方支点上。首先是前囟滑过骶岬，然后额部沿骶骨下滑入盆衔接，胎头不断下降，双顶径达坐骨棘平面以下，待胎头极度俯屈姿式纠正后，胎头不需内旋转，可按正枕前位分娩，或仅转45°，以枕前位分娩，相反，高直后位时胎儿脊柱与母体脊柱相贴，较长的胎头矢状缝不能通过较短的骨盆入口前后径，妨碍胎头俯屈和下降，使胎头高浮无法入盆，即使完成入盆也难以旋转180°变为枕前位，因而很难经阴道分娩。

（三）治疗

高直前位时，若无骨盆狭窄、胎儿正常大小、产力强，应给予阴道试产机会。加强宫缩同时指导其侧卧或半卧位，促进胎头衔接、下降。若试产失败或伴明显骨盆狭窄，应行剖宫产分娩。高直后位一经确诊，应行剖宫产术。

三、前不均倾位

枕横位入盆的胎头侧屈以其前顶骨先入盆的一种异常胎位，称为前不均倾位。发生率为0.5%～0.8%。易发生在头盆不称、骨盆倾斜度过大、腹壁松弛时。

（一）诊断

1. 临床表现

因后顶骨入盆困难，使胎头下降停滞，产程延长。若膀胱颈受压于前顶骨与耻骨联合之间，产妇可能会过早出现排尿困难、尿潴留等。

2. 腹部检查

随前顶骨入盆，后顶骨不能入盆，胎头折叠于胎肩之后，在耻骨联合上方不易触及胎头，形成胎头已衔接入盆的假象。

3. 阴道检查及直肠指检

胎头矢状缝与骨盆入口横径方向一致，矢状缝向后移靠近骶岬侧。后顶骨的大部分尚在骶岬之上，致使盆腔后半部空虚。而前顶骨紧嵌于耻骨联合后方，宫颈前唇因受压出现水肿，尿道也因受压导致插入导尿管困难。可借助直肠指检了解骨盆后部情况，协助确定胎方位。

（二）分娩机制

前不均倾位时，因耻骨联合后面直而无凹陷，前顶骨紧紧嵌顿于耻骨联合后，使胎头不能正常衔接入盆，故需剖宫产术（图 10-13）。

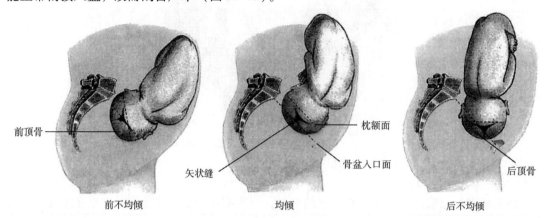

前不均倾　　　　　　　均倾　　　　　　　　后不均倾

图 10-13　胎头前不均倾位入盆

（三）治疗

尽量避免胎头以前不均倾位衔接临产，产程早期产妇宜取坐位或半卧位，以减小骨盆倾斜度。一旦发现前不均倾位，除个别胎儿小、骨盆宽大、宫缩强、给予短时间试产外，均应尽快以剖宫产结束分娩。

四、面先露

面先露是指胎头以极度仰伸的姿势通过产道，使胎儿枕部与胎背接触，以颜面为先露，多于临产后发现。发病率为 0.8‰~2.7‰，经产妇多于初产妇。面先露以颏骨为指示点，有颏左前位、颏左后位、颏右前位、颏右后位、颏左横位、颏右横位6种胎位。

（一）诊断

1. 临床表现

胎头不易入盆，常有第一产程延长。

2. 腹部检查

颏前位因胎体伸直使胎儿胸部更贴近孕妇腹前壁，使胎儿肢体侧的下腹部胎心听诊更清晰。颏后位在胎背侧触及极度仰伸的枕骨隆突，于耻骨联合上方可触及胎儿枕骨隆突与胎背之间有明显凹沟，胎心较遥远而弱。

3. 阴道检查

触诊胎儿口腔及下颏的位置可确诊胎方位。触不到圆而硬的颅骨，在宫口开大后仅能触及不平坦且柔软的胎儿颜面，如口、鼻、眼、颧骨及眼眶等。但面先露低垂部位如口唇等出现水肿时不易与臀先露时肛门相区别，有可能将面先露误诊为臀先露。

4. 超声检查

根据胎头眼眶及枕部的位置，可明确区分面先露与臀先露，并确定胎方位。

（二）分娩机制

在骨盆入口平面很少发生面先露，通常是额先露在胎儿下降过程中胎头进一步仰伸而形成面先露。

1. 颏前位

颏右前位时，胎头以前囟颏径，衔接于骨盆入口左斜径上，下降至中骨盆平面。胎头极度仰伸，颏部为最低点，向左前方转45°，使颏部达耻骨弓下，形成颏前位。当先露部达盆底，颏部抵住耻骨弓，胎头逐渐俯屈，使口、鼻、眼、额、顶、枕相继自会阴前缘娩出，经复位及外旋转，使胎肩及胎体相继娩出（图10-14）。

2. 颏后位

胎儿面部到达骨盆底后，若能够内旋转135°，可以颏前位娩出。部分产妇因内旋转受阻，胎颈极度伸展，成为持续性颏后位，不能适应产道大弯，故不能经阴道自然娩出，需行剖宫产结束分娩（图10-14）。

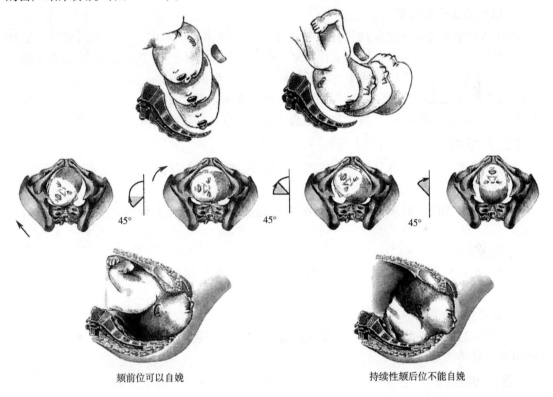

颏前位可以自娩　　　　　　　　持续性颏后位不能自娩

图10-14　面先露的分娩机制

3. 颏横位

颏横位时，多数可向前转90°以颏前位娩出，而持续性颏横位不能自然娩出。

（三）治疗

面先露均在临产后发生。如出现产程延长及停滞时，应及时行阴道检查，尽早确诊。颏前位时，如产力强，无头盆不称，胎心正常、应给予阴道试产。因继发宫缩乏力，可人工破膜和静脉滴注缩宫素。如第二产程延长，可产钳助产，但要做较大的会阴切开。颏前位伴头盆不称或出现胎儿窘迫征象，或持续性颏后位，均应行剖宫产术。个别情况下，如颏后位胎儿过小或胎死宫内，欲阴道分娩时也必须转为颏前位。否则，对母儿双方都会造成较大损伤。

五、臀先露

臀先露占足月分娩总数的 3% ~ 4%，为最常见且容易诊断的异常胎位。臀先露以骶骨为指示点，有骶左（右）前、骶左（右）横、骶左（右）后 6 种胎方位。

（一）病因

1. 胎儿发育因素

胎龄愈小臀先露发生率愈高，如晚期流产儿及早产儿臀先露高于足月产儿。臀先露多于妊娠 28 ~ 32 周间转为头先露，并相对固定胎位。无论早产还是足月产，臀先露时先天畸形如无脑儿、脑积水等及低出生体重的发生率约为头先露的 2.5 倍。

2. 胎儿活动空间因素

胎儿活动空间过大或受限均可导致臀先露。双胎及多胎妊娠时，发生率远高于单胎妊娠。羊水过多及羊水过少时，胎儿发育异常，也可因胎儿活动范围过大或受限而使臀先露发生率高。经产妇腹壁过于松弛或子宫畸形如单角子宫、纵隔子宫等，胎儿活动受限，脐带异常过短尤其合并胎盘附着宫底或一侧宫角以及前置胎盘等，多可合并臀先露。盆腔肿瘤（如子宫下段或宫颈肌瘤等）、骨盆狭窄阻碍产道时，也可导致臀先露。

（二）分类

根据胎儿双下肢的姿势分为单臀先露、完全臀先露及不完全臀先露。

1. 单臀先露

又称腿直臀先露，最多见。胎儿双髋关节屈曲以及双膝关节伸直，先露部位为胎儿臀部。

2. 完全臀先露

又称混合臀先露，较多见。胎儿双髋关节以及双膝关节均屈曲，先露部位为胎儿臀部及双足。

3. 不完全臀先露

较少见。胎儿以一足或双足、一膝或双膝，或一足一膝为先露。膝先露一般是暂时的，产程开始后常转为足先露。

（三）诊断

1. 临床表现

妊娠晚期孕妇胎动时常有季肋部胀痛感，临产后因胎足及臀不能充分紧贴子宫下段、宫颈及宫旁盆底神经从，宫口扩张缓慢，产程延长，容易发生宫缩乏力。足先露时容易发生胎膜早破和脐带脱垂。

2. 腹部四步触诊

宫底部可触及圆而硬的胎头、按压时有浮球感。在腹部一侧可触及宽而平坦的胎背，对侧可触及不平坦的小肢体。若未衔接，在耻骨联合上方触及可上下移动的、不规则、宽而软的胎臀；若胎儿粗隆间径已入盆则胎臀相对固定不动。通常在脐左（或右）上方胎背侧胎心听诊响亮。衔接后胎心听诊以脐下最明显。

3. 阴道检查

胎膜已破及宫颈扩张 3 cm 以上可直接触及胎臀包括肛门、坐骨结节及骶骨等。触及肛门、坐骨结节时应与面先露相鉴别，准确触诊胎儿的骶骨对明确胎方位很重要。在完全臀先露时可触及胎足，通过足趾的方位可帮助判断是左足还是右足；触及胎足时需与胎手相鉴别（图10-15），胎足趾短而平齐，且有足跟，而胎手指长，指端不平齐。胎臀进一步下降后尚可触及外生殖器，当不完全臀先露触及胎儿下肢时应注意有无与脐带同时脱出。

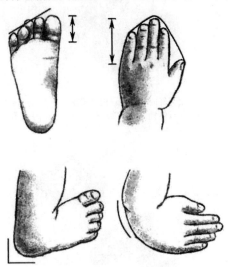

图 10-15　胎手与胎足的鉴别

4. 超声检查

可以确定臀先露的类型，并估计胎儿大小。

（四）分娩机制

较小且软的臀部先娩出后，较大的胎头常娩出困难，常导致难产。以骶左前位为例加以阐述臀先露分娩机制（图10-16）。

1. 胎臀娩出

临产后，胎臀以粗隆间径衔接于骨盆入口右斜径上。胎儿不断下降，前臀下降较快，当其遇到盆底阻力时向母体的右前方内旋转45°，使前臀转向耻骨联合后方，而粗隆间径与母体骨盆出口前后径一致。胎臀继续下降过程中胎体为适应产道侧屈，后臀先从会阴前缘娩出，胎体稍伸直，前臀进而在耻骨弓下娩出。随后双腿、双足相继娩出。

2. 胎肩娩出

胎臀娩出后，胎体轻度向左外旋转。随着胎背转向前方，胎儿双肩径衔接在骨盆入口右斜径或横径上，胎肩快速下降，当达到骨盆底时，前肩向右旋转45°，转至耻骨弓下，使双肩径与骨盆出口前后径一致，胎体顺产道侧屈，使后肩及后上肢先自会阴前缘娩出，随后使前肩及前上肢从耻骨弓下娩出。

3. 胎头娩出

胎肩降至会阴后，胎头矢状缝衔接于骨盆入口的左斜径或横径上。当胎头枕骨达骨盆底时向左前方行内旋转45°，使枕骨朝向耻骨联合。当枕骨下凹抵达耻骨弓下时，以此处为支点，胎头继续俯屈，会阴前缘相继娩出颏、面及额部，随后枕骨自耻骨弓下娩出。

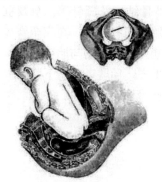
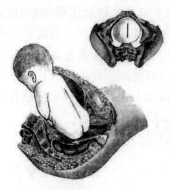
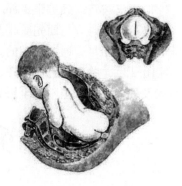

胎臀粗隆间径衔接
于骨盆入口右斜径上

胎臀经内旋转后，粗隆间径
与母体骨盆出口前后径一致

前髋自耻骨弓下娩，臀部娩出时
粗隆间径与骨盆出口前后径一致

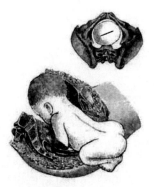
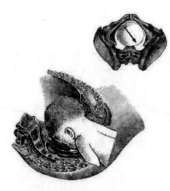
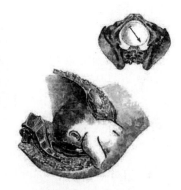

胎臀娩出后顺时针方向
旋转，胎臀转向前方

胎头矢状缝衔接于骨
盆入口的左斜径上

胎头入盆后矢状缝沿骨
盆左斜径下降

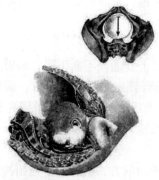
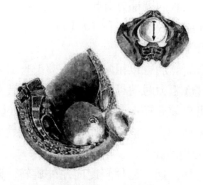

枕骨经内旋转达耻骨联合
下方时，矢状缝与骨盆出
口前后径一致

枕骨下凹达耻骨弓下时，胎头俯
屈娩出。此时胎头矢状缝仍与骨
盆出口前后径一致

图 10-16 臀先露的分娩机制

（五）对产程及母儿影响

1. 对产程的影响

因胎臀周径小于胎头，不能紧贴子宫下段及宫颈内口，影响宫颈扩张进程，容易发生活跃期延长及停滞。

2. 对母体的影响

胎臀形状不规则，前羊膜囊压力不均匀，易致胎膜早破，导致产褥感染机会增加。胎先露部扩张宫颈及刺激宫旁神经丛的张力不如头先露，易导致继发性宫缩乏力和产后出血。无论阴道助产还是剖宫产，均使产妇手术产率增多。若宫口未开全强行牵拉，容易造成宫颈撕裂甚至累及子宫下段。

3. 对胎儿及新生儿的影响

胎膜早破易致早产，脐带脱垂发生率是头先露的10倍，臀先露后出胎头时，胎头需变形方可通过骨盆，脐带受压于胎头与宫颈、盆壁间，导致胎儿低氧血症及酸中毒的发生，严重者有新生儿窒迫甚至死亡。臀先露新生儿出生后1分钟低Apgar评分率常高于头先露，另外，胎体娩出时宫口未必开全，而此时强行娩出胎头易直接损伤胎头及头颈部神经肌肉，导致脑幕撕裂、脊柱损伤、颅内出血、臂丛神经麻痹、胸锁乳突肌血肿及死产。

（六）治疗

1. 妊娠期

妊娠30周前，大部分臀先露能自行转为头先露，无须处理。若妊娠30周后仍为臀先露应予矫正。矫正方法如下。

（1）胸膝卧位：嘱孕妇排空膀胱，松解裤带，胸膝卧位（图10-17），每天2~3次，每次15分钟，1周后复查。胸膝卧位有可能使胎臀退出盆腔，以利胎儿借助改变重心自然完成头先露的转位。也可取胎背对侧侧卧，促进胎儿俯屈转位。

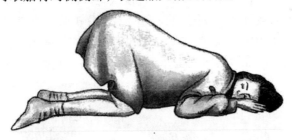

图10-17　胸膝卧位

（2）针灸、激光照射或艾灸至阴穴（足小趾外侧趾甲角旁0.1寸），近年来常用激光。每天1~2次，每次15~30分钟，1~2周为1个疗程。

（3）外倒转术（external cephalic version，ECV）：医师通过向孕妇腹壁施加压力，用手向前或向后旋转胎儿，使其由臀位或横位变成头位的一种操作（图10-18）。虽然存在胎盘早剥、胎儿窘迫、母胎出血、胎膜早破、早产等潜在风险，但发生率低，因此，ECV仍然是一个有价值的相对安全的手术操作，一般建议36~37周后，排除ECV禁忌证后选择适宜人群，在严密监测下实施。术前必须做好紧急剖宫产的准备，在超声及电子胎心监护下进行。

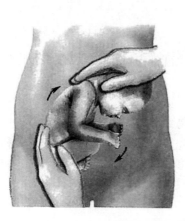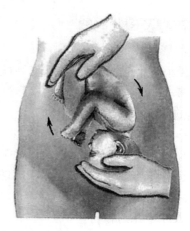

图 10-18 臀先露外倒转术

2. 分娩期

临产初期应根据产妇年龄、本次妊娠经过、胎产次、骨盆类型、臀先露类型、胎儿大小、胎儿是否存活及发育是否正常以及有无合并症等，决定正确的分娩方式。

（1）择期剖宫产手术指征：骨盆狭窄、瘢痕子宫、胎儿体重大于 3 500 g、胎儿生长受限、胎儿窘迫、胎头仰伸位、有难产史、妊娠合并症、脐带先露、完全和不完全臀先露等。

（2）经阴道分娩：一旦决定经阴道分娩者应行如下处理。

1）第一产程：尽可能防止胎膜过早破裂，产妇取侧卧位休息，减少站立走动，予以足够的水分和营养，不灌肠、少做阴道检查，不用缩宫素引产。一旦破膜，应立即听胎心。胎心有异常者需检查有无脐带脱垂。如发现有脐带脱垂，宫口未开全，胎心尚好，应立即行剖宫产抢救胎儿；如无脐带脱垂，可以继续严密观察胎心及产程进展。当宫缩时在阴道外口见胎足时，此时宫颈口往往仅扩张 4~5 cm，不可误认为宫口已开全。当宫缩时用无菌巾以手掌堵住阴道口，阻止胎臀娩出，以利于宫颈和阴道充分扩张，待宫口开全、阴道充分扩张后，才能让胎臀娩出（图 10-19）。在"堵"的过程中，应每隔 10~15 分钟听胎心音 1 次，并注意宫颈口是否开全。不能等宫口完全开全再堵，容易引起胎儿窘迫甚至子宫破裂。

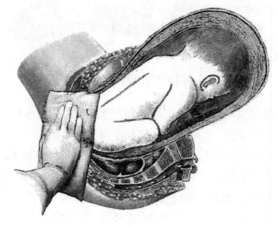

图 10-19 堵臀助宫颈扩张

2）第二产程：做好接产前导尿准备，初产妇应行会阴后—侧切开术。有 3 种娩出方式。①臀助产术，胎臀自然娩出至脐部后，由接产者协助胎肩及胎头的娩出（图 10-20、图 10-21），通过滑脱法助娩胎肩，即术者右手握持上提胎儿双足，使胎体向上侧屈后肩显露于会阴前缘，左手示、中指伸入阴道内顺胎儿后肩及上臂滑行屈其肘关节，使上举胎手按洗脸样动作顺胸前滑出阴道。同时后肩娩出，再向下侧伸胎体使前肩自然由耻骨弓下娩出。也可用旋转胎体法助娩胎肩，即术者双手握持胎臀，逆时针方向旋转胎体同时稍向下牵拉，先将前肩娩出于耻骨弓下，再顺时针方向旋转娩出后肩。胎肩及上肢全部娩出后，将胎背转向前方，胎体骑跨在术者左前臂上，同时术者左手中指伸入胎儿口中，示指及环指扶于两侧上颌骨，术者右手中指压低胎头枕骨助其俯屈，示指和环指置于胎儿两侧锁骨上（避开锁骨上窝），先向下方牵拉至胎儿枕骨结节抵于耻骨弓下时，再将胎体上举，以枕部为支点，相继娩出胎儿下颏、口、鼻、眼及额。助娩胎头下降困难时，可用后出胎头产钳助产分娩。产钳助产可避免用手强力牵拉所致的胎儿锁骨骨折、颈椎脱臼及胸锁乳突肌血肿等损伤，但需将产钳头弯扣在枕颏径上，并使胎头充分俯屈后娩出；②臀牵引术，接产者牵拉娩出全部胎儿，通常因胎儿损伤大而禁用；③自然分娩，极少见，仅见于经产妇、胎儿小、宫缩强、骨产道宽大者。

臀位分娩时应注意：脐部娩出后一般应于 8 分钟内结束分娩，以免因脐带受压而致死产；胎头娩出时不应猛力牵拉，以防胎儿颈部过度牵拉造成臂丛神经麻痹及颅骨剧烈变形引起大脑镰及小脑幕等或硬脑膜撕裂而致颅内出血。

3）第三产程：继发子宫收缩乏力易使产程延长导致产后出血，应肌内注射缩宫素或前列腺素制剂预防产后出血，同时应积极抢救新生儿窒息。进行手术操作及有软产道损伤时，应及时检查并缝合，给予抗生素预防感染。

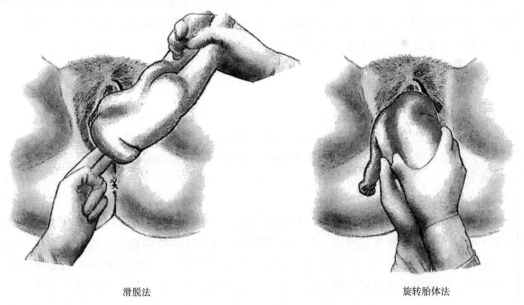

滑脱法　　　　　　　　　　　　　　　　旋转胎体法

图 10-20　臀位助产助娩胎肩

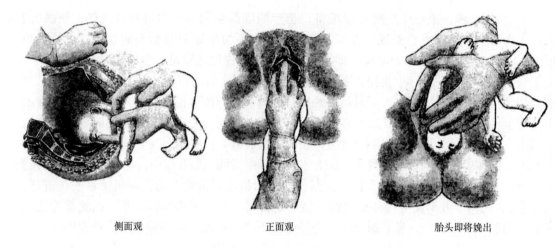

| 侧面观 | 正面观 | 胎头即将娩出 |

图 10-21 臀位助产助娩胎头

六、肩先露

胎先露部为肩，称为肩先露。为对母儿最不利的胎位。此时胎体横卧于骨盆入口之上，胎体纵轴与母体纵轴相垂直。占妊娠足月分娩总数的 0.25%。以肩胛骨为指示点，有肩左前、肩左后、肩右前、肩右后 4 种胎方位。除死胎及早产儿胎体可折叠娩出外，足月活胎不可能经阴道娩出。若不及时处理，容易造成子宫破裂，威胁母儿生命。

（一）原因

与臀先露相类似，但不完全相同。常见原因：①经产妇腹壁过度松弛，如悬垂腹时子宫前倾使胎体纵轴偏离骨产道，斜向一侧或呈横产式；②未足月胎儿，尚未转至头先露时；③胎盘前置；④子宫畸形或肿瘤；⑤羊水过多；⑥骨盆狭窄。

（二）诊断

1. 腹部检查

子宫呈横椭圆形，宫底高度低于孕周，宫底部触不到胎头或胎臀，耻骨联合上方空虚；宫体横径较正常妊娠宽，一侧可触到胎头，另侧触到胎臀。肩前位时，胎背朝向母体腹壁，触之平坦；肩后位时，可触及不规则的小肢体。在脐周两侧胎心听诊最清晰。腹部检查多能进行准确定位。

2. 阴道检查

肩先露的判断需在胎膜已破、宫口开大的情况下行阴道检查。横位临产时胎膜多已破，阴道检查可触及胎儿肩胛骨或肩峰、肋骨及腋窝等，腋窝尖端指向胎儿头端及肩部位，据此可决定胎头在母体左或右侧。肩胛骨朝向母体后方为肩后位，反之为肩前位。若胎手已脱出于阴道口外，可用握手法鉴别是胎儿左手或右手，因检查者只能与胎儿同侧的手相握。可运用前反后同原则：如肩左前位时脱出的是右手，只能与检查者的右手相握；肩左后位脱出的是左手，检查者只能用左手与之相握；同样可依次类推。

3. 超声检查

通过检测胎头、脊柱、胎心等，准确诊断出肩先露，并能确定具体胎方位。

（三）对产程及母儿的影响

1. 对产程的影响

肩先露时宫颈不能开全，胎体嵌顿于骨盆上方。若双胎妊娠第一儿娩出后，而第二儿发生肩先露（如未及时处理），可致胎先露部下降停滞及第二产程延长。

2. 对母体的影响

肩先露很难有效扩张子宫下段及宫颈内口，易致宫缩乏力；对前羊膜囊压力不均又易导致胎膜早破，破膜后宫腔容积缩小，胎体易被宫壁包裹、折叠；随着产程进展胎肩及胸廓一部分被挤入骨盆入口，胎儿颈部进一步侧屈使胎头折向胎体腹侧，嵌顿在一侧髂窝，胎臀则嵌顿在对侧髂窝或折叠在宫腔上部，胎肩先露侧上肢脱垂入阴道，另一侧上肢脱出于阴道口外，形成对母体最不利的忽略性（嵌顿性）肩先露（图10-22），直接阻碍产程进展，导致产程停滞。随着宫缩不断增强，可形成先兆子宫破裂的病理缩复环。嵌顿性肩先露时，妊娠足月无论活胎或还是胎均无法经阴道自然娩出，还可增加手术产及术中术后出血、感染等机会。

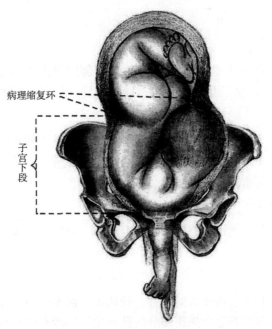

图10-22　嵌顿性肩先露及病理缩复环

3. 对胎儿的影响

胎先露部不能有效衔接，对前羊膜囊压力不均，发生胎膜早破，可致脐带及上肢脱垂，直接增加胎儿窘迫甚至死产率。妊娠足月活胎均需手术助产，若处理不及时，形成嵌顿性肩先露时，增加手术助产难度和分娩损伤。

（四）治疗

1. 妊娠期

定期产前检查，及时发现并纠正肩先露，方法同臀先露［胸膝卧位、激光照射（或艾灸）至阴穴］。上述矫正方法无效，应试行外倒转术转成头先露，并包扎腹部以固定胎头。

若仍未成功，应提前住院待产。

2. 分娩期

根据胎儿大小、胎产次、胎儿存活与否、宫颈扩张程度、胎膜破裂与否以及有无并发症等，决定分娩方式。

（1）足月活胎：初产妇无论宫口扩张程度以及胎膜是否破裂，应行剖宫产术。经产妇首选剖宫产分娩；若宫口开大 5 cm 以上，胎膜已破，羊水未流尽，胎儿不大，可在全身麻醉或硬膜外麻醉下行内转胎位术，转成臀先露后分娩。双胎妊娠第一胎儿娩出后未及时固定第二胎儿胎位，由于宫腔容积骤减使第二胎儿变成肩先露时，应立即行内转胎位术，使第二胎儿转成臀先露娩出。

（2）出现先兆子宫破裂或子宫破裂征象：不论胎儿死活，为抢救产妇生命，均应行剖宫产术；子宫破裂口大、有感染者可切除子宫。

（3）胎儿已死、无先兆子宫破裂：需在宫口开全及全身麻醉下，行断头术或碎胎术。术后常规检查子宫下段、宫颈及阴道等软产道有无裂伤，及时给予修补缝合，并预防产后出血及产褥感染。

七、复合先露

胎头或胎臀伴有四肢（上肢或下肢）作为先露部同时进入骨盆入口，称为复合先露。发生率为 0.08% ~ 0.1%。常发生于早产时，以胎头与一手或一前臂的复合先露多见。

（一）原因

胎先露部与骨盆入口未能完全嵌合留有空间时，或者胎先露周围有空隙时均可使小肢体滑入骨盆而形成复合先露。常见原因有胎头高浮、骨盆狭窄、胎位异常、胎膜早破、早产、羊水过多、经产妇腹壁松弛及双胎妊娠等。

（二）诊断

产程进展缓慢，常在行阴道检查时发现复合先露。以胎头和手复合先露最常见，应注意与肩先露及臀先露相鉴别。

（三）治疗

发现复合先露时，首先应除外头盆不称。确认无头盆不称后，让产妇向脱出肢体的对侧侧卧，肢体常可自然回缩。若复合先露部分均已入盆，可待宫口近开全或开全后上推肢体还纳，然后宫底加压助胎头下降经阴道助产分娩；若还纳失败，阻碍胎头下降时，宜行剖宫产分娩。若胎臀并手复合先露，一般不影响分娩，无须特殊处理。若有明显的头盆不称或伴有胎儿窘迫征象，应尽早行剖宫产。

（谷保荣　潘秀杰）

第四节　肩难产

胎头娩出后，胎儿前肩被嵌顿于耻骨联合上方，用常规助产方法不能娩出胎儿双肩者称为肩难产。以胎头—胎体娩出时间间隔定义肩难产证据不足。其发生率因胎儿体重而异，胎儿体重 2 500 ~ 4 000 g 时发生率为 0.3% ~ 1%，4 000 ~ 4 500 g 时发生率为 3% ~ 12%，≥

4 500 g为8.4% ~14.6% 。超过50%的肩难产发生于正常体重新生儿，因此无法准确预测和预防。

一、高危因素

产前高危因素包括：①巨大胎儿；②肩难产史；③妊娠期糖尿病；④过期妊娠；⑤孕妇骨盆解剖结构异常。

产时高危因素包括：①第一产程活跃期延长；②第二产程延长伴"乌龟征"（胎头娩出后胎头由前冲状态转为回缩）；③使用胎头吸引器或产钳助产。

二、对母儿影响

1. 对母体影响

①产后出血和严重会阴裂伤最常见，会阴裂伤主要指会阴Ⅲ度及Ⅳ度裂伤；②其他并发症包括阴道裂伤、宫颈裂伤、子宫破裂、生殖道瘘和产褥感染等并发症。

2. 对新生儿影响

①臂丛神经损伤最常见，其中2/3为Duchenne-Erb麻痹，由第5、第6颈神经根受损引起。多数为一过性损伤。除了助产损伤以外，肩难产时产妇的内在力量对胎儿不匀称的推力也是造成臂丛神经损伤的原因；②其他并发症还包括新生儿锁骨骨折、肱骨骨折、新生儿窒息，严重时可导致新生儿颅内出血、神经系统异常，甚至死亡。

三、诊断

一旦胎头娩出后，胎颈回缩，胎儿颏部紧压会阴，胎肩娩出受阻，除外胎儿畸形，即可诊断为肩难产。

四、治疗

缩短胎头—胎体娩出间隔，是新生儿能否存活的关键，应做好新生儿复苏抢救准备。

（一）请求援助和会阴切开

一旦诊断肩难产，立即召集有经验的产科医师、麻醉医师、助产士和儿科医师到场援助，同时进行会阴切开或加大切口，以增加阴道内操作空间。

（二）屈大腿法（McRoberts法）

让产妇双腿极度屈曲贴近腹部，双手抱膝，减小骨盆倾斜度，使腰骶部前凹变直，骶骨位置相对后移，骶尾关节稍增宽，使嵌顿在耻骨联合上方的前肩自然松解，同时助产者适当用力向下牵引胎头而娩出前肩。

（三）耻骨上加压法

助产者在产妇耻骨联合上方触到胎儿前肩部位并向后下加压，使双肩径缩小，同时助产者轻柔牵拉胎头，两者相互配合持续加压与牵引，切忌使用暴力。

经过该操作方法，超过50%的肩难产得到解决。

（四）旋肩法（Woods法）

助产者以食、中指伸入阴道紧贴胎儿后肩的背面，将后肩向侧上旋转，助产者协助将胎头同方向旋转，当后肩逐渐旋转至前肩位置时娩出。操作时胎背在母体右侧用左手，胎背在母体左侧用右手。

经过该操作方法，超过95%的肩难产在4分钟内得到解决。

（五）牵后臂娩后肩法

助产者的手沿骶骨伸入阴道，握住胎儿后上肢，使其肘关节屈曲于胸前，以洗脸的方式娩出后臂，从而协助后肩娩出。切忌抓胎儿的上臂，以免肱骨骨折。

（六）四肢着地法

产妇翻转至双手和双膝着地，重力作用或这种方法产生的骨盆径线的改变可能会解除胎肩嵌塞状态，在使用以上操作方法时，也可考虑使用此体位。

当以上方法均无效时，还可以采取一些较为极端的方法，包括胎头复位法（Zavanelli法）、耻骨联合切开、断锁骨法，预后可能不良，需严格掌握适应证谨慎使用。

（杜静桐　卢夏婉）

参考文献

［1］郎景和，张晓东．妇产科临床解剖学［M］．济南：山东科学技术出版社，2020.

［2］陈子江，乔杰，黄荷凤．多囊卵巢综合征指南解读［M］．北京：人民卫生出版社，2019.

［3］俞超芹，段华．子宫内膜异位症诊治［M］．北京：人民卫生出版社，2019.

［4］王丽霞，王洪萍．妇产科急危重症救治手册［M］．郑州：河南科学技术出版社，2019.

［5］郝翠芳，包洪初，韩婷．生殖医学内镜微创技术［M］．北京：人民卫生出版社，2019.

［6］孙建衡．妇科肿瘤学［M］．北京：北京大学医学出版社，2019.

［7］张雪芹，苏志英．早产与分娩［M］．北京：人民卫生出版社，2021.

［8］乔杰，徐丛剑，李雪兰．女性生殖系统与疾病［M］．北京：人民卫生出版社，2021.

［9］张海红，张顺仓，张帆．妇产科临床诊疗手册［M］．西安：西北大学出版社，2021.

［10］刘志强，徐振东．产科重症监护与治疗［M］．上海：上海科学技术出版社，2021.

［11］刘国成，罗毅平．产科危重症临床与护理实践［M］．广州：暨南大学出版社，2020.

［12］徐鑫芬，熊永芳，余桂珍．助产临床指南荟萃［M］．北京：科学出版社，2020.

［13］白文佩．宫腔镜手术操作技巧［M］．北京：北京大学医学出版社，2020.

［14］赵晓晏，任成山，王冬，等．实用临床妇产科学［M］．郑州：郑州大学出版社，2020.

［15］营青，阎萍，董晓静．助产技能与产科急救［M］．郑州：河南科学技术出版社，2020.

［16］常青，刘兴会，严小丽．助产理论与实践［M］．郑州：河南科学技术出版社，2020.

［17］李红．妇产科诊疗思维与实践［M］．上海：同济大学出版社，2020.

［18］徐丛剑，华克勤．实用妇产科学［M］．北京：人民卫生出版社，2018.

［19］朱建华，阮列敏．产科重症治疗学［M］．杭州：浙江大学出版社，2018.